病理学与病理生理学

第2版

（供临床医学、预防医学、口腔医学及护理类专业用）

主　编　张　颖　邓良超

副主编　彭　兰　李　正

编　者　（以姓氏笔画为序）

邓之婧（益阳医学高等专科学校）

邓良超（雅安职业技术学院）

史河秀（福建卫生职业技术学院）

吕　娇［山东医学高等专科学校（临沂）］

刘昌明（雅安职业技术学院）

刘彩虹（承德护理职业学院）

刘碧英（长沙卫生职业学院）

李　正（昆明卫生职业学院）

岑丹维（浙江医药高等专科学校）

张　艺（遵义医药高等专科学校）

张　颖（承德护理职业学院）

唐　君（重庆三峡医药高等专科学校）

彭　兰（重庆医药高等专科学校）

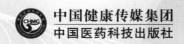

中国健康传媒集团

中国医药科技出版社

内 容 提 要

　　本教材是"全国高等职业院校临床医学专业第二轮教材"之一，系根据高职高专临床专业教学大纲的基本要求和本课程特点编写而成。本教材重点讲述了病理学与病理生理学基本理论及基本知识，特别强调了各系统常见疾病的病理学与病理生理学临床联系。教材涵盖了病理学和病理生理学的内容，分为上、中、下三篇。上篇为导论，共2章；中篇为病理学，共11章；下篇为病理生理学，共10章。

　　本教材内容力求与国家执业助理医师资格考试大纲对接，涵盖了大部分的考点；配有大量彩色图片、表格，以及情境导入、素质提升等模块，章后有目标检测、本章小结；具有创新、实用、新颖等特点。本教材为书网融合教材，即纸质教材有机融合电子教材、教学配套资源（PPT、微课、视频、图片等）、题库系统、数字化教学服务（在线教学、在线作业、在线考试）。

　　本教材主要供全国高等职业院校临床医学、预防医学、口腔医学及护理类专业教学使用。

图书在版编目（CIP）数据

病理学与病理生理学/张颖，邓良超主编 . — 2 版 . —北京：中国医药科技出版社，2023.1

全国高等职业院校临床医学专业第二轮教材

ISBN 978 – 7 – 5214 – 3529 – 0

Ⅰ.①病…　　Ⅱ.①张…②邓…　　Ⅲ.①病理学 – 高等职业教育 – 教材②病理生理学 – 高等职业教育 – 教材　　Ⅳ.①R36

中国国家版本馆 CIP 数据核字（2023）第 005434 号

美术编辑　陈君杞

版式设计　友全图文

出版　**中国健康传媒集团** | 中国医药科技出版社

地址　北京市海淀区文慧园北路甲 22 号

邮编　100082

电话　发行：010 – 62227427　邮购：010 – 62236938

网址　www. cmstp. com

规格　889 × 1194mm $^1/_{16}$

印张　17 $^3/_4$

字数　533 千字

初版　2018 年 8 月第 1 版

版次　2023 年 1 月第 2 版

印次　2023 年 8 月第 2 次印刷

印刷　三河市万龙印装有限公司

经销　全国各地新华书店

书号　ISBN 978 – 7 – 5214 – 3529 – 0

定价　**78. 00 元**

获取新书信息、投稿、为图书纠错，请扫码联系我们。

为贯彻落实《国家职业教育改革实施方案》《职业教育提质培优行动计划（2020—2023年）》《关于推动现代职业教育高质量发展的意见》等有关文件精神，不断推动职业教育教学改革，对标国家健康战略、对接医药市场需求、服务健康产业转型升级，支撑高质量现代职业教育体系发展的需要，中国医药科技出版社在教育部、国家药品监督管理局的领导下，在本套教材建设指导委员会主任委员厦门医学院王斌教授，以及长春医学高等专科学校、江苏医药职业学院、江苏护理职业学院、益阳医学高等专科学校、山东医学高等专科学校、遵义医学高等专科学校、长沙卫生职业学院、重庆医药高等专科学校、重庆三峡医药高等专科学校、漯河医学高等专科学校、辽宁医药职业学院、承德护理职业学院、楚雄医药高等专科学校等副主任委员单位的指导和顶层设计下，通过走访主要院校对2018年出版的"全国高职高专院校临床医学专业'十三五'规划教材"进行了广泛征求意见，有针对性地制定了第二版教材的出版方案，旨在赋予再版教材以下特点。

1. 强化课程思政，体现立德树人

坚决把立德树人贯穿、落实到教材建设全过程的各方面、各环节。教材编写应将价值塑造、知识传授和能力培养三者融为一体，在教材专业内容中渗透我国医疗卫生事业人才培养需要的有温度、有情怀的职业素养要求，着重体现加强救死扶伤的道术、心中有爱的仁术、知识扎实的学术、本领过硬的技术、方法科学的艺术的教育，为人民培养医德高尚、医术精湛的健康守护者。

2. 体现职教精神，突出必需够用

教材编写坚持现代职教改革方向，体现高职教育特点，根据《高等职业学校专业教学标准》《职业教育专业目录（2021）》要求，以人才培养目标为依据，以岗位需求为导向，进一步优化精简内容，落实必需够用原则，以培养满足岗位需求、教学需求和社会需求的高素质技能型人才准确定位教材。

3. 坚持工学结合，注重德技并修

本套教材融入行业人员参与编写，强化以岗位需求为导向的理实教学，注重理论知识与岗位需求相结合，对接职业标准和岗位要求。在教材正文适当插入临床案例，起到边读边想、边读边悟、边读边练，做到理论与临床相关岗位相结合，强化培养学生临床思维能力和操作能力。

4. 体现行业发展，更新教材内容

教材建设要根据行业发展要求调整结构、更新内容。构建教材内容应紧密结合当前临床实际要求，注重吸收临床新技术、新方法、新材料，体现教材的先进性。体现临床程序贯穿于教学的全过程，培养学生的整体临床意识；体现国家相关执业资格考试的有关新精神、新动向和新要求；满足以学生为中心而开展的各种教学方法的需要，充分发挥学生的主观能动性。

5. 建设立体教材，丰富教学资源

依托"医药大学堂"在线学习平台搭建与教材配套的数字化资源（数字教材、教学课件、图片、视频、动画及练习题等），丰富多样化、立体化教学资源，并提升教学手段，促进师生互动，满足教学管理需要，为提高教育教学水平和质量提供支撑。

本套教材凝聚了全国高等职业院校教育工作者的集体智慧，体现了凝心聚力、精益求精的工作作风，谨此向有关单位和个人致以衷心的感谢！

尽管所有参与者尽心竭力、字斟句酌，教材仍然有进一步提升的空间，敬请广大师生提出宝贵意见，以便不断修订完善！

数字化教材编委会

主　编　张　颖　邓良超
副主编　彭　兰　李　正
编　者　（以姓氏笔画为序）
　　　　邓之婧（益阳医学高等专科学校）
　　　　邓良超（雅安职业技术学院）
　　　　史河秀（福建卫生职业技术学院）
　　　　吕　娇［山东医学高等专科学校（临沂）］
　　　　刘昌明（雅安职业技术学院）
　　　　刘彩虹（承德护理职业学院）
　　　　刘碧英（长沙卫生职业学院）
　　　　李　正（昆明卫生职业学院）
　　　　岑丹维（浙江医药高等专科学校）
　　　　张　艺（遵义医药高等专科学校）
　　　　张　颖（承德护理职业学院）
　　　　唐　君（重庆三峡医药高等专科学校）
　　　　彭　兰（重庆医药高等专科学校）

前言 PREFACE

在《国务院关于大力发展职业教育的决定》《国家职业教育改革实施方案》《关于深化新时代学校思想政治理论课改革创新的若干意见》等文件精神指引下，我国职业教育发展方向是以立德树人为根本任务、以职业需求为导向、以实践能力培养为重点，着力培养高素质应用型人才。为适应职业教育教学改革发展需求，全国多所高职高专医学类院校的教授、专家通力合作，对教材进行了修订再版。

在教材修订过程中，坚持"三基"（基本理论、基本知识和基本技能）的原则，根据专业岗位需求，以应知、够用为核心。在保证教材的思想性和科学性的基础上，提高教材的应用性和实践性，注重培养临床思维能力。针对学生特点，筛选教材内容，删除对于高职阶段偏难、偏深、关联程度低的内容。

此版教材中插有大量高清彩图及表格，使枯燥、抽象、乏味的专业知识形象、生动地呈现给读者；编写了"情境导入""素质提升""目标检测"等模块，让理论知识与实践相结合，立德树人教育于无形，激发学生学习兴趣和增强职业素质及职业责任感。本教材搭载医药大学堂智能化教学服务平台，配有微课、PPT、题库、本章小结等数字化教学资源，可实现随时学、轻松学、反复学。本教材配套数字资源放于"医药大学堂"在线学习平台上，读者可通过封底获得图书免费增值服务的步骤说明登录平台，激活教材并进行学习。

本教材分为上、中、下三篇。上篇为导论，共 2 章；中篇为病理学，共 11 章，主要从形态学的角度阐明疾病的发生、发展及转归；下篇为病理生理学，共 10 章，主要从功能、代谢的角度阐明疾病的发生、发展及转归。本教材主要供全国高等职业院校临床医学、预防医学、口腔医学及护理类专业用。各学校可根据实际情况，对使用专业及课时安排做相应调整。

本教材修订历时近一年，在编写团队各位老师一丝不苟、兢兢业业、精耕细作的工作之后，教材编写顺利完成。在编写过程中，我们得到了承德护理职业学院、雅安职业技术学院、重庆医药高等专科学校、昆明卫生职业学院以及其他编者所在单位领导的大力支持，在此一并致谢。

由于编者水平所限，本教材中难免有疏漏之处，恳请广大读者提出宝贵意见。

编　者
2022 年 10 月

CONTENTS **目录**

上篇　导论

1　**第一章　绪论**
1　一、病理学与病理生理学的任务与内容
1　二、病理学与病理生理学在医学中的地位
2　三、病理学与病理生理学的研究方法
2　四、病理学与病理生理学的学习方法
3　五、病理学与病理生理学的发展简史

5　**第二章　疾病概论**
5　第一节　健康与疾病
5　一、健康
6　二、疾病

6　第二节　病因学
6　一、疾病发生的原因
7　二、疾病发生的条件
7　第三节　发病学
8　一、疾病发生发展的一般规律
8　二、疾病发生发展的基本机制
10　第四节　疾病的经过和转归
10　一、疾病的经过
10　二、疾病的转归

中篇　病理学

13　**第三章　细胞、组织的适应、损伤和修复**
13　第一节　适应
14　一、萎缩
15　二、肥大
15　三、增生
16　四、化生
17　第二节　损伤
17　一、损伤的原因
17　二、损伤的类型
22　第三节　损伤的修复
22　一、再生
24　二、纤维性修复
25　三、创伤愈合

29　**第四章　局部血液循环障碍**
29　第一节　充血和淤血
29　一、充血
30　二、淤血
32　第二节　出血

32　一、原因及发生机制
32　二、病理变化
33　三、对机体的影响
33　第三节　血栓形成
33　一、血栓形成的条件及机制
34　二、血栓形成的过程、类型及形态
35　三、血栓形成的结局
35　四、血栓对机体的影响
35　第四节　栓塞
36　一、栓子运行的途径
36　二、栓子类型及对机体的影响
38　第五节　梗死
38　一、梗死的原因和条件
38　二、梗死的类型及病理变化
40　三、梗死对机体的影响

42　**第五章　炎症**
42　第一节　炎症的原因
42　一、生物性因子

43　二、物理性因子
43　三、化学性因子
43　四、免疫反应
43　五、坏死物质和异物
43　第二节　炎症的基本病理变化
44　一、变质
44　二、渗出
48　三、增生
48　第三节　炎症介质
48　一、炎症介质的概述
48　二、常见的炎症介质
49　第四节　炎症的类型
49　一、炎症的临床类型
49　二、炎症的病理学类型
53　第五节　炎症的局部表现及全身反应
53　一、炎症的局部表现
53　二、炎症的全身反应
54　第六节　炎症的结局
54　一、痊愈
54　二、迁延为慢性炎症
54　三、蔓延播散

57　**第六章　肿瘤**
57　第一节　肿瘤的概念
58　第二节　肿瘤的特性
58　一、肿瘤的形态特征
59　二、肿瘤的分化程度与异型性
60　三、肿瘤的生长与扩散
62　第三节　肿瘤对机体的影响
62　一、良性肿瘤
62　二、恶性肿瘤
63　第四节　良性肿瘤与恶性肿瘤的区别
63　第五节　肿瘤的命名、分类、分级、分期
63　一、肿瘤的命名原则
64　二、肿瘤的分类
65　三、肿瘤的分级和分期
66　第六节　癌前病变（或疾病）、异型增生、
　　　　　　　原位癌
66　一、癌前病变（或疾病）
66　二、异型增生
66　三、原位癌

67　第七节　常见肿瘤举例
67　一、上皮组织肿瘤
69　二、间叶组织肿瘤
71　三、淋巴瘤
71　第八节　肿瘤的病因和发生机制
71　一、肿瘤的病因
73　二、肿瘤的发生机制

76　**第七章　心血管系统疾病**
76　第一节　动脉粥样硬化
76　一、病因与发病机制
78　二、基本病理变化
79　三、主要动脉粥样硬化
80　第二节　冠状动脉粥样硬化性心脏病
81　一、心绞痛
81　二、心肌梗死
83　三、心肌纤维化
83　四、冠状动脉性猝死
83　第三节　高血压病
84　一、病因与发病机制
85　二、类型和病理变化
88　第四节　风湿病
88　一、病因与发病机制
88　二、基本病理变化
89　三、常见器官的病理变化
91　第五节　心瓣膜病
91　一、二尖瓣狭窄
91　二、二尖瓣关闭不全
92　三、主动脉瓣狭窄
92　四、主动脉瓣关闭不全

94　**第八章　呼吸系统疾病**
94　第一节　慢性阻塞性肺疾病
94　一、慢性支气管炎
96　二、肺气肿
98　三、支气管哮喘
99　四、支气管扩张症
99　第二节　肺炎
99　一、细菌性肺炎
103　二、病毒性肺炎
103　三、支原体性肺炎

104　第三节　慢性肺源性心脏病
104　一、病因与发病机制
104　二、病理变化
105　三、临床病理联系

107　**第九章　消化系统疾病**
107　第一节　胃炎
107　一、急性胃炎
108　二、慢性胃炎
109　第二节　消化性溃疡
109　一、病因与发病机制
110　二、病理变化
111　三、临床病理联系
111　四、结局与并发症
111　第三节　病毒性肝炎
111　一、病因与发病机制
112　二、基本病理变化
113　三、临床病理类型
115　第四节　肝硬化
115　一、门脉性肝硬化
117　二、坏死后性肝硬化
118　三、胆汁性肝硬化

120　**第十章　泌尿系统疾病**
121　第一节　肾小球肾炎
121　一、病因与发病机制
122　二、基本病理变化
123　三、临床表现
124　四、肾小球肾炎的病理类型
129　第二节　肾盂肾炎
130　一、急性肾盂肾炎
130　二、慢性肾盂肾炎

133　**第十一章　女性生殖系统疾病及乳腺疾病**
133　第一节　子宫颈疾病
133　一、慢性子宫颈炎
134　二、子宫颈上皮内瘤变
135　三、子宫颈癌
136　第二节　子宫体疾病
136　一、子宫内膜异位症
136　二、子宫内膜增生症

137　三、子宫内膜癌
138　第三节　滋养层细胞疾病
138　一、葡萄胎
138　二、侵袭性葡萄胎
139　三、绒毛膜上皮癌
139　第四节　乳腺疾病
139　一、乳腺增生性病变
140　二、乳腺肿瘤

144　**第十二章　内分泌系统疾病**
144　第一节　甲状腺疾病
144　一、甲状腺炎
145　二、甲状腺肿
147　三、甲状腺肿瘤
149　第二节　胰岛疾病
149　一、糖尿病
151　二、胰岛细胞瘤

153　**第十三章　传染病与寄生虫病**
153　第一节　结核病
153　一、概述
156　二、肺结核病
158　三、肺外器官结核病
160　第二节　伤寒
160　一、病因与发病机制
160　二、病理变化及临床病理联系
161　三、结局及并发症
161　第三节　细菌性痢疾
162　一、病因与发病机制
162　二、病理变化及临床病理联系
163　第四节　流行性脑脊髓膜炎
163　一、病因与发病机制
163　二、病理变化
163　三、临床病理联系
164　四、结局及并发症
164　第五节　流行性乙型脑炎
164　一、病因与发病机制
164　二、病理变化
165　三、临床病理联系
165　四、结局及并发症
165　第六节　手足口病

165　一、病因与发病机制
165　二、病理变化
166　三、临床病理联系
166　四、结局及并发症
166　第七节　性传播疾病
166　一、淋病
166　二、梅毒

168　三、尖锐湿疣
168　四、艾滋病
169　第八节　血吸虫病
169　一、病因及感染途径
170　二、病理变化及发病机制
171　三、主要脏器的病理变化及其后果

下篇　病理生理学

174　第十四章　水、电解质代谢紊乱
174　第一节　水、钠代谢紊乱
175　一、脱水
178　二、水肿
181　三、水中毒
182　第二节　钾代谢紊乱
182　一、低钾血症
185　二、高钾血症

189　第十五章　酸碱平衡紊乱
189　第一节　正常机体的酸碱代谢
189　一、体液酸碱物质的来源
190　二、机体对酸碱的调节
192　第二节　酸碱平衡紊乱的类型及常用检测
　　　　　　指标
192　一、酸碱平衡紊乱的类型
192　二、常用检测指标
193　第三节　单纯型酸碱平衡紊乱
193　一、代谢性酸中毒
195　二、呼吸性酸中毒
197　三、代谢性碱中毒
198　四、呼吸性碱中毒

201　第十六章　缺氧
201　第一节　常用的血氧指标
201　一、血氧分压
201　二、血氧容量
202　三、血氧含量
202　四、血红蛋白氧饱和度
202　第二节　缺氧的类型、原因与发生机制

202　一、低张性缺氧
203　二、血液性缺氧
204　三、循环性缺氧
205　四、组织性缺氧
206　第三节　缺氧时机体的功能与代谢变化
206　一、代偿性反应
208　二、损伤性改变
209　第四节　影响机体对缺氧耐受性的因素
209　一、缺氧的类型、速度和持续时间
209　二、机体的代谢和功能状态
209　三、年龄及机体的代偿适应情况
209　第五节　防治缺氧的病理生理基础
209　一、去除病因
209　二、氧疗
210　三、防止氧中毒

212　第十七章　发热
212　第一节　概述
213　第二节　发热的原因与发生机制
213　一、发热激活物
213　二、内生致热原
214　三、发热时的体温调节机制
215　第三节　发热时相及其热代谢特点
215　一、体温上升期
215　二、高温持续期
215　三、体温下降期
216　第四节　发热时机体的代谢与功能变化
216　一、物质代谢的变化
216　二、器官系统的功能改变
217　第五节　防治发热的病理生理基础

217　一、去除病因
217　二、一般性发热的处理
217　三、必须及时解热的情况
218　四、解热措施

220　**第十八章　弥散性血管内凝血**
220　第一节　DIC 的原因与发生机制
220　一、DIC 的原因
221　二、DIC 的发生机制
222　第二节　影响 DIC 发生发展的因素
222　一、单核 - 吞噬细胞系统功能受损
222　二、肝功能严重障碍
222　三、血液高凝状态
223　四、微循环障碍
223　五、其他
223　第三节　DIC 的分期和分型
223　一、DIC 的分期
224　二、DIC 的分型
225　第四节　DIC 的主要临床表现
225　一、出血
226　二、休克
226　三、器官功能障碍
226　四、微血管病性溶血性贫血
227　第五节　DIC 诊断和防治的病理生理基础
227　一、DIC 的诊断
227　二、DIC 的防治

230　**第十九章　休克**
230　第一节　休克的病因和分类
230　一、按休克的病因分类
231　二、按休克发生的始动环节分类
231　三、按休克时血流动力学特点分类
232　第二节　休克的分期与发生机制
232　一、缺血性缺氧期
233　二、淤血性缺氧期
234　三、休克的难治期
235　第三节　休克时细胞代谢改变
235　一、细胞代谢障碍
235　二、细胞损伤
235　第四节　休克时重要器官功能障碍

235　一、急性肾衰竭
236　二、急性呼吸衰竭
236　三、心功能障碍
236　四、脑功能障碍
236　五、胃肠和肝功能障碍
236　六、多系统器官衰竭
236　第五节　防治休克的病理生理基础
236　一、病因学防治
236　二、发病学防治

239　**第二十章　心力衰竭**
239　第一节　心力衰竭的原因、诱因及分类
239　一、原因
240　二、诱因
240　三、分类
241　第二节　心力衰竭时机体的代偿
241　一、神经 - 体液调节机制的激活
241　二、心脏本身的代偿
242　三、心脏以外的代偿
242　第三节　心力衰竭的发生机制
242　一、心肌收缩功能降低
243　二、心肌舒张功能障碍
243　三、心脏各部舒缩活动不协调
243　第四节　心力衰竭时机体的功能与代谢变化
243　一、心排血量减少
244　二、静脉淤血
245　三、水、电解质和酸碱平衡紊乱
245　第五节　防治心力衰竭的病理生理基础
245　一、防治原发病，消除诱因
245　二、调整神经 - 体液失衡和干预心室重塑
245　三、改善心脏的舒缩功能
245　四、减轻心脏的前、后负荷

247　**第二十一章　呼吸衰竭**
247　第一节　概述
247　一、呼吸衰竭的概念
247　二、呼吸衰竭的分类
248　第二节　呼吸衰竭的原因与发生机制
248　一、原因
248　二、发生机制

251 第三节　呼吸衰竭时机体的功能与代谢变化
251 一、酸碱平衡及电解质代谢紊乱
251 二、对机体各系统的变化
253 第四节　防治呼吸衰竭的病理生理基础
253 一、防治和消除原发性疾病
253 二、促进排痰，保持呼吸道通畅

255 **第二十二章　肝功能不全**
255 第一节　概述
255 第二节　肝性脑病
255 一、概念与分期
256 二、发生机制
259 三、影响肝性脑病发生发展的因素
259 四、防治肝性脑病的病理生理基础

262 **第二十三章　肾功能衰竭**
262 第一节　急性肾功能衰竭

262 一、病因与分类
263 二、发生机制
264 三、机体的功能与代谢变化
265 四、防治急性肾功能衰竭的病理生理基础
265 第二节　慢性肾功能衰竭
265 一、病因
265 二、发生机制
265 三、发展过程
266 四、机体的功能与代谢改变
267 第三节　尿毒症
267 一、尿毒症的发生机制
267 二、尿毒症的主要临床表现
268 三、防治慢性肾功能衰竭和尿毒症的病理生
　　　理基础

270 **参考文献**

上篇　总论

第一章　绪　论

◉ 学习目标

　　1. 通过本章学习，重点把握病理学与病理生理学的概念、内容、任务及研究方法。

　　2. 学会应用活体组织检查、细胞学检查等病理方法进行疾病的分析和判断，具有关爱生命、关注健康与疾病的意识和科学认知能力。

一、病理学与病理生理学的任务与内容

　　病理学与病理生理学是研究疾病发生、发展和转归规律的科学。它的任务是运用科学方法探讨疾病本质，研究疾病的病因、发病机制、患病机体的形态结构和功能代谢的变化，以及这些变化与临床表现之间的联系，为防治疾病提供科学的理论依据。

　　本教材分导论、病理学、病理生理学三部分。导论主要介绍本课程基本情况和疾病的基本规律。病理学部分侧重从形态结构的角度研究疾病发生、发展规律，第 3 章至第 6 章阐述不同疾病发生发展的共同病理过程，第 7 章至第 13 章主要研究各系统常见疾病的特殊病变特点。病理生理学侧重从功能和代谢的角度研究疾病发生、发展规律，第 14 章至第 19 章阐述疾病中机体出现的共同功能代谢变化，第 20 章至第 23 章主要研究心、肺、肝、肾疾病过程中基本机制及机体功能代谢改变。在疾病发生、发展过程中，机体形态结构和功能代谢的变化密切联系，所以，病理学和病理生理学是密不可分的。

二、病理学与病理生理学在医学中的地位

　　病理学与病理生理学在医学中的地位主要体现在三个方面。

　　1. 医学科学研究方面　病理学揭示疾病的规律和本质，从而为疾病的防治提供科学的理论基础；同时，在临床工作中也需要以正确的病理学诊断为依据。

　　2. 医学教育方面　病理学是连接基础医学和临床医学的桥梁。学习病理学以生物学、解剖学、组织胚胎学、生理学、生物化学、病原生物学和免疫学等学科为基础，而病理学本身又是学习内科学、外科学、妇产科学和儿科学等临床学科的基础。因此，病理学在医学基础课程和医学临床课程之间起到承上启下的重要作用。

　　3. 临床医疗方面　在疾病诊断中，尽管有各种辅助诊断方法，如内镜检查、影像学检查等，但病理学诊断更具有直观性和客观性，是当今公认的权威性诊断，因而能为临床确诊提供可靠的依据。

三、病理学与病理生理学的研究方法

1. 活体组织检查　简称活检，是指根据临床的需要，用钳取、穿刺、局部切除、摘除等方法从患者病变部位取下组织进行病理检查并确立诊断。其目的在于：①确定病变性质及范围，明确疾病诊断；②定期活检可动态掌握病情变化并判断疗效。③在手术中做冷冻切片，还可以协助临床医生选择最佳手术治疗方案。活检是目前诊断疾病最权威、最可靠的方法，在临床被广泛采用，尤其是良恶性肿瘤的诊断上具有重要意义。

2. 尸体解剖检查　简称尸检，是对死者的遗体进行病理解剖检查。用肉眼和显微镜，系统地检查全身各器官、组织的病理变化，结合临床资料，做出全面的疾病诊断及死因分析。其目的在于：①确定诊断，查明死因，协助临床医生总结诊断和治疗过程中的经验，有利于提高医疗质量和诊断水平；②应用于医疗事故鉴定，明确责任；③及时发现和确诊某些传染病、地方病和新发现的疾病，为采取相关防治措施提供依据；④积累严重危害人类健康和生命的疾病资料，以便深入研究；⑤收集各种典型疾病的病理标本，为病理学教学服务。

3. 脱落细胞学检查　通过采集病变处的细胞，涂片染色后进行细胞学诊断。临床比较常用的有阴道涂片或子宫颈刮片诊断早期子宫颈癌，痰涂片诊断肺癌，胸腔积液、腹腔积液涂片诊断转移性肿瘤等。此法操作简单、方便、痛苦小，主要用于健康体检的普查，特别是对早期发现肿瘤具有重要价值。

4. 动物实验　通过在动物身上复制人类疾病的模型，研究疾病发生的原因以及疾病过程中机体的形态结构和功能代谢变化。动物实验可以弥补人体试验的局限，并可与人体疾病进行对照研究。但是，动物与人之间存在本质的差异，因此不能将动物实验结果不加以分析套用于人体。

5. 组织培养与细胞培养　应用细胞培养技术通过改变离体组织、细胞生存条件，观察其形态结构和功能代谢变。这对于研究肿瘤的生长、细胞的癌变、肿瘤的诱导分化以及病毒的复制等具有重要意义。这种研究方法的针对性强、条件易于控制、周期短，因而广泛应用于病理学的研究领域。

四、病理学与病理生理学的学习方法

学习病理学必须理论联系实际，运用运动、发展的观点，切实掌握疾病的特殊与一般规律和局部与整体、微观与宏观、结构与功能之间的辩证关系，才能取得最佳的学习效果。

1. 运用运动、发展的观点认识疾病　任何疾病及其病理变化，在发生和发展过程中的各个阶段，都有不同的表现。在病理标本上所见到的病变，只是疾病的某一阶段，并非它的全貌。因此，在观察病理变化时，必须熟悉疾病的发生、发展规律，以便掌握疾病不同时期的病理变化。

2. 正确认识形态结构与功能代谢之间的联系　疾病过程中，机体必然发生形态结构和功能代谢的变化。这两种变化相辅相成、互为因果。如风湿性心脏病患者常伴有二尖瓣狭窄和（或）关闭不全，而二尖瓣狭窄和（或）关闭不全不仅引起心脏本身形态、功能和代谢的改变，而且导致全身血流动力学改变，引起全身组织器官功能代谢的变化。

3. 正确认识局部与整体的关系　人体是一个完整的统一体，全身各个系统和器官互相联系、休戚与共。正常机体，通过神经体液调节活动，以维持机体的稳定及健康。异常情况下，同样通过神经体液调节使局部和整体保持一致，所以，局部的病变影响全身，而全身的改变又往往通过局部表现出来。

4. 树立新的医学模式观，正确认识疾病本质　学习病理学要树立生物－心理－社会的新医学模式观。目前，随着社会的进步，人民生活水平的提高，人类疾病谱发生了明显的变化，与社会、心理、生活方式密切相关的慢性非传染性疾病已经成为危害人类健康的罪魁祸首，我们必须运用新的医学模式观指导病理学的学习，才能更有效地为防治疾病、增进人类健康奠定良好的基础。

五、病理学与病理生理学的发展简史

病理学的发展史就是人类对自身疾病认识的历史。古希腊名医希波克拉底（Hipocorates，前460—前370）最早提出的液体病理学说，直到18世纪中叶，意大利临床医学家莫尔加尼（Morgagni，1682—1771）根据尸检积累的材料，发现了疾病和器官的关系，创立了器官病理学，奠定了科学的近代病理学基础。然而由于其研究手段仅限于肉眼水平，对器官病变性质的认识仍是肤浅的。到了19世纪中叶，随着光学显微镜的问世，德国病理学家魏尔啸（Virchow，1821—1902）借助光学显微镜观察疾病时细胞及组织的变化，提出"疾病是异常的细胞事件"，创立了细胞病理学，对病理学乃至整个医学科学的发展做出了划时代的贡献。近半个多世纪以来，由于电子显微镜与生物组织超薄切片技术的应用，使病理形态学研究能深入到亚细胞水平来了解组织和细胞的超微结构病变，并可与功能和代谢变化联系起来，不仅加深了对疾病的认识，而且还可用于临床作病理诊断。特别是近20余年来，现代免疫学和分子生物学等学科的飞速发展以及免疫组织化学、流式细胞技术、图像分析技术和分子生物学等新技术的发展和应用，极大地推动了病理学的发展。目前病理学不仅在细胞、亚细胞水平上研究疾病，而且已深入到分子水平上研究疾病，大大加深了对疾病本质的认识。21世纪是生命科学主导的时代，病理学将加强与生命科学、分子生物学等新兴学科的结合与渗透，随着人类基因组计划的完成，从分子和基因水平上阐明疾病的本质将为期不远。

在整个医学的发展史中，病理生理学是一门年轻的学科。19世纪法国生理学家 Claude Bernard（1813—1878）倡导以研究活体的疾病为主要对象的实验病理学，是病理生理学的前身。1879年俄国的喀山大学最早把病理生理学作为一门独立的学科并成立了病理生理学教研室。我国在1961年召开了第一次全国病理生理学学术会议，1985年成立了中国病理生理学会，1986年创办了《中国病理生理杂志》。1991年，中国病理生理学会作为创办国之一，成为国际病理生理学会会员。

在我国几代病理学家的带领和努力下，我国病理学从无到有，从小到大，发展很快。他们在病理学科研、人才培养、师资培训及病理诊断等方面做出了巨大贡献。在前辈病理学家奠定的坚实基础上，经过新一代病理学者的努力，我国病理学又有了极大的进步，特别是队伍和条件建设上得到了快速发展。随着人类社会、心理、生活和行为方式的改变，疾病谱也在不断变化。因此，我们和未来的医学工作者们，都应该既要学习和借鉴国外的先进科学技术，同时还要根据我国的实际情况，在医学工作中不断开拓创新，以适应21世纪我国卫生事业发展及和谐社会进步的需要，使我国的医学水平尽快赶上国际先进水平，以造福全人类，也为医学事业的发展做出应有的贡献。

目标检测

一、选择题

【A1/A2 型题】

1. 病理学与病理生理学对人体研究的常见三大内容是（ ）

    A. 尸体解剖、细胞学检查、免疫组化检查

    B. 活体组织检查、免疫组化检查、细胞学检查

    C. 细胞学检查、尸体解剖、电子显微镜检查

    D. 尸体解剖、活体组织检查、细胞学检查

    E. 尸体解剖、活体组织检查、组织细胞培养

2. 下列不属于病理学与病理生理学研究范畴的是 （ ）

  A. 病因   B. 发病机制   C. 正常机体的功能、代谢变化

  D. 病变组织的形态结构   E. 疾病的治疗原则

3. 下列属于病理学与病理生理学主要研究方法的是 （ ）

  A. 尸检   B. 活检   C. 细胞学检查

  D. 组织细胞培养   E. 以上都是

4. 活检采取病变组织的方法有 （ ）

  A. 局部切除   B. 内镜钳取   C. 深部脏器穿刺

  D. 搔刮   E. 以上均可

5. 临床上最广泛应用的病理学研究方法是 （ ）

  A. 活体组织检查   B. 尸体解剖   C. 动物实验

  D. 组织、细胞培养   E. 脱落细胞学检查

二、思考题

1. 简述病理学与病理生理学的主要研究方法。

2. 简述病理学与病理生理学的学习方法。

（张　颖）

第二章　疾病概论

◎ 学习目标

1. 通过本章学习，重点把握健康、疾病、亚健康与脑死亡的概念、疾病发生的原因、疾病发生发展的一般规律以及脑死亡的判断标准。

2. 学会正确认识和判断临床疾病，具有关注健康与疾病的意识。

>> 情境导入

情境描述　患者，男，42 岁。乘车旅途中，当车达到海拔 4500m 高原时，感到头晕、恶心、心慌，继之呕吐，先吐胃内容物，后吐黄色苦水。之后手脚发麻，心慌加重。吸纯氧后上述症状有所缓解。

讨论　1. 患者的表现说明出现了什么反应？

　　　2. 患者呕吐后会出现哪些病理过程的变化？

第一节　健康与疾病

一、健康

传统观念认为不生病即是健康。随着社会的发展和医学科学的不断进步，医学模式也转变为生物 – 心理 – 社会医学模式，对健康的定义也有所转变。1946 年世界卫生组织（WHO）提出，健康（health）不仅没有疾病或衰弱现象，而是躯体上、精神上和社会适应上的一种完好的状态。这就是说，完整的健康概念，包括生理、心理和社会三方面的完好状态。

亚健康（sub – health）是指健康与疾病之间的生理功能低下的状态。亚健康常表现为疲劳乏力、记忆力减退、注意力不集中、头疼、头晕等，经休息不能缓解的状态，称为慢性疲劳综合征。临床检查和实验室检查结果常为阴性。常常被忽视，若得不到及时纠正，会导致各种疾病（图 2 – 1）。

世界卫生组织调查表明，人群中处于健康的约占 5%，患病者约占 20%，而 75% 处于亚健康状态，亚健康是非病、非健康状态，并有可能趋向疾病，也称其为诱发病状态。近年来的调查结果表明，亚健康发生率逐渐提高，如何使亚健康向健康转化是我们医务工作者面临的一项新的研究课题。

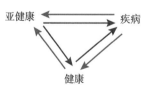

图 2 – 1　健康、亚健康和疾病的关系

加强全民健康教育，积极倡导健康生活方式

随着人们生活水平的提高，吸烟、酗酒、缺乏体力活动、膳食不合理等不良生活方式也有增加，导致相关疾病如高血脂、高血压、高血糖、肥胖等已成为影响我国人民健康素质的大敌。如何回归健康，有几点建议。

1. 改变不良生活习惯，不吸烟，不酗酒，公共场所不喧哗，保持公共秩序，礼貌谦让，塑造健康、向上的国民形象。

2. 合理膳食，规律用餐，保持营养平衡。

3. 少静多动，不拘形式，持之以恒。

4. 自信乐观，喜怒有度，静心处事，诚心待人。

5. 营造整洁、宁静、美好、健康的生活环境。

6. 以科学的态度和精神，传播科学的健康知识，反对、抵制不科学和伪科学信息。

二、疾病

1. 疾病（disease） 是机体在一定条件下，受致病因素作用后，因自稳调节功能紊乱而发生的异常生命活动过程。常常出现机体功能代谢障碍和形态结构异常，临床表现出不同的症状和体征。症状是患者主观感觉的异常，如头晕、头痛、心慌、恶心、呕吐等；体征是对患者进行体格检查所获得的客观征象，如心脏杂音、血糖增高、肝肿大、黄疸等。并非所有的疾病都有症状和体征，如动脉粥样硬化早期、结核病早期甚至癌症早期，都可能没有相应的症状和体征。

2. 病理过程（pathological process） 是指不同疾病中存在的共同的形态结构、功能代谢的异常变化。不同疾病可以有相同的病理过程，如结核病、肺炎、风湿病等疾病都存在炎症这个病理过程。一个疾病可同时出现几种不同的病理过程，如肺结核可出现组织损伤、炎症、发热、缺氧等病理过程。

第二节　病因学

病因学是研究疾病发生的原因和条件及其作用规律的科学。病因是引起疾病的原因，又称为致病因素。它是引起疾病的必要因素，并决定疾病的特异性。

一、疾病发生的原因

病因种类很多，主要分为七类。

1. 生物因素 主要包括各种致病性微生物，如细菌、病毒、衣原体、立克次体、支原体、真菌和寄生虫等。致病微生物的致病力量的强弱与病原体入侵的数量、侵袭力和毒力，以及机体的抵抗力强弱有关。

2. 理化因素 主要包括温度、机械力、气压、电离辐射、激光、电流、强酸、强碱、毒物等。致病性的强弱与理化因素的作用强度、作用部位及持续时间有关。

3. 营养因素 是指机体必需物质的缺乏或过多。营养物质包括糖、脂肪、蛋白质、维生素、无机盐、微量元素（氟、锌、碘、硒、铜等）以及纤维素等。过多摄入高热量的食物可引起肥胖，过多摄入胆固醇可引起动脉粥样硬化症，过多摄入维生素 A 和 D 可引起中毒等。营养物质不足如维生素 C 的缺乏可引起坏血病，维生素 A 的缺乏可引起夜盲症。

4. 遗传因素　是指遗传物质发生改变。遗传因素致病的方式有两种。①遗传物质改变：基因结构或染色体的数目形态改变直接引起疾病，如血友病、先天愚型、色盲等。②遗传易感性：指由遗传因素所决定的个体患病风险，如消化性溃疡、糖尿病、高血压、精神分裂症等都属于遗传易感性疾病。

5. 先天因素　是指能够损害胎儿生长、发育的有害因素。由先天性因素引起的疾病称为先天性疾病，而非遗传物质的改变。例如，孕妇感染风疹病毒，胎儿可患先天性心脏病；吸烟、饮酒可影响胎儿发育，甚至导致流产。

6. 免疫因素　分为变态反应和免疫缺陷两类。变态反应是当机体免疫系统对抗原刺激发生强烈反应，可以导致组织细胞损伤，包括两类。①非致病的外来物质产生异常反应：如血清蛋白、微生物、花粉、青霉素等，可引起如荨麻疹、支气管哮喘甚至过敏性休克等变态反应性疾病。②有些个体能对自身抗原发生免疫反应并引起自身组织损害，称自身免疫性疾病。如溃疡性结肠炎、类风湿关节炎、系统性红斑狼疮等。免疫缺陷是由于免疫系统先天发育不全或后天受到损害而致免疫功能低下所致，容易发生反复感染或恶性肿瘤。

7. 精神 - 心理 - 社会因素　生活节奏加快、紧张的人际关系、职业竞争的压力，均会导致人的恐惧、焦虑、愤怒、悲伤等情绪反应和机体功能代谢变化，甚至会导致疾病。目前已知，高血压、冠心病、溃疡病及恶性肿瘤等疾病的发生发展与社会、心理因素有密切关系。

总之，疾病的病因可以有一种或多种，每种疾病都有相应的病因，没有病因就不可能引起疾病。然而，目前很多疾病的病因尚未研究清楚，相信随着医学研究技术水平的日益提高，越来越多疾病的病因会被揭示。

二、疾病发生的条件

疾病发生的条件是指影响疾病发生发展的机体内外因素。机体的抵抗力降低或易感性增高，在相应病因作用下易于发病；或病因能以更多的机会、更大的强度作用于机体，引起疾病的发生。例如，结核杆菌是引起结核病的病因，在营养状态差，机体免疫功能降低时，即使少量结核杆菌侵入机体，便可引起结核病。相反，营养状态好，机体免疫力强，就不易患结核病。此时，结核杆菌作为原因，而营养不良作为条件。条件本身不直接引起疾病，而影响或促进疾病的发生。疾病发生的条件有许多，如年龄、精神状态、营养、性别、季节、气候以及环境等。但是要注意：有些疾病不需要条件，如机械力、高温、低温等作用；同一因素对不同疾病可能为原因或条件，如营养不良是营养不良症的原因，而营养不良引起机体免疫力下降，成为结核病的条件。因此，研究疾病的发生，应从原因、条件两个方面来考虑。二者共同作用，决定机体是否发病，病程的长短和病情的轻重。在治疗中也要正确分析原因和条件的关系，采取相应的措施。

诱因是指能够加强或促进某一疾病发生的因素，又称诱发因素。诱因是特殊的条件，它是促进疾病发生的因素。例如，由于过度兴奋，导致冠状动脉硬化患者血中儿茶酚胺浓度升高，引起冠状动脉痉挛，诱发心肌梗死，甚至死亡。因而儿茶酚胺可以成为心肌梗死的诱因。

总之，疾病发生的原因和条件是相互影响，作用不尽相同。原因在疾病发生中起决定性作用，必不可少。条件则是影响因素。

第三节　发病学

发病学是研究疾病发生、发展中的一般规律和共同机制。

一、疾病发生发展的一般规律

1. 自稳调节紊乱　病理变化的发生是由于致病因子作用机体，破坏了机体的稳态。健康机体处于相对稳定的平衡状态，机体各项指标处于正常范围。稳态是机体在中枢的指挥下，经神经－体液的调节，使机体内环境之间和机体与外环境之间构成平衡。致病因子作用过强、机体调节功能减弱或改变、机体遗传物质的变异等都会破坏稳态，使机体处于失衡状态，导致疾病的发生。

2. 因果转化　是指疾病过程中，病因作用于机体后引起某些变化（结果），这些变化又作为新的原因引起另一些新的变化（结果），这种因果转化不断推动疾病的发展。例如，机械力作用于机体后，可使组织受损、血管破裂而导致大出血，动脉血压下降，反射性地使交感神经兴奋，皮肤、内脏的血管收缩，以保证心、脑等重要器官的血液供应；但血管收缩可引起外周组织缺血、缺氧，使大量血液淤积在微循环中，回心血量锐减，心排出量进一步减少，动脉血压进一步降低，组织缺氧加重。这种因果循环可使病情不断恶化，称之为恶性循环。相反，疾病经过及时的治疗，适当地补充血容量，通过扩容和采取其他抢救措施后，心输出量逐渐增加，血压逐渐上升，形成良性循环，有利于机体的康复（图2－2）。

认识疾病发展过程中的因果转化规律以及某些疾病可能出现的恶性循环，对于正确地治疗疾病和防止疾病的恶化，具有重要意义。

3. 损伤与抗损伤反应　贯穿于疾病的始终且不断变化，其在疾病过程中的作用特点是：①是推动疾病发生发展的基本动力；②损伤与抗损伤之间无严格界限，彼此间可以相互转化；③损伤与抗损伤反应的斗争和力量对比，常常影响疾病发展的方向和转归。

如机械暴力作用于机体，组织损伤、出血、缺氧等属于损伤性变化。而动脉血压下降，交感神经兴奋、血管收缩，减少出血，维持动脉血压，利于心、脑的血液供应，属于抗损伤反应。如果损伤较轻，则通过上述抗损伤反应和及时治疗，机体

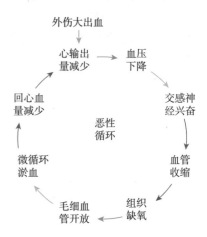

图2－2　疾病过程中的因果转化

便可恢复健康；如损伤严重，抗损伤反应不足，又无适当的治疗，则患者可因休克而死亡。可见，损伤和抗损伤之间的力量对比，决定疾病的发展方向和转归。某些抗损伤反应具有两重性，既有抗损伤又有损伤作用，可以相互转化。例如，上述创伤时的血管收缩，有抗损伤意义。但持续的血管收缩，可导致组织缺血缺氧、微循环障碍，成为损伤性因素。

在临床实践中，我们要正确区分疾病过程中的损伤和抗损伤性反应，尽力排除或减轻损伤性作用，保护和增强利于机体的抗损伤性反应，以使病情向好的方向发展。

4. 局部与整体的关系　疾病过程中，局部变化和整体变化关系密切。一方面局部病变可通过神经－体液因素影响整体；另一方面，整体反应也可以影响局部病变的发展。如糖尿病患者局部出现疖，出现血糖增高、免疫力降低的临床表现。又如肺结核局部可出现结核病灶，出现咳嗽、发热、盗汗、消瘦等全身反应。机体局部病变和全身反应是密切相关和互相影响的，正确认识疾病过程中局部与整体的关系，有利于指导临床疾病的诊断和治疗。

二、疾病发生发展的基本机制

疾病发生的基本机制是指参与很多疾病的共同机制。随着科技的不断发展，新技术水平的提高，疾病的研究已由系统－器官－细胞水平，深入到分子水平。虽然不同的疾病有着各自不同的发病机制，但

多数疾病都具有共同机制，即神经－体液－细胞－分子机制。

（一）神经机制

致病因素直接损害神经系统或通过神经反射引起组织器官功能代谢的变化而致病，称为神经机制。神经系统在人体生命活动的维持和调节中起主导作用。有些病因可直接损害神经系统，如流行性乙型脑炎病毒或狂犬病病毒可直接破坏神经组织而导致高热、意识障碍、惊厥、强直性痉挛等。有机磷中毒可致乙酰胆碱酯酶失活，使乙酰胆碱堆积在神经－肌肉接头处，出现肌肉痉挛、流涎、多汗等胆碱能神经强烈兴奋的表现。有些病因可通过神经反射引起相应器官组织的功能和代谢变化。此外，长期紧张、焦虑、烦恼等精神因素作用，会导致大脑皮质功能紊乱，器官功能障碍。

（二）体液机制

体液是维持机体内环境稳定的重要因素。某些病因可以引起体液的数量或活性的改变，造成内环境紊乱而致病，称为体液机制。体液因子种类繁多，可分为三种：①全身性体液因子（如组胺、激肽、去甲肾上腺素、前列腺素、补体、凝血因子、纤溶物质等）；②局部性体液因子（如内皮素、神经肽等）；③细胞因子（如白介素、肿瘤坏死因子等）。

体液因子主要通过内分泌、旁分泌、自分泌和内在分泌四种方式作用于靶细胞。

1. 内分泌（endocrine） 分泌细胞通过分泌各种化学介质（如激素），经血液循环运送到远距离靶细胞上，识别受体并发挥作用。

2. 旁分泌（paracrine） 分泌细胞分泌的信息分子，只能对邻近的靶细胞发挥作用，如神经递质（神经元之间的突触传递）及一些生长因子等。

3. 自分泌（autocrine） 分泌细胞能对它们自身分泌的信息分子起作用，即分泌细胞和靶细胞为同一细胞，如许多生长因子。

4. 内在分泌（intracrine） 分泌细胞产生信息分子，无需向细胞外分泌而直接在细胞内起作用，如甲状旁腺素部分细胞内的作用。

当各种体液因子发生量变或活性改变时，机体可发生一系列变化。如组胺、激肽增多，可致炎症改变；醛固酮增多可导致水钠潴留，均属于量变；如肾素－血管紧张素系统活性增强，可致小动脉收缩，血压升高，这属于活性改变。在疾病的发生发展中神经机制和体液机制常同时发生、共同参与。如精神、神经因素引起大脑皮层和下丘脑功能紊乱，使血管舒缩中枢功能失调，此时交感神经兴奋，去甲肾上腺素释放增加，小动脉收缩，由于肾小动脉收缩而导致肾素－血管紧张素系统活性增高，使血压升高，这就是原发性高血压发病的神经－体液机制。

（三）细胞机制

致病因素作用于机体后，直接或间接作用于组织细胞，造成某些细胞功能代谢障碍，引起细胞自稳调节紊乱，称为细胞机制。细胞受损方式分为三种。

1. 细胞完整性被破坏 外力、高温、强酸、强碱或毒物可直接引起细胞死亡，如汞中毒时汞进入人体后可有选择地破坏肾小管上皮细胞，导致其坏死。

2. 细胞膜功能障碍 细胞膜上的各种离子泵，在维持细胞功能活动中起重要作用。如 Na^+,K^+－ATP 酶在病因的作用下发生功能障碍，使细胞内外离子分布失衡，细胞内 Na^+、Ca^{2+} 大量积聚，细胞水肿甚至死亡。

3. 细胞器功能障碍 在病因的作用下细胞器功能发生障碍而出现相应的病变。如线粒体功能障碍，主要表现为氧化还原受阻，各种酶系统受抑制，最终导致能量代谢障碍。此外，ATP 减少，导致 cAMP 生成减少，影响第二信使 cAMP 的传递效应，甚至导致细胞死亡。

（四）分子机制

各种致病因素无论通过何种途径引起疾病，都会表现出分子水平的异常，进而影响正常生命活动。生物大分子特别是核酸、蛋白或酶受损导致疾病的发生，称为分子机制。近年来从分子水平对疾病进行研究越来越受到人们的重视，产生了分子生物学、分子病理学、分子医学等学科，还产生了分子病的概念。所谓分子病，是指由 DNA 的遗传变异所引起的以蛋白质异常为特征的疾病。如镰刀型细胞贫血是由于血红蛋白分子中 6 – 肽链氨基端第 6 位谷氨酸突变引起。蚕豆病是由于编码葡萄糖 – 6 – 磷酸脱氢酶的基因缺陷引起。现代分子医学还发现，在无需基因变异的条件下，蛋白质分子本身的翻译后异常修饰或折叠也能导致疾病，如牛海绵状脑病是由于朊蛋白异常折叠引起。这类涉及蛋白质空间构象异常改变的疾病，又称为构象病。

总之，当前基因学、基因组学及蛋白组学的方法已经运用到疾病的研究中。从分子医学角度看，疾病的形态和功能的变化，与某些特定蛋白质结构和功能的变异有关，而蛋白质又与细胞核中相应的基因对细胞受体和受体后信号传导作出反应。由此，基因及基因表调控状态是决定机体健康与疾病的基础。

第四节　疾病的经过和转归

疾病的经过和转归，主要取决于致病因素作用于机体后发生的损害与抗损害反应的力量对比以及合理及时的治疗等因素。

一、疾病的经过

疾病的经过是指疾病从发生到结束的发生发展过程，一般将疾病发展的过程分为四期。

1. 潜伏期　是指从致病因子作用于机体到出现症状前的时期。不同疾病潜伏期长短不一。传染病大多都有一定的潜伏期，数日至数年不等。有些疾病无潜伏期，如创伤、烧伤等。

2. 前驱期　是从潜伏期之后到开始出现最初症状之前的一段时期。此期有临床症状，如发热、乏力、头痛、食欲不振等。但程度较轻，多无特异性，容易误诊。临床上要仔细辨认，早期诊断治疗。

3. 症状明显期　即出现该疾病典型表现的时期。此期诊断容易，病情较重，应积极治疗。

4. 转归期　即疾病过程的最后时期。

二、疾病的转归

疾病的发展趋势和结局称为疾病的转归。疾病的转归分为康复和死亡两种情况。

1. 康复　根据康复的程度可分为：①完全康复，是病因消除，症状消失，受损伤组织细胞的功能、代谢和形态结构完全恢复正常。一些传染病痊愈以后，机体可获得特异的免疫性。②不完全康复，是指疾病损害性变化得到了控制，主要症状消失，基本病理变化尚未完全消失（可持续终生），通过代偿反应可以维持相对正常的生命活动，有些会留有后遗症。如烧伤后的瘢痕等。

2. 死亡　是生命活动的必然结局，分为生理性死亡和病理性死亡。生理性死亡是生命的自然终止，它是器官老化的结果。病理性死亡是疾病造成的死亡。绝大多数人死亡是属于病理性死亡。临床上传统判定死亡的标志是呼吸心跳的停止，即心肺死亡模式。死亡过程包括濒死期、临床死亡期和生物学死亡期。随着医学发展，起搏器、呼吸机等复苏技术的普及使用，传统心肺死亡时间界定面临挑战。

现在观念认为死亡是指机体作为一个整体功能永久性停止。1968 年美国哈佛大学医学院首次提出脑死亡概念。脑死亡是指枕骨大孔以上全脑功能永久性停止。整体死亡以脑死亡作为判定标志。

判断脑死亡的依据如下。①自主呼吸停止：行人工呼吸 15 分钟后，仍无自主呼吸。自主呼吸停止是临床脑死亡首要指标。②不可逆性深度昏迷：对外界刺激毫无反应。③脑干神经反射消失：包括瞳孔散大固定，对光反射、角膜反射、咳嗽反射、吞咽反射等均消失。④脑电波完全消失。⑤脑血液循环停止。

确定脑死亡的临床意义，在于协助医务人员判定死亡时间，为终止抢救提供合法依据，另一方面为器官移植提供了最佳时机，有利于器官移植后的功能复苏。因此，脑死亡在理论与实践上都有重要的意义。

目标检测

一、选择题

【A1/A2 型题】

1. 下列不属于疾病发生的基本机制的是（   ）

    A. 神经机制　　　　　　　B. 基因机制　　　　　　　C. 体液机制

    D. 细胞机制　　　　　　　E. 分子机制

2. 下列与传统的死亡概念相关的论述中，错误的是（   ）

    A. 死亡包括濒死期、临床死亡期和生物学死亡期

    B. 心跳和呼吸停止的患者未必已经死亡，应进行及时抢救

    C. 患者死亡后，个别的组织或器官尚可暂时存活

    D. 机体的所有组织、器官和细胞都是与机体同时发生死亡

    E. 进入生物学死亡期的患者，进行任何抢救和治疗都是无效的

3. 整体死亡的标志是（   ）

    A. 呼吸停止　　　　　　　B. 心跳停止　　　　　　　C. 反射活动消失

    D. 瞳孔散大　　　　　　　E. 脑死亡

4. 最恰当的病因概念为（   ）

    A. 能够促进和引起疾病发生的因素被称为病因或致病因素

    B. 凡是能够引起疾病的因素被称为病因或疾病发生的原因

    C. 能导致疾病发生的体内因素和体外因素被称为病因

    D. 导致疾病发生并赋予该疾病特征性的因素称为病因

    E. 一切能够促进疾病发生的体内、外因素都被称为病因

5. 某患者，创伤肝破裂大出血，出现失血性休克，患者尿量减少，该患者休克的病因是（   ）

    A. 创伤　　　　　　　　　B. 出血　　　　　　　　　C. 疼痛

    D. 肝破裂　　　　　　　　E. 感染

【A3/A4 型题】

(6～7 题共用题干)

患者，男，35 岁。经常加班，甚至到深夜，逐渐感觉身体疲乏无力，肌肉关节酸痛，食欲不振。到医院做了全面检查之后，未发现阳性体征和检验结果。

6. 他的身体状况处于（   ）状态

    A. 健康　　　　　　　　　B. 亚健康　　　　　　　　C. 疾病

    D. 无疾病　　　　　　　　E. 需做其他检查

7. 是否需要治疗（　　）

    A. 需自我调节   B. 休息   C. 放松

    D. 增加睡眠   E. 需做其他检查

二、思考题

1. 简述疾病的病因、疾病发生的条件和诱因之间的关系。

2. 举例说明疾病过程中损伤与抗损伤反应的斗争及其对疾病发生发展的影响。

3. 何谓脑死亡？判断脑死亡的依据有哪些？脑死亡概念问世有何意义？

（张　颖）

中篇 病理学

第三章 细胞、组织的适应、损伤和修复

◎ 学习目标

1. 通过本章学习，重点把握萎缩、化生、变性、脂肪变、坏死、坏疽、窦道、机化、再生和肉芽组织的概念；病理性萎缩的类型；玻璃样变的类型；坏死的基本病理变化和结局；各种细胞的再生能力；肉芽组织的病变特点及功能；皮肤创伤愈合的类型及特点。

2. 学会应用细胞、组织的适应、损伤及修复的病理学知识解释、分析临床相关问题；具有对疾病科学的预见和认知能力。

》 情境导入

情境描述 患者，男，22岁。被木棍击中左小腿后侧，当时皮肤略有损伤，几天后左足开始钝痛，皮肤发白，皮温低于周围皮肤。近几天左足开始变黑，表皮干燥，有臭味，遂来就诊。体格检查：左足远端呈污黑色，皮肤干燥皱缩，无光泽，无弹性，皮温明显低于周围正常组织，无血管搏动，无痛觉，与周围正常组织分界清楚。入院后行左下肢截肢手术。病理检查：左下肢动脉管腔内查见长8.5cm的混合血栓。左足远端镜下诊断为坏死组织。

讨论 分析导致左足远端坏死的原因和机制是什么？

生命过程中机体经常受到体内外环境变化等刺激，机体的细胞和组织会做出不同的代谢、功能和形态的反应性调整。当生理性负荷过多或过少时，或者遇到轻度持续的病理性刺激时，细胞、组织和器官表现为适应性反应，即出现萎缩、肥大、增生和化生等变化。如上述刺激超过了细胞、组织和器官的适应能力，则可能引起损伤，出现代谢、功能和形态的变化。轻度的损伤在病因消除后大多可恢复正常，故称为可逆性损伤，如细胞水肿、脂肪变和玻璃样变等。损伤严重时，细胞、组织发生不可逆性损伤，最终导致细胞死亡。组织、细胞的适应性变化和损伤性变化是大多数疾病发生发展过程中的基础性病理变化。

第一节 适 应

当内、外环境改变或各种有害因子刺激作用于机体时，机体的组织、细胞通过改变自身的功能代谢和形态结构而产生的非损伤性应答反应，称为适应（adaptation）。适应性反应是细胞生长和细胞分化调

整的结果，目的在于避免细胞和组织受到损伤。一般而言，病因去除后，大多数适应细胞可逐步恢复正常。适应在形态学上一般表现为萎缩、肥大、增生和化生（图 3 – 1）。

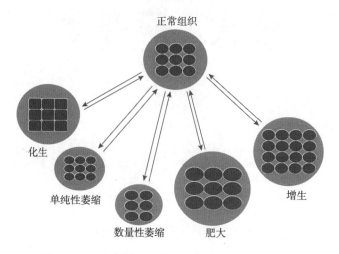

图 3 – 1　细胞与组织适应性变化之间的关系示意图

一、萎缩

萎缩（atrophy）是指已发育正常的实质细胞、组织或器官的体积缩小。萎缩的细胞功能、代谢能力下降，以适应改变的环境。器官或组织的萎缩，主要是由于细胞物质含量减少导致的实质细胞的体积缩小，还常伴有因萎缩导致细胞死亡而引起的实质细胞数目的减少。发育不全或未发育的组织、器官不属于萎缩的范畴，如侏儒症、幼小的子宫等。

（一）类型

萎缩包括生理性萎缩和病理性萎缩两种类型。

1. 生理性萎缩　是机体的部分组织、器官在机体发育到一定的阶段而出现的萎缩，是生命过程中的正常现象。如青春期后胸腺组织逐渐萎缩，老年人肌肉、骨骼、卵巢、子宫及睾丸的萎缩。

2. 病理性萎缩　根据发生的原因不同可分为以下类型。

（1）营养不良性萎缩　根据引起原因的不同，分为两种。①全身营养不良性萎缩，可由蛋白质摄入不足或消耗过多引起，如长期饥饿、食管癌等慢性消耗性疾病而引起的全身组织、器官的萎缩。最早萎缩的是脂肪及骨骼肌，其次为脾、肝等器官，心、脑最后受累。②局部营养不良性萎缩，可由局部血液供应不足引起，如冠状动脉粥样硬化引起的心脏萎缩，脑动脉粥样硬化引起的脑萎缩。

（2）压迫性萎缩　指组织、器官长期受到压迫引起的萎缩。如肝淤血时，中央静脉和肝血窦扩张，挤压小叶中央区的肝细胞索，引起肝细胞萎缩。尿路梗阻导致的肾盂积水，长期挤压肾的皮、髓质，引起肾萎缩。

（3）失用性萎缩　因组织、器官长期工作负荷减少和功能代谢低下所致，如下肢骨折固定后出现的患肢肌肉萎缩和骨质疏松。

（4）去神经性萎缩　因运动神经元或轴突损害引起效应器萎缩，如脊髓灰质炎时，脊髓前角运动神经元损伤所致的下肢肌肉萎缩。

（5）内分泌性萎缩　内分泌功能下降可引起靶器官细胞萎缩，如垂体出血坏死时，引起靶器官甲状腺、肾上腺及性腺等萎缩。

素质提升

糖丸之父——顾方舟

顾方舟，男，1926 年 6 月 16 日生，浙江宁波人，中国医学科学院北京协和医学院原院长、一级教授，著名的医学科学家、病毒学家，于 2019 年 1 月 2 日在北京逝世，享年 92 岁。9 月 17 日，国家授予顾方舟"人民科学家"国家荣誉称号。

顾方舟教授对脊髓灰质炎的预防及控制的研究长达 42 年，是中国组织培养口服活疫苗开拓者之一，被称为"中国脊髓灰质炎疫苗"之父。他为脊髓灰质炎的防治奉献了一生，在疫苗临床试验阶段，顾方舟同志带头亲身接受小儿麻痹活疫苗试验，还冒着风险让自己的孩子试服首批活疫苗，为实现我国全面消灭脊髓灰质炎并长期保持无脊髓灰质炎的状态做出巨大贡献。

（二）病理变化

肉眼观，萎缩的组织、器官体积缩小，重量减轻，颜色变深，质地变硬。镜下观，萎缩的实质细胞体积缩小，胞质浓缩，核深染，胞质中常可见褐色颗粒，称脂褐素，常见于心肌细胞及肝细胞胞核的两端，间质纤维结缔组织不同程度增生。

萎缩的组织、器官常表现为功能降低。轻度的萎缩，解除病因后可以逐渐恢复正常，但持续性萎缩的细胞最终可死亡（凋亡）。

二、肥大

由于功能增加，合成代谢旺盛，导致组织、器官的体积增大，称为肥大（hypertrophy）。组织、器官的肥大，主要由实质细胞体积增大引起，有时伴有实质细胞数目增多。

（一）类型

肥大包括生理性肥大和病理性肥大两种类型。根据原因不同，肥大又可以分为代偿性肥大和内分泌性肥大。因组织或器官的功能负荷过重而引起，称为代偿性肥大或功能性肥大；因内分泌激素过多作用于效应器所致，称为内分泌性肥大或激素性肥大。

1. 生理性肥大　如运动员的骨骼肌肥大，是由于功能负荷增加而引起的代偿性肥大；哺乳期的乳腺肥大和妊娠期的子宫肥大，均为内分泌性肥大。

2. 病理性肥大　如高血压时左心室的肥大，一侧肾脏切除后对侧肾脏肥大，属于代偿性肥大；垂体腺瘤时促肾上腺皮质激素分泌过多，导致肾上腺皮质细胞肥大，则属于内分泌性肥大。

（二）病理变化

肉眼观，组织、器官体积增大，重量增加。镜下观，细胞体积变大，细胞核肥大深染。肥大的细胞代谢旺盛，功能增强，在一定程度上起到代偿功能，但这种代偿作用是有限度的，如高血压引起的左心室心肌细胞过度肥大时，最终因外周阻力负荷过重，冠状动脉供血又相对不足，而致心肌细胞收缩无力，引起左心衰竭，称为失代偿。

三、增生

增生（hyperplasia）是指组织、器官的细胞数目增多，常导致该组织、器官体积增大。增生既可以表现为实质细胞增生，也可以为间质细胞增生。

（一）类型

1. 生理性增生 包括内分泌性增生和代偿性增生。如青春期女性乳腺的发育引起的乳腺小叶增生属于内分泌性增生。而高海拔地区居民因空气氧含量较低，外周血红细胞增多为代偿性增生。

2. 病理性增生 包括内分泌性增生和代偿性增生。内分泌性增生如肝硬化时由于雌激素水平升高导致男性乳腺的发育。代偿性增生如组织损伤后，因损伤处增多的生长因子的刺激而发生成纤维细胞和毛细血管内皮细胞的增生。

（二）病理变化

肉眼观，增生的组织、器官可表现为弥漫性均匀体积增大或局限性结节状增大。镜下观，细胞的数量增多，细胞核的体积正常或稍增大，染色加深。细胞增生可为弥漫性或局限性。增生也是间质组织的重要适应性反应。在炎症和修复的过程中，成纤维细胞、血管和实质细胞的增生是炎症愈合、创伤修复的重要环节。

增生可以起到更新、代偿、防御和修复的作用。大部分增生是受机体调控的，病因解除后细胞停止增生。若细胞增生过程中受到致瘤因素的影响，则可演变为失控性肿瘤性增生。

四、化生

一种分化成熟的细胞类型被另一种分化成熟的细胞类型所取代的过程，称为化生（metaplasia），化生只发生在分裂增殖能力较活跃的细胞中。化生不是简单地由原来的成熟细胞直接转化所致，而是从该处具有分裂增殖能力的未分化细胞、储备细胞等干细胞开始转化的结果。

（一）化生的类型

化生通常发生在同源细胞之间，即上皮细胞和上皮细胞之间化生，间叶细胞和间叶细胞之间化生，一般由特异性较低的细胞类型来取代特异性较高的细胞类型。上皮组织的化生大多数是可逆的，但间叶组织的化生一般不可逆。

1. 上皮组织化生

（1）鳞状上皮化生 为最常见的上皮组织化生现象。如慢性支气管炎时，气管和支气管黏膜的纤毛柱状上皮，易化生为鳞状上皮（图3-2）。慢性子宫颈炎的宫颈管表面被覆的黏液柱状上皮及宫颈管的腺上皮均可见鳞化现象。

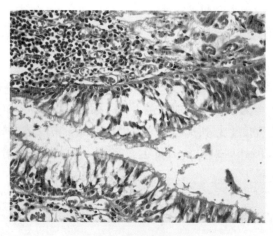

图3-2 鳞状上皮化生
慢性支气管炎支气管上皮转化为鳞状上皮

（2）柱状上皮化生 腺上皮之间的化生也常见。如慢性萎缩性胃炎导致胃黏膜上皮内出现肠黏膜上皮杯状细胞和吸收细胞，称为肠上皮化生。有时鳞状上皮也可向柱状上皮化生。如 Barrett 食管，由于胃液反流，引起的食管下段鳞状上皮被胃黏膜上皮取代。

2. 间叶组织化生 结缔组织化生也比较多见。多半由纤维结缔组织化生为骨、软骨或脂肪组织。如骨化性肌炎时，由于外伤引起肢体近端皮下及肌肉内纤维组织增生，并发生骨化生。

（二）化生的意义

化生对机体既有利也有害，如慢性支气管炎黏膜的鳞状上皮化生，虽在一定程度上增加了黏膜对慢性炎症的抵抗能力，但同时丧失了原有柱状上皮的自净功能。另外，若刺激长期或持续存在，则可能引起细胞恶性变。例如，胃黏膜肠上皮化生和胃腺癌的发生有一定的关系；慢性反流性食管炎的柱状上皮化生，则是某些食管腺癌的组织学来源。就此意义而言，某些化生是与多步骤肿瘤细胞演进相关的癌前病变。

第二节 损 伤

当机体内外环境改变超过组织和细胞的适应能力后，可引起受损细胞和间质发生物质代谢、组织化学、形态结构等的异常变化，称为损伤（injury）。损伤的结果既取决于损伤因素的性质、强度以及持续的时间，也与损伤细胞的种类、所处的状态及适应性等有关。

一、损伤的原因

引起细胞和组织损伤的原因多样且比较复杂，凡能引起疾病发生的原因，大致也是引起细胞和组织损伤的原因。

1. 缺氧 是引起组织和细胞损伤的最重要的因素。缺氧主要损伤细胞膜、线粒体及溶酶体。缺氧分为全身性缺氧和局部性缺氧。前者乃因空气稀薄（如高山缺氧）、循环呼吸系统疾病、贫血、一氧化碳中毒等所致；后者则常由局部血液循环障碍（如动脉粥样硬化、血栓形成、栓塞等）引起。

2. 生物性因素 病原微生物是引起细胞损伤最常见的因素，包括细菌、病毒、真菌、螺旋体、支原体、衣原体和寄生虫等。病原微生物侵入机体生长繁殖，造成机体组织机械性损伤，诱发变态反应，亦可释放内、外毒素或分泌某些酶，引起损伤。

3. 理化因素 物理性因素如高温、低温、机械性、电流和射线等作用于机体时，超过机体的耐受可引起细胞的损伤。化学性因素包括外源性物质，如强酸、强碱、有机磷、氰化物等，内源性物质，如尿素、自由基等代谢产物等，都可以引起细胞的损伤。

4. 免疫因素 机体对某些抗原刺激反应过强时，可引起变态反应或超敏反应，引起组织细胞损伤，如肾小球肾炎、过敏性皮炎、支气管哮喘、过敏性休克等。

5. 其他因素 食物中的某些物质，如脂肪、蛋白质、维生素、微量元素摄入不足或过度，均引起细胞损伤。遗传性疾病因染色体突变或重排而导致细胞形态结构、功能代谢等出现异常。衰老及社会 – 心理因素等也可导致细胞的损伤。

二、损伤的类型

由于组织、细胞受损的轻重程度不同，损伤常表现为可逆性损伤、坏死和凋亡三种类型。

（一）可逆性损伤

大部分轻、中度细胞损伤在应激和有害因素去除后可以恢复正常，称为可逆性损伤。可逆性损伤的形态学改变称为变性（degeneration），是指细胞或细胞间质受到损伤后，由于代谢障碍使细胞内或细胞间质中出现异常物质或正常物质异常蓄积的现象，多伴有细胞功能降低。细胞变性一般是可逆的，而间质的变性往往不可逆。常见的变性包括以下几种类型。

1. 细胞水肿　也称为水变性，指细胞质内的水分增多，一般见于细胞损伤的早期。主要由于缺氧、感染、中毒等因素导致线粒体受损，ATP 生成减少，细胞膜钠钾泵功能障碍，导致细胞内钠离子和水积聚。常累及肝、肾、心等器官的实质细胞。

肉眼观，细胞水肿的组织、器官体积增大，颜色苍白无光泽，如"沸水煮过"，边缘圆钝，包膜紧张，切面外翻。镜下观，细胞体积增大，初期细胞质内呈红染细颗粒状物（图3-3），为肿胀的线粒体和内质网等细胞器，若水、钠进一步积聚，则细胞肿大明显，胞质疏松呈空泡状，细胞核也可肿胀，水肿的极期称为气球样变。细胞质高度疏松呈空泡状，细胞核也可肿胀，胞质膜表面出现囊泡，微绒毛变形消失，胞体极度肿胀，胞质淡染呈半透明，称为气球样变。

细胞水肿是一种轻度的损伤，去除病因后，可恢复正常。如病因持续存在，则可引起细胞溶解性坏死。

2. 脂肪变　是指甘油三酯蓄积于非脂肪细胞的细胞质中。常见于肝细胞、心肌细胞、肾小管上皮细胞等。一般与缺氧、感染、酗酒、中毒、营养不良、糖尿病及肥胖等有关。

轻度脂肪变，电镜下细胞质内脂肪成分聚积成有膜包绕的脂质小体，进而融合成脂滴。光镜下细胞体积增大，胞质内出现大小不等的圆形脂滴，较大的脂滴充满整个细胞，将细胞核挤至一侧甚至挤压变形。常规石蜡切片时，脂肪被溶剂溶解，所以脂肪滴呈圆形空泡（图3-4）。在冷冻切片中，应用苏丹Ⅲ、苏丹Ⅳ等特殊染色，可将脂肪与其他物质区别开来。

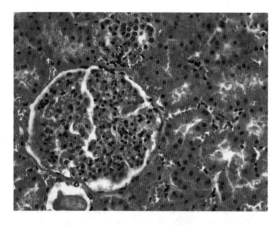

图3-3　肾细胞水肿

肾近曲小管上皮细胞体积增大，胞质内有大量红染颗粒

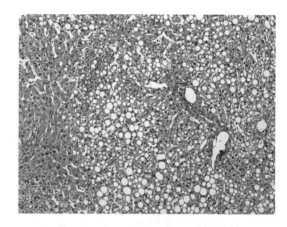

图3-4　肝细胞脂肪变性

肝细胞胞质内可见大小不等的脂肪空泡

最常发生脂肪变的细胞是肝细胞，主要是由于肝细胞是脂肪代谢的重要场所。轻度肝脂肪变一般不影响肝脏的功能。显著弥漫性肝脂肪变称为脂肪肝，重度肝脂肪变可发展为肝坏死和肝硬化，导致肝功能障碍。

肾小管上皮细胞也可发生脂肪变，镜下观，脂滴主要位于肾近曲小管细胞基底部，为过量重吸收的原尿中的脂蛋白，严重者可累及肾远曲小管细胞。

心肌脂肪变常见于缺氧和慢性酒精中毒，常累及左心室内膜下和乳头肌部位。脂肪变心肌呈黄色，与正常心肌的暗红色相间，形成黄红色斑纹，称为虎斑心。心肌脂肪变引起心肌收缩力下降。

3. 玻璃样变　又称透明样变，是指细胞内或间质中出现半透明状蛋白质蓄积，HE 染色呈嗜伊红半透明均质状。常见的类型如下。

（1）纤维结缔组织玻璃样变 见于结缔组织增生，是纤维组织老化的表现。肉眼观，灰白色，质韧。镜下观，胶原蛋白由于交联、变性、融合，胶原纤维增粗，均质粉染半透明状，纤维细胞明显减少。见于瘢痕组织、动脉粥样硬化的纤维斑块以及肿瘤的间质等。

（2）细小动脉壁玻璃样变 又称细小动脉硬化（图3-5），是缓进型高血压的病变基础。由于细小动脉痉挛，损伤内皮细胞，血浆蛋白质渗入内膜，使细小动脉管壁增厚，管腔狭窄，血压升高，受累脏器局部缺血。玻璃样变的细小动脉壁弹性减弱，脆性增加，易继发扩张破裂和出血。

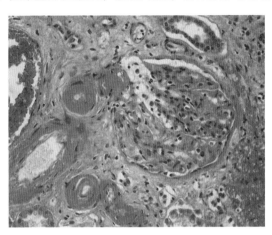

图3-5 细小动脉壁玻璃样变

管壁均质红染，管腔狭窄

（3）细胞内玻璃样变 细胞质内出现均质红染的圆形小体。如肾炎时肾小管上皮细胞吞饮原尿中的蛋白质，与溶酶体融合，形成玻璃样小滴；浆细胞瘤的瘤细胞胞质内出现的 Rusell 小体（免疫球蛋白在粗面内质网蓄积形成）；酒精性肝病时，肝细胞胞质中形成的 Mallory 小体（中间丝前角蛋白变性引起）。

4. 病理性色素沉着 病理情况下某些色素沉积于细胞内或细胞间质内，称为病理性色素沉着。常见的色素如含铁血黄素、脂褐素、黑色素及粉尘等。

（1）含铁血黄素（hemosiderin） 是巨噬细胞吞噬降解红细胞血红蛋白所产生的铁蛋白微粒聚集体，系 Fe^{3+} 与蛋白质结合而成。镜下 HE 染色为金黄色或棕褐色颗粒，普鲁士蓝染色为蓝色。巨噬细胞破裂后，含铁血黄素释放间质中。生理情况下，肝、脾、淋巴结和骨髓内可有少量含铁血黄素形成。病理情况下，如陈旧性出血和溶血性疾病时，细胞组织中含铁血黄素蓄积。

（2）脂褐素（lipofuscin） 是细胞自噬溶酶体内未被消化的细胞器碎片残体，镜下观，为黄褐色微细颗粒状，其成分是磷脂和蛋白质的混合物。在老年人和慢性消耗性疾病的患者心肌细胞及肝细胞核周围常见，又称为消耗性色素。

5. 病理性钙化（pathological calcification） 系骨骼和牙齿之外的组织中固态钙盐沉积，可位于细胞内或细胞外。病理性钙化是许多疾病常见的伴随病变，主要包括营养不良性钙化和转移性钙化两种类型。营养不良性钙化指的是体内钙磷代谢正常，钙盐沉积于坏死或即将坏死的组织或异物中，称为营养不良性钙化，如结核病的干酪样坏死灶、粥样斑块及血栓等。转移性钙化是由于全身钙磷代谢失调（高血钙）而致钙盐沉积于正常组织内。主要见于甲状旁腺功能亢进、维生素 D 摄入过多及某些骨肿瘤，钙盐沉积在血管及肾、肺和胃的间质组织。

综上所述，不同的正常或异常物质在细胞内或细胞间质中蓄积会引起不同类型的可逆性损伤，几种常见可逆性损伤的特征如表3-1所示。

表 3-1　常见可逆性损伤的特征

类型	蓄积物质	病变部位
细胞水肿	水和 Na^+ 蓄积	细胞内
脂肪变	甘油三酯蓄积	细胞内
玻璃样变	某些变性的血浆蛋白、胶原蛋白、免疫球蛋白等蓄积	细胞内、细胞间质
淀粉样变	淀粉样蛋白质和黏多糖复合物蓄积	细胞内、细胞间质
黏液样变	黏多糖类物质和蛋白质蓄积	细胞间质
病理性色素沉着	含铁血黄素、脂褐素、黑色素等沉着	细胞内、细胞间质
病理性钙化	磷酸钙、碳酸钙沉积	细胞间质、细胞内

（二）坏死

坏死（necrosis）是以酶溶性变化为特点的活体内局部组织中细胞的死亡。坏死大多由可逆性损伤发展而来，也可因致病因素强烈直接发生。基本表现是细胞肿胀、细胞器崩解和蛋白质变性。坏死的细胞代谢停止，功能丧失，并出现一系列形态学改变。

1. 坏死的基本病变　肉眼观，有五个特征：无光泽（失去正常组织的）、无弹性、无血液供应、无神经支配、无温度（失去正常组织的）。

镜下观，细胞核的变化是细胞坏死的主要形态学特点，包括：①核固缩：细胞核染色质浓缩，核体积减小，嗜碱性增强。②核碎裂：核膜破裂，染色质崩解成碎片分散于胞质中。③核溶解：非特异性DNA 酶和蛋白酶激活，分解核 DNA 和核蛋白，核染色质嗜碱性下降，死亡核在 1~2 天内将会完全消失（图 3-6）。

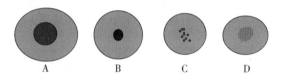

图 3-6　坏死细胞核变化示意图
A. 正常细胞核　B. 核固缩　C. 核碎裂　D. 核溶解

坏死细胞的胞质发生凝固或溶解。间质细胞对于损伤的耐受性大于实质细胞，因此间质细胞出现损伤的时间迟于实质细胞。间质细胞坏死，胶原纤维断裂，细胞外基质也逐渐崩解液化，最后融合成片状模糊的无结构物质。

坏死时细胞膜通透性增加，细胞内具有组织特异性的酶释放入血，可作为临床诊断某些细胞坏死的参考指标。如心肌梗死时，血清肌酸激酶升高；肝细胞坏死，血清谷丙转氨酶升高。血清中酶的变化要早于超微结构的变化至少几小时，因此有助于细胞损伤的早期诊断。

2. 坏死的类型　由于酶的分解作用或蛋白质变性所占地位的不同，坏死组织会出现不同的形态学变化，通常分为凝固性坏死、液化性坏死、纤维素样坏死和坏疽四个基本类型。此外，还有干酪样坏死、脂肪坏死等一些特殊类型的坏死。

（1）凝固性坏死　蛋白质变性凝固且溶酶体酶水解作用较弱时，坏死区呈灰黄、干燥、质实状态，称为凝固性坏死。凝固性坏死最为常见，多见于心、肝、肾和脾等实质器官，常因缺血缺氧、细菌毒素、化学腐蚀剂作用引起。坏死与正常组织界限较清楚，组织细胞虽已坏死，但组织轮廓仍可保存，坏死区周围形成充血、出血和炎症反应带。

干酪样坏死是凝固性坏死的特殊类型。在结核病时，坏死灶中含脂质较多，故外观呈灰黄色，质软细腻，状似干酪，称为干酪样坏死。镜下为红染无结构的颗粒状物，原组织结构消失（图3-7）。

（2）液化性坏死 由于坏死组织中含可凝固蛋白质少，或坏死细胞自身及浸润的中性粒细胞等释放大量水解酶，或组织富含水分和磷脂等，细胞组织坏死后易发生溶解液化，称为液化性坏死。见于细菌或某些真菌感染引起的脓肿、缺血缺氧引起的脑软化，以及由细胞水肿发展而来的溶解性坏死等。

酶解性脂肪坏死如急性胰腺炎时胰脂酶外溢引起的胰腺周围脂肪坏死、创伤性脂肪坏死如乳房挤压伤引起的脂肪细胞破裂，都属于液化性坏死。

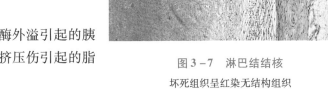

图3-7 淋巴结结核
坏死组织呈红染无结构组织

（3）纤维素样坏死 是结缔组织及小血管壁常见的坏死形式。病变部位形成细丝状、颗粒状或小条块状无结构物质，由于其与纤维素染色性质相似，故名纤维素样坏死。见于某些变态反应性疾病，如风湿病、新月体性肾小球肾炎，以及急进型高血压等。

（4）坏疽 局部组织大块坏死并继发腐败菌感染，称为坏疽，分为干性、湿性和气性等类型，前两者多为继发于血液循环障碍引起的缺血坏死。①干性坏疽：常见于动脉阻塞但静脉回流尚通畅的四肢末端，因水分散失较多，故坏死区干燥皱缩呈黑色（系红细胞血红蛋白中Fe^{2+}和腐败组织中H_2S结合形成硫化铁的色泽），与正常组织界限清楚，腐败变化较轻（图3-8）。②湿性坏疽：多发生于与外界相通的内脏，如肺、肠、子宫、阑尾及胆囊等，也可发生于动脉阻塞及静脉回流受阻的肢体。坏死区水分较多，腐败菌易于繁殖，故肿胀呈蓝绿色，且与周围正常组织界限不清。③气性坏疽：也属湿性坏疽，系深达肌肉的开放性创伤，合并产气荚膜杆菌等厌氧菌感染。除发生坏死外，还产生大量气体，使坏死区按之有捻发感。

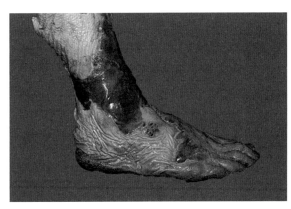

图3-8 足干性坏疽
坏死组织呈黑色，与正常组织分界清楚

3. 坏死的结局

（1）溶解吸收 坏死灶较小时，由坏死细胞及周围中性粒细胞释放的水解酶溶解液化，液体由淋巴管或血管吸收，组织碎片巨噬细胞吞噬清除。坏死液化范围较大时，可形成囊腔。

（2）分离排出 发生于表皮黏膜的大片坏死物可被分离，形成组织缺损。皮肤、黏膜浅表的组织缺损称为糜烂，较深的组织缺损称为溃疡。组织坏死后形成的只开口于皮肤黏膜表面的深在性盲管，称为窦道。连接两个内脏器官或从内脏器官通向体表的通道样缺损，称为瘘管。肺、肾等内脏坏死物液化后，经支气管、输尿管等自然管道排出，所残留的空腔称为空洞。

（3）机化与包裹 新生肉芽组织长入并取代坏死组织、血栓、脓液、异物等的过程，称为机化。如坏死组织范围大，肉芽组织难以向中心部完全长入或吸收，则由周围增生的肉芽组织将其包围，称为包裹。

（4）钙化 组织坏死后，易继发营养不良性钙化。

4. 坏死的后果 坏死组织的功能完全丧失，对机体的影响与下列因素有关。①坏死细胞的生理重要性，如心、脑、肝脏等重要组织的坏死后果严重。②坏死细胞的范围大小，如广泛的肝细胞坏死，可致肝衰竭而致机体死亡。③坏死细胞周围同类细胞的再生情况，如肝、表皮等易于再生的细胞，坏死组织的结构功能容易恢复，而神经细胞、心肌细胞等坏死后无法再生。④坏死器官的储备代偿能力，如肾、肺等成对器官，储备代谢能力较强，坏死多能代偿，后果较轻。

（三）凋亡

凋亡（apoptosis）是活体内单个细胞程序性细胞死亡。凋亡是由体内外因素触发细胞内预存的死亡程序而导致的细胞主动性死亡方式，在形态和生化特征上有别于坏死（表3-2）。凋亡与生物胚胎发生发育、成熟细胞新旧交替、激素依赖性生理退化、萎缩、老化、炎症以及自身免疫和肿瘤发生进展中，都发挥不可替代的重要作用。

表3-2 凋亡与坏死的比较

	凋亡	坏死
机制	基因调控的程序化细胞死亡，主动进行（自杀性）	意外事故性细胞死亡，被动进行（他杀性）
诱因	生理性或轻微病理性刺激子诱导发生，如生长因子的缺乏	病理性刺激子诱导发生，如严重缺氧、感染、中毒等
死亡范围	多为散在的单个细胞	常为聚集的多个细胞
形态特征	细胞固缩，核染色质边集，细胞膜及细胞器膜完整，膜可发泡成芽，形成凋亡小体	细胞肿胀，核染色质絮状或边集，细胞膜及细胞器膜溶解破裂，溶酶体酶释放时细胞自溶
生化特征	耗能的主动过程，依赖 ATP，有新蛋白合成，凋亡早期 DNA 规律降解为 180~200bp 片段，琼脂凝胶电泳呈特征性梯状态	不耗能的被动过程，不依赖 ATP，无新蛋白合成，DNA 降解不规律，片段大小不一，琼脂凝胶电泳通常不呈梯状带
周围反应	不引起周围组织炎症反应和修复再生，但凋亡小体可被邻近实质细胞和巨噬细胞吞噬	引起周围组织炎症反应和修复再生

第三节　损伤的修复

组织细胞损伤后，机体对损伤形成的缺损进行修补恢复的过程，称为修复（repair）。修复的形式有两种：①再生（regeneration），是指由损伤周围的同种细胞进行修复，如能完全恢复原组织的结构和功能，称完全再生；②纤维性修复，是指由纤维结缔组织进行的修复，也称瘢痕修复。多数情况下，由于有多种组织发生损伤，故上述两种修复过程常同时存在。

一、再生

再生包括生理性再生和病理性再生。生理性再生是指在生理过程中，某些细胞、组织不断老化、凋亡，新生的同种细胞不断增生补充，以保持原有的结构和功能。例如，表皮的表层角化细胞极易脱落，其基底细胞不断地增生、分化，予以补充；子宫内膜周期性脱落，由基底部细胞增生加以恢复；胃黏膜上皮1~2天就更新一次；红细胞寿命平均为120天，白细胞的寿命长短不一，短的如中性粒细胞，只存活1~3天，因此需大量新生的细胞不断地进行补充。病理性再生是指病理状态下细胞、组织缺损后发生的再生，如病毒性肝炎时，肝细胞的再生。

（一）不同类型细胞的再生能力

机体内不同类型细胞因细胞周期长短不一，在单位时间内可进入增殖期的细胞数也不相同，因此具有不同的再生能力。一般而言，低等动物比高等动物的细胞再生能力强，幼稚组织比高分化组织的再生能力强；平时易受损伤的组织及生理状态下经常更新的组织再生能力强。根据细胞再生能力的强弱可分为以下三类。

1. 不稳定细胞（labile cell）　又称为持续分裂细胞，此类细胞在生理情况下不断更新，再生能力非常强，如表皮细胞、呼吸道和消化道黏膜上皮细胞、男女生殖器官表皮及黏膜被覆细胞、淋巴及造血细胞、间皮细胞等。干细胞（stem cell）的存在是这类组织不断更新的必要条件，干细胞在每次分裂后，子代之一继续保持干细胞的特性，另一个子代细胞则分化为相应的成熟细胞。

2. 稳定细胞（stable cell）　又称为静止细胞，此类细胞在生理情况下较稳定，一旦受到损伤的刺激，则表现出较强的再生能力。这类细胞包括各种腺体或腺样器官的实质细胞，如胰、肝脏、涎腺、内分泌腺、汗腺、皮脂腺和肾小管的上皮细胞等。如肝脏，部分切除以后，肝细胞表现出非常强的再生能力，数月后，肝脏恢复原来的大小和重量。

3. 永久性细胞（permanent cell）　又称为非分裂细胞，此类细胞无再生能力，如神经细胞、骨骼肌细胞及心肌细胞，在出生后都不能分裂增生，一旦遭受破坏则成为永久性损伤。如心肌梗死，坏死的心肌只能由瘢痕组织来修复。

（二）各种组织的再生过程

1. 被覆上皮再生　表皮损伤后，由损伤边缘或基底细胞增生并逐渐向缺损的中心区迁移，开始为单层上皮覆盖创面，以后再增生分化成复层鳞状上皮并角化。胃肠黏膜被覆的柱状上皮损伤缺失后，也由邻近上皮的基底细胞或由残存的腺体的腺颈部上皮增生，覆盖缺损区的表面。

2. 腺上皮再生　因腺体受损的情况不同而异。如腺体基底膜完好，则残存的腺上皮细胞增殖，可完全性修复；如基底膜破坏，则难以再生恢复原来的结构。肝细胞的再生主要取决于网状纤维支架的完整性，只要肝小叶网状支架完整，从肝小叶周边区再生的肝细胞可沿支架延伸，恢复其正常结构，如网状支架塌陷，此时再生的肝细胞难以恢复原有肝小叶结构，成为结构紊乱的肝细胞团，如肝硬化时形成的假小叶。

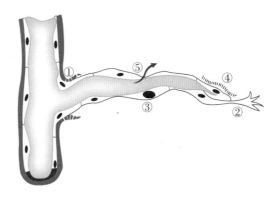

图 3-9　毛细血管再生模式图
①基底膜溶解；②细胞移动和趋化；③细胞增生；
④细胞管腔形成、成熟及生长抑制；⑤细胞间通透性增加

3. 血管的再生　毛细血管的再生过程称为血管形成，是以毛细血管的内皮细胞肥大、分裂、增生开始，向外突起以出芽的方式形成实心的细胞条索，进而由血流不断冲击形成（图3-9）。新生的毛细血管可逐步改建为小动脉或小静脉。大血管断裂后，需手术吻合，吻合处的内皮细胞可分裂增生，互相连接，形成内膜，离断的肌层由瘢痕修复。

4. 纤维组织的再生　纤维组织具有很强的再生能力，由受损处成纤维细胞分裂、增生完成。成纤维细胞可由静止状态的纤维细胞和未分化的间叶细胞转化而来，转化后的成纤维细胞增生分化，向细胞外分泌前胶原蛋白和基质，前胶原蛋白再聚合形成胶原纤维，成纤维细胞则逐渐演变为纤维细胞（图3-10）。

5. 神经纤维的再生　神经纤维断裂后，如神经细胞完好，则可以完全再生。首先，断处两侧的神经纤维髓鞘及轴突崩解，并被吸收；然后由两端的神经鞘细胞增生形成带状的合体细胞，将断端轴突以每天

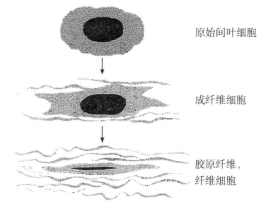

原始间叶细胞

成纤维细胞

胶原纤维、
纤维细胞

图 3-10　纤维组织再生模式图

约1mm的速度向远端生长，穿过神经鞘细胞带，最后达到末梢细胞，鞘细胞产生髓磷脂将轴索包绕形成髓鞘。若断端相隔太远，或者两端之间有瘢痕或其他组织间隔，或者因截肢失去远端，再生轴突均不能到达远端，而与增生的结缔组织混杂、卷曲成团，形成创伤性神经瘤，可引起顽固性疼痛。

二、纤维性修复

当损伤引起的缺损不能完全再生修复时，可通过肉芽组织填补缺损，并逐渐转化为瘢痕组织，以完成组织器官的修复。

（一）肉芽组织

1. 肉芽组织的成分及形态　肉芽组织（granulation tissue）由新生的薄壁毛细血管和成纤维细胞及炎细胞构成，是一种幼稚的结缔组织（图3-11）。肉眼呈现鲜红色，颗粒状，触之易出血，柔软湿润，形似鲜嫩的肉芽，故而得名。镜下新生的毛细血管垂直于创面生长，有的形成管腔样结构，有的是内皮细胞围成的实性条索，内皮细胞核大，呈椭圆形，向腔内突出。毛细血管周围有许多新生的成纤维细胞，胞体大，椭圆形或星芒状，胞核椭圆形、淡染，有1~2个核仁。胞质丰富，略呈嗜碱性。此外，常有大量渗出液及炎细胞。炎细胞中以巨噬细胞为主，也有多少不等的中性粒细胞及淋巴细胞。巨噬细胞及中性粒细胞能

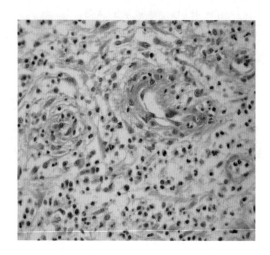

图3-11　肉芽组织

吞噬细菌及组织碎片，之后被破坏释放出各种蛋白水解酶，分解坏死组织及胶原纤维。肉芽组织中无神经组织，故无感觉。

2. 肉芽组织的作用　肉芽组织在组织损伤修复过程中发挥以下作用：①抗感染保护创面；②填补创口及其他组织缺损；③机化或包裹坏死、血栓、炎性渗出物及其他异物。

3. 肉芽组织的结局　肉芽组织按生长的先后顺序，逐渐纤维化，演变为成熟的纤维组织，即瘢痕组织。表现为间质的水分逐渐被吸收而减少；炎细胞逐渐减少并消失；毛细血管管腔数目明显减少，少数毛细血管管壁增厚，改建为小动脉和小静脉；成纤维细胞产生越来越多的胶原纤维，同时成纤维细胞数目逐渐减少、胞核变细长而深染，变为纤维细胞。

（二）瘢痕组织

瘢痕（scar）组织是指肉芽组织经改建成熟形成的纤维结缔组织。肉眼呈苍白色，半透明，质硬韧并缺乏弹性。镜下由大量平行或交错分布的胶原纤维束组成，纤维束大多发生玻璃样变。纤维细胞及血管均很少。

瘢痕组织的作用可概括为两个方面。

1. 有利的一面　①它能把损伤的创口或其他缺损长期填补并连接，可使组织器官的结构保持完整。②由于瘢痕组织含大量胶原纤维，可使组织器官保持其坚固性。

2. 不利的一面　①瘢痕收缩，特别是发生于关节附近和重要器官的瘢痕，常引起关节挛缩或器官活动受限，如类风湿关节炎致关节挛缩，消化性溃疡致幽门梗阻。②瘢痕性粘连，特别是在器官之间或器官与体腔壁之间发生的纤维性粘连，常影响其功能。器官内损伤发生广泛纤维化玻璃样变，可导致器官硬化。③瘢痕组织增生过度，又称肥大性瘢痕。如果这种肥大性瘢痕突出于皮肤表面并向周围不规则地扩延，称为瘢痕疙瘩（临床上又常称为"蟹足肿"）。

三、创伤愈合

创伤愈合（wound healing）是指机体遭受外力作用后，组织出现离断或缺损后的愈复过程。临床常见皮肤软组织创伤愈合和骨折的愈合。

（一）皮肤软组织的愈合

1. 创伤愈合的基本过程　轻度的创伤仅限于皮肤表皮层，可通过上皮再生愈合。稍重者包括皮肤和皮下组织出现伤口；严重的创伤可有肌肉、肌腱、神经的断裂及骨折。以皮肤手术切口为例，叙述创伤愈合的基本过程如下。

（1）伤口的早期变化　伤口局部有不同程度的组织坏死和血管断裂出血，数小时内便出现炎症反应，表现为充血、浆液渗出及白细胞游出，故局部红肿。早期白细胞浸润以中性粒细胞为主，3 天后为巨噬细胞为主。伤口中的血液和渗出液中的纤维蛋白原很快凝固形成凝块，有的凝块表面干燥形成痂皮，凝块及痂皮起着保护伤口的作用。

（2）伤口收缩　2～3 天后边缘的整层皮肤及皮下组织向中心移动，伤口迅速缩小，直到 14 天左右停止。伤口收缩的意义在于缩小创面。不过在各种具体情况下，伤口缩小的程度因伤口部位、伤口大小及形状而不同。伤口收缩是由边缘新生的肌成纤维细胞的牵拉作用引起，与胶原无关。因为伤口收缩的时间正好是肌成纤维细胞增生的时间。

（3）肉芽组织增生和瘢痕形成　约第 3 天开始从伤口底部及边缘长出肉芽组织填平伤口。毛细血管以每日延长 0.1～0.6mm 的速度增长。其方向大都垂直于创面，并呈袢状弯曲。肉芽组织中没有神经，故无感觉。第 5～6 天起成纤维细胞产生胶原纤维，其后一周胶原纤维形成活跃，以后逐渐缓慢下来。随着纤维越来越多，瘢痕开始形成。大约在伤后 1 个月，瘢痕完全形成。可能由于局部张力的作用，瘢痕中的胶原纤维最后与皮肤表面平行。

（4）表皮及其他组织再生　创伤发生 24 小时内，伤口边缘的基底细胞即开始增生，并在凝块下面向伤口中心迁移，形成单层上皮，覆于肉芽组织的表面。当这些细胞彼此相遇时，则停止迁移，并增生、分化成为鳞状上皮。健康的肉芽组织对表皮再生十分重要，因为它可提供上皮再生所需的营养及生长因子。如果肉芽组织长时间不能将伤口填平形成瘢痕，则上皮再生将延缓；在另一种情况下，由于异物及感染等刺激而过度生长的肉芽组织高出皮肤表面，也会阻止表皮再生，因此临床上常需切除。若伤口过大（一般认为直径超过 20cm 时），则再生表皮很难将伤口完全覆盖，往往需要植皮。皮肤附属器（毛囊、汗腺及皮脂腺）如遭完全破坏，则不能完全再生，需瘢痕修复。肌腱断裂后，初期也是瘢痕修复，但随着功能锻炼而不断改建，胶原纤维可按原来肌腱纤维方向排列，达到完全再生。

2. 创伤愈合的类型　根据损伤程度及有无感染，创伤愈合可分为以下两种类型。

（1）一期愈合　见于组织缺损少、创缘整齐、无感染、经黏合或缝合后创面对合严密的伤口。这种伤口只有少量的血凝块，炎症反应轻微，表皮再生在 24～48 小时内便可将伤口覆盖。肉芽组织在第三天就可从伤口边缘长出并很快将伤口填满。5～7 天伤口两侧出现胶原纤维连接，已可拆线，切口达临床愈合标准，然而肉芽组织中的毛细血管和成纤维细胞仍继续增生，胶原不断积聚，切口可呈鲜红色，甚至可略高出皮肤表面。随着水肿消退，浸润的炎细胞减少，血管改建数量减少，第二周末瘢痕开始"变白"。这个"变白"的过程需数月的时间。1 个月后覆盖切口的表皮结构已基本正常，纤维结缔组织仍富含细胞，胶原组织不断增多，抗拉力强度在 3 个月达到顶峰，切口数月后形成一条白色线状瘢痕（图 3-12）。

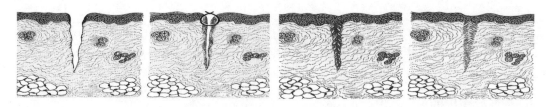

图 3-12 创伤一期愈合模式图

（2）二期愈合 见于组织缺损较大、创缘不整齐、哆开、无法整齐对合，或伴有感染的伤口。这种伤口的愈合和一期愈合比较有以下不同：①由于坏死组织多或感染，继续引起局部组织变性、坏死，炎症反应明显。只有等到感染被控制，坏死组织被清除以后，再生才能开始；②伤口大，收缩明显，从伤口底部及边缘长出多量的肉芽组织将伤口填平；③愈合的时间较长，形成的瘢痕较大（图 3-13）。

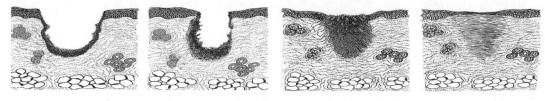

图 3-13 创伤二期愈合模式图

（二）骨折的愈合

骨折（bone fracture）通常可分为外伤性骨折和病理性骨折两大类。骨的再生能力很强，经过良好复位后的单纯性外伤性骨折，几个月内便可完全愈合，恢复正常结构和功能。骨折愈合过程包括以下几个阶段（图 3-14）。

1. 血肿形成 骨折后，断端及其周围有大量出血，形成血肿，数小时后血肿发生凝固。与此同时常出现轻度炎症反应。

2. 纤维性骨痂形成 骨折后的 2~3 天，血肿开始由肉芽组织取代而机化，继而发生纤维化形成纤维性骨痂，或称暂时性骨痂，肉眼及 X 线检查见骨折局部呈梭形肿胀。

3. 骨性骨痂形成 上述纤维性骨痂逐渐分化出骨母细胞，并形成类骨组织，以后出现钙盐沉积，类骨组织转变为编织骨（woven bone）。纤维性骨痂中的软骨组织经过软骨化骨演变为骨组织，形成骨性骨痂。

4. 骨痂改建或再塑 为了适应骨活动时所受应力，经过锻炼，编织骨进一步改建成为成熟的板层骨，皮质骨和髓腔的正常关系以及骨小梁正常的排列结构也重新恢复。改建是在破骨细胞的骨质吸收及骨母细胞的新骨质形成的协调作用下完成的。

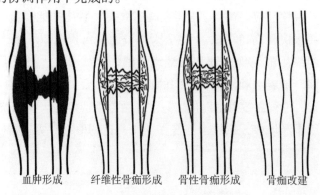

血肿形成　　　纤维性骨痂形成　　　骨性骨痂形成　　　骨痂改建

图 3-14 骨折愈合过程模式图

（三）影响创伤愈合的因素

影响创伤愈合的因素除了组织损伤的程度和再生能力之外，还与以下因素有关。

1. 全身因素

（1）年龄　青少年的组织再生能力强、愈合快。老年人则相反，组织再生能力差，愈合慢，这与老年人血管硬化，血液供应减少有很大关系。

（2）营养　严重的蛋白质缺乏，尤其是含硫氨基酸（如甲硫氨酸、胱氨酸）缺乏时，肉芽组织及胶原形成不良，伤口愈合延缓。维生素 C 对愈合也很重要。这是由于多肽链中的两个主要氨基酸——脯氨酸及赖氨酸，必须经羟化酶羟化，才能形成前胶原分子，而维生素 C 具有催化羟化酶的作用，因而维生素 C 缺乏时，前胶原分子难以形成，从而影响了胶原纤维的形成。在微量元素中锌对创伤愈合有重要作用；手术后伤口愈合迟缓的患者，皮肤中锌的含量大多比愈合良好的患者低，因此补给锌能促进愈合。其作用机制可能与锌是细胞内一些氧化酶的成分有关。

2. 局部因素

（1）感染与异物　感染对再生修复的影响很大。许多化脓菌产生一些毒素和酶，能引起组织坏死，溶解基质或胶原纤维，加重局部组织损伤，妨碍创伤愈合；伤口感染时，渗出物很多，可增加局部伤口的张力，常使正在愈合或已缝合的伤口裂开，或者导致感染扩散加重损伤；坏死组织及其他异物，也妨碍愈合并有利于感染。因此，伤口如有感染，或有较多的坏死组织及异物，必然是二期愈合。临床上对于创面较大，已被细菌污染但尚未发生明显感染的伤口，施行清创术以清除坏死组织、异物和细菌，并可在确保没有感染的情况下，缝合创口。这样有可能使本来是二期愈合的伤口，达到一期愈合。

（2）局部血液循环　局部血液循环一方面可保证组织再生所需的氧和营养，另一方面对坏死物质的吸收及控制局部感染也有重要作用。因此，局部血供良好时，则再生修复较为理想，相反，如下肢血管有动脉粥样硬化或静脉曲张等病变，使局部血液循环不良，则该处伤口愈合迟缓。

（3）神经支配　正常的神经支配对组织再生有一定的作用。例如麻风引起的溃疡不易愈合，是神经受累致使局部神经性营养不良的缘故。自主神经损伤，使局部血液供应发生变化，对再生的影响更为明显。

（4）电离辐射　能破坏细胞、损伤小血管、抑制组织再生，因此可影响创伤的愈合。

目标检测

一、选择题

【A1/A2 型题】

1. 下列不属于细胞和组织的适应性反应的是（　　）

    A. 萎缩　　　　　　　　　B. 再生　　　　　　　　　C. 肥大

    D. 化生　　　　　　　　　E. 增生

2. 细胞水肿和脂肪变性常发生在（　　）

    A. 肺、脑、肾　　　　　　B. 心、脾、肺　　　　　　C. 心、肝、肠

    D. 肝、肾、脾　　　　　　E. 心、肝、肾

3. 下列最能代表细胞坏死的三种改变的是（　　）

    A. 核膜破裂、核碎裂、胞质浓缩　　　　　　B. 核溶解、胞质少和胞膜破裂

C. 核溶解、胞质浓缩和胞膜破裂　　　　D. 核固缩、核质固缩、细胞膜皱缩

E. 核固缩、核碎裂、核溶解

4. 液化性坏死常发生在（　　）

　　A. 肠和肺　　　　　　　　B. 肝和肾　　　　　　　　C. 肾和脂肪

　　D. 脑和脊髓　　　　　　　E. 脾和肺

5. 下列关于肉芽组织的说法中，错误的是（　　）

　　A. 肉眼观为红色、细颗粒状、状似肉芽　　B. 触之易出血

　　C. 有痛感　　　　　　　　　　　　　　　D. 为幼稚的纤维结缔组织

　　E. 最终老化为瘢痕组织

6. 下列不属于二期愈合的是（　　）

　　A. 愈合时间长　　　　　　B. 瘢痕大　　　　　　　　C. 炎症反应轻

　　D. 损伤范围大，坏死物多　E. 创缘不整齐

二、思考题

1. 简述坏死的基本病理变化。

2. 简述坏死的类型及结局。

3. 简述肉芽组织的概念及功能。

（刘彩虹　张　颖）

第四章　局部血液循环障碍

◎ 学习目标

　　1. 通过本章学习，重点掌握淤血、血栓形成、栓塞和梗死的概念；淤血、梗死的常见原因及其后果；血栓形成的条件及对机体的影响；血栓栓塞的常见部位及后果。

　　2. 学会运用淤血、血栓形成、栓塞和梗死病理知识分析、解释相应的临床表现。

≫ 情境导入

　　情境描述　患者，男，58岁。6天前出现左下肢肿痛，走路时疼痛更甚，平躺左腿抬高疼痛有所减轻。今晨如厕后，突然出现胸痛、呼吸困难，立即送往医院，抢救无效死亡。尸检：左股静脉和肺动脉均见血栓。

　　讨论　1. 左股静脉血栓形成的原因是什么？

　　　　　2. 本例死亡原因是什么？

　　正常的血液循环是保证机体正常生命活动的基本条件。机体通过血液循环为细胞、组织和器官输送氧气和营养物质，同时带走 CO_2 和代谢废物，保证新陈代谢的正常进行。血液循环一旦发生障碍，则将引起组织器官代谢、功能和形态结构改变。

　　血液循环障碍可分为全身和局部血液循环障碍两大类。全身血液循环障碍（如心力衰竭、休克）必然伴有局部血液循环障碍，而有些严重的局部血液循环障碍会导致全身血液循环异常。局部血液循环障碍包括：①局部组织血液含量异常（充血、淤血、缺血）；②血液内出现异常物质（血栓形成、栓塞和梗死）；③血管内成分逸出（出血、水肿、积液）等。本章主要叙述局部血液循环障碍。

第一节　充血和淤血

　　充血和淤血都是指机体局部组织血管内血液含量增多的状态（图4-1）。

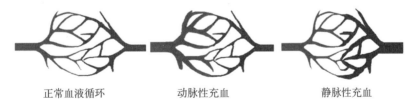

正常血液循环　　　　　　动脉性充血　　　　　　静脉性充血

图4-1　局部血液含量改变示意图

一、充血

　　充血（hyperemia）是指动脉输入血量增多导致局部组织、器官动脉血含量增多的状态，又称动脉性充血。动脉性充血多系主动过程，发生快，消退也迅速。

（一）原因及类型

各种原因通过神经和体液的调节，引起细小动脉血管扩张，血流加快，局部组织血管内动脉血含量增多。动脉性充血按原因可分为如下两类。

1. 生理性充血 局部组织、器官因生理活动增加而发生的充血，称生理性充血。如激动、害羞时的面红耳赤，饭后的胃肠道充血，运动时的骨骼肌充血等。

2. 病理性充血 ①炎性充血：见于炎症早期，致炎因子的刺激及炎性介质的释放，致使局部细动脉反射性扩张。如结膜炎。②减压后充血：指局部器官或组织长期受压，当压力突然解除时，受压器官、组织内细动脉发生反射性扩张引起的充血，称减压后充血。如一次性抽吸腹腔积液过多过快，腹腔内压力突然下降，腹腔内脏受压动脉反射性扩张充血，严重时引起晕厥。

（二）病理变化

动脉性充血的器官或组织内的小动脉和毛细血管扩张，动脉血量增多，代谢增强，致使器官或组织的体积增大，颜色鲜红，局部温度升高。

（三）影响及结局

动脉性充血多是短暂的血管反应，原因消除后，即恢复正常。多数情况下对机体是有利的，能促进局部血液循环，增强局部防御能力和修复功能，如热敷、拔火罐、按摩和红外线照射等。但在动脉已发生器质性病变时（如动脉硬化、脑血管畸形等），动脉性充血可导致血管破裂。如高血压患者情绪激动时动脉充血可使脑血管破裂引起脑出血。

 素质提升

尊老敬老，弘扬中国优良传统美德

随着年龄增长，老年人常因高血压或动脉粥样硬化等出现血管硬化，当情绪激动时可发生动脉性充血可造成血管破裂，若脑血管破裂引起脑出血，严重者可危及生命。敬老、爱老是我国优良的传统美德，是先辈传承下来的宝贵精神财富，我们要尊重关爱老人的生活，给老人营造宁静、美好、健康的生活环境，减少老人心脑血管疾病意外的发生。

二、淤血

淤血（congestion）是由于静脉回流受阻，使局部组织或器官的小静脉和毛细血管内血液含量增多的状态，又称静脉性充血。淤血多是病理性的被动过程，具有重要的临床意义。

（一）原因

1. 静脉受压 由于静脉浅、壁薄及压力较低，易受压引起管腔狭窄甚至闭塞，使静脉血液回流受阻。如肿瘤、肠套叠及绷带包扎过紧等均可引起局部静脉受压而发生淤血。

2. 静脉管腔阻塞 主要见于静脉内血栓形成、栓塞或静脉炎引起的静脉壁增厚等使管腔阻塞、狭窄。

3. 心力衰竭 心衰时心脏不能排出正常容量的血液进入动脉，血液滞留，阻碍了静脉的回流，造成淤血。如左心衰竭导致的肺淤血，右心衰竭引起的体循环淤血等。

（二）病理变化

肉眼观，淤血组织和器官体积增大，重量增加，颜色暗红；发生在皮肤和黏膜则呈现紫蓝色，称为发绀；局部组织和器官的代谢减缓，功能减退，产热减少，毛细血管扩张，散热增加，局部温度降低。

镜下观，淤血组织内小静脉及毛细血管扩张，管腔内充满大量红细胞，严重淤血使血管壁通透性增加，血浆和红细胞漏出。

（三）影响及结局

淤血是可复性的，其对机体的影响取决于淤血部位、程度、发生速度和持续的时间、侧支循环代偿情况等。轻度、短时间的淤血，仅引起局部器官的功能降低、代谢减慢，原因去除后，其功能、代谢可逐渐恢复正常。长期淤血可引起如下变化。

1. 淤血性水肿、出血 淤血、缺氧使毛细血管内流体静压升高，血管壁通透性增高，使血管内的液体渗出，引起淤血性水肿；红细胞漏出，引起淤血性出血。

2. 实质细胞萎缩、变性及坏死 长期淤血使局部组织缺氧，营养物质供应不足，代谢中间产物堆积，导致实质细胞发生萎缩、变性，甚至坏死。

3. 淤血性硬化 长期慢性淤血使实质细胞萎缩或坏死而消失，间质纤维组织增生，组织内网状纤维胶原化，使淤血的器官质地变硬，称为淤血性硬化。

（四）重要器官淤血

1. 慢性肺淤血 常见于左心衰竭。肉眼观，肺体积增大，重量增加，暗红色，切面流出泡沫状红色血性液体。长期慢性肺淤血，还可导致肺泡壁上的纤维组织增生及网状纤维胶原化，晚期肺质地变硬，呈棕褐色，称肺褐色硬化。镜下观，肺泡壁毛细血管和小静脉扩张、充血，肺泡腔内充满水肿液和少量红细胞、巨噬细胞及心力衰竭细胞（图4-2）。心力衰竭细胞是巨噬细胞吞噬了肺泡腔内红细胞，将红细胞的血红蛋白崩解成棕黄色、颗粒状的含铁血黄素，这种含有含铁血黄素的巨噬细胞，因多见于心力衰竭时，所以称为心力衰竭细胞。临床上患者出现呼吸困难、发绀、咳嗽、咳粉红色泡沫痰等症状。

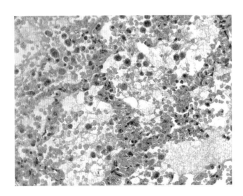

图 4-2 慢性肺淤血

肺泡壁毛细血管和小静脉扩张、充血，肺泡腔内充满水肿液和少量红细胞和心力衰竭细胞

2. 慢性肝淤血 常见于右心衰竭。肉眼观，肝脏体积增大，重量增加，包膜紧张，切面呈红（淤血）黄（脂肪变性）相间的花纹状结构，状似槟榔的切面，故称槟榔肝（图4-3）。镜下观，肝小叶中央静脉及其附近的肝窦扩张充血，周围肝细胞发生萎缩甚至消失（图4-4），肝小叶边缘肝细胞因淤血性缺氧而发生脂肪变。长期慢性肝淤血，肝脏间质纤维组织增生及网状纤维胶原化，形成淤血性肝硬化。

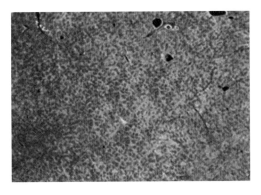

图 4-3 槟榔肝

肝切面呈现红、黄相间的花纹

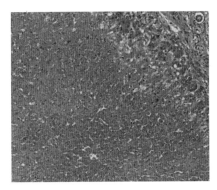

图 4-4 慢性肝淤血

肝小叶中央静脉及周围血窦扩张淤血，肝细胞脂肪变性、萎缩或消失

第二节 出 血

血液从血管或心腔内逸出的过程，称为出血（hemorrhage）。血液逸出体外者称外出血，逸出的血液积聚于体腔或组织间隙内者称内出血。

一、原因及发生机制

按出血机制不同可分为破裂性出血和漏出性出血。

（一）破裂性出血

破裂性出血是由于心脏或血管壁破裂所致，一般出血量较大。常见原因如下。

1. 动脉或心脏破裂 ①外伤：如切割伤、刀刺、枪弹等各种机械损伤引起心脏和器官血管破裂（图4-5），是最常见的出血原因。②心血管本身病变：室壁瘤、动脉粥样硬化、动脉瘤、动-静脉发育畸形等。③周围病变破坏血管：血管壁被周围病变如肿瘤、结核、溃疡等侵蚀破裂出血。

2. 静脉破裂 常见于肝硬化晚期食管静脉曲张的破裂。

3. 毛细血管破裂 多见于软组织损伤。

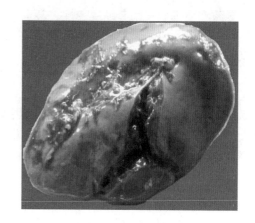

图4-5 外伤致脾破裂出血

（二）漏出性出血

毛细血管或毛细血管后静脉通透性增加，红细胞通过扩大的内皮细胞间隙和受损的基底膜漏出血管外所致。一般出血量较小。常见原因如下。

1. 血管壁损伤 ①淤血和缺氧：淤血、缺氧及酸性代谢产物的堆积使毛细血管内皮细胞变性坏死、血管基底膜损伤，毛细血管通透性增高。②严重感染、中毒：败血症、流行性出血热、钩端螺旋体、蛇毒等均可损伤血管壁，使其通透性增加。③某些药物或食物引起变态反应：过敏性紫癜等导致的血管壁损伤，通透性增加。

2. 维生素C缺乏 维生素C缺乏时毛细血管壁内皮细胞连接处的基质和血管外的胶原基质形成不足，致血管脆性和通透性增加。

3. 血小板减少和功能障碍 见于再生障碍性贫血、原发性血小板减少性紫癜等；血小板功能异常，如先天性血小板缺陷等。

4. 凝血因子缺乏 如血友病患者凝血因子Ⅷ或Ⅸ缺乏；肝病变时凝血因子Ⅶ、Ⅸ、Ⅹ合成减少；DIC时凝血因子消耗过多等。

二、病理变化

内出血可发生在人体内任何部位。当机体有微小出血时仅能在显微镜下看到组织间隙内有数量不等的红细胞，后期红细胞被分解，可通过镜下观察含铁血黄素颗粒的存在来推断陈旧性的出血。血液积聚在体腔，称为体腔积血，如心包积血、关节腔积血等。在组织内局限性大量出血，称为血肿，如脑出血、硬脑膜下血肿、皮下血肿等。

外出血即血液流出体外。鼻出血排出体外称为鼻衄，肺及支气管出血经口排出称为咯血，消化道出血经口排出称为呕血，经肛门排出称为便血，泌尿道出血经尿排出称为血尿。

皮下、黏膜或浆膜的少量出血在局部形成较小的出血点称为瘀点，稍大的出血（直径 3~5mm）称为紫癜，直径超过 1~2cm 的皮下出血称为瘀斑。

三、对机体的影响

出血对机体的影响和结局取决于出血的类型、数量、速度和部位。人体具有止血的功能，缓慢少量的出血，多可自行止血。局部组织或体腔内的少量出血，可通过吸收或机化消除，较大的血肿吸收不完全则可机化或纤维包裹。破裂性出血若出血迅速，在短时间内丧失循环血量 20%~25% 时，可发生失血性休克。重要器官的出血，即使出血量不多，也可引起严重后果，如心脏破裂出血可导致猝死；脑出血可压迫脑干可导致患者死亡。漏出性出血若出血广泛时，亦可导致失血性休克。慢性反复出血还可引起贫血。

第三节　血栓形成

在活体的心、血管内，血液发生凝固或血液的有形成分凝集形成固体质块的过程，称为血栓形成（thrombosis）。所形成的固体质块称为血栓（thrombus）。

一、血栓形成的条件及机制

生理状态下，在活体的心、血管内流动的血液一般不形成血栓，是因为血管壁内皮细胞完整光滑；血液中存在凝血系统和抗凝血系统（即纤维蛋白溶解系统），二者保持动态的平衡，既保证了血管的完整性和血液的可凝性，又保证了血液的流体状态，维持了正常的血液循环。如果某些病因触发了凝血过程，使其平衡失调，就会导致血栓形成。

1. 心、血管内膜损伤　是血栓形成的最重要和最常见的条件。常见于风湿性或细菌性心内膜炎、心肌梗死、动脉或静脉内膜炎、动脉粥样硬化等疾病及反复的静脉穿刺；缺氧、休克、败血症和细菌内毒素等亦可损伤血管内皮导致血栓形成。

当心血管内膜损伤时，血管内皮粗糙不平，有利于血小板黏集，黏集的血小板和损伤的内皮细胞释出二磷酸腺苷（ADP），ADP 又促使更多的血小板黏附及凝集形成固体的血小板堆，成为血栓形成的起始点；同时损伤的内皮细胞可发生变性、坏死或脱落，内皮下胶原暴露，使Ⅻ因子活化，启动内源性凝血系统；损伤的内皮释放组织因子，启动外源性凝血系统，内、外源性凝血系统激活从而引起血液凝固，形成固体的血栓。

2. 血流状态的改变　血流缓慢、血流停止和涡流形成是诱发血栓形成的重要条件，并使已形成的血栓容易固定在血管壁上而不断扩大。常见于手术后、心力衰竭、久病卧床者或静脉曲张患者。

临床上静脉血栓比动脉多，下肢静脉血栓比上肢静脉多。原因在于静脉血流速度缓慢，同时静脉管壁薄受压后血流更慢甚至停滞，静脉瓣使静脉血流易形成涡流。动脉血流速度快，一般不易形成血栓。但在病理状态下如血流变慢或涡流形成时，也会有血栓形成，如二尖瓣狭窄时左心房血流缓慢并出现涡流，可形成左心房附壁血栓。

3. 血液凝固性增高　血液凝固性增高血液更易于发生凝固形成血栓。如大面积烧伤的患者，由于大量失液使血液浓缩、黏稠度增高；严重创伤、大手术后的患者反应性血小板、凝血因子数量增多，均易导致血栓形成；妊娠者第三周开始血液凝固性增高，当产科意外时（胎盘早剥等）容易形成血栓，甚至促进弥散性血管内凝血（DIC）形成。

血栓形成往往是多种因素综合作用的结果。如大手术后静脉血栓形成，除手术创伤使血管内膜受损以外，术后卧床使血流缓慢，反应性凝血因子和血小板的生成增多及组织因子入血等使血液凝固性增高，三者均是引起血栓形成的条件。临床上手术过程中，应注意操作轻柔，避免过多地损伤组织和血管；酌情鼓励长期卧床患者作适当运动，以促进血液循环，防止或减少血栓形成等。

二、血栓形成的过程、类型及形态

血栓是逐渐形成的，通常包括血小板析出、血小板黏集和血液凝固过程（图4-6）。血小板黏集是血栓形成的关键。以延续性血栓为例，首先血小板黏附于心、血管内膜损伤后裸露的胶原表面，血小板被激活并释放活性因子 ADP 和血栓素 A_2，促进血小板聚集成珊瑚状血小板小梁形成白色血栓（头部），随后珊瑚状血小板小梁间由于血流变慢并形成涡流，同时内皮损伤激活内、外源性凝血系统，促使小梁间血液凝固构成混合血栓（体部）。随着混合血栓迅速增大并阻塞血管，最后血流停止，血液凝固形成红色血栓（尾部）。

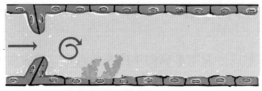
血流通过瓣膜形成漩涡，少量血小板沉积

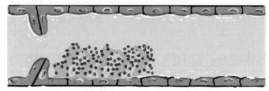
血小板继续沉积形成血小板小梁，
小梁周围有白细胞，形成白色血栓

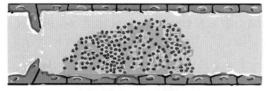
血小板小梁间形成纤维蛋白网，
网眼内充满红细胞形成的混合血栓

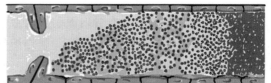
血管腔堵塞，局部血流停滞致血液凝固
形成红色血栓

图4-6 血栓形成的过程示意图

通常根据血栓形成的过程将血栓分为 4 种类型。

1. 白色血栓 主要构成延续性血栓的起始部。肉眼观呈灰白色，质实，与心血管壁附着较牢固。镜下观由血小板和少量纤维素构成。白色血栓也可单独存在，主要发生于心瓣膜、心腔或大动脉内，由于血流较快，血液不易凝固，主要由沉积的血小板构成。如急性风湿心内膜炎时，在二尖瓣膜上形成赘生物为白色血栓。

2. 混合血栓 主要构成延续性血栓的体部。肉眼观，表面粗糙，干燥，与血管壁粘连比较紧密，呈灰白色和红褐色相间的层状交替结构，又称为层状血栓。镜下观，主要由粉红色分枝状的血小板小梁和小梁之间的纤维蛋白网

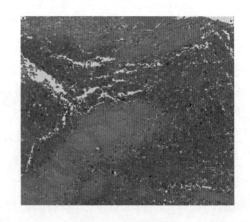
图4-7 混合血栓

及其中的红细胞组成，小梁周围有中性粒细胞附着（图4-7）。发生在心腔、动脉粥样硬化溃疡部位或动脉瘤内的混合血栓称为附壁血栓。

3. 红色血栓 即静脉内延续性血栓的尾部（不独立存在），主要见于静脉内混合血栓逐步增大，使

局部血流停止，血液发生凝固而形成。肉眼观，新鲜红色血栓为暗红色，光滑湿润，有一定弹性，与血管壁无粘连，陈旧的静脉血栓因水分被吸收，变得干燥、易碎、无弹性，易于脱落进入血流成为血栓栓子，引起栓塞。镜下见纤维蛋白网眼中充满血细胞。

4. 透明血栓　见于全身微循环小血管内，体积小，只有在镜下可见，又称微血栓。其成分主要是纤维蛋白，又称纤维蛋白性血栓，常见于 DIC。

三、血栓形成的结局

1. 溶解吸收　在血栓形成的同时，纤维蛋白溶解系统也被激活，另外血栓内中性粒细胞崩解，释放蛋白溶解酶，可将小的血栓完全溶解变成细小颗粒，它可被血流冲走或被吞噬细胞吞噬，小的血栓可完全溶解吸收而不留痕迹。

2. 软化脱落　较大的血栓，可发生部分软化、溶解，在血流冲击下，整个血栓或血栓的一部分，可脱落形成血栓栓子，随血流运行至他处，引起该部位血管的阻塞，即栓塞。

3. 机化再通　血栓过大，不能被完全溶解吸收时，由血管壁向血栓内长入新生的肉芽组织并逐渐替代血栓的过程，称为血栓机化。机化的血栓和血管壁紧密相连，不易脱落。机化后的血栓干燥、收缩或部分溶解，使血栓与血管壁之间及血栓本身出现裂隙，新生的血管内皮细胞覆盖于裂隙表面，形成新的血管腔，这些管腔相互吻合沟通，形成狭窄迂曲的通道，使被阻塞的血管部分重新恢复血流，这一过程称为再通。但局部血流量往往不能达到血栓发生前的水平。

4. 钙化　如血栓未溶解吸收或机化，钙盐可在血栓内沉积，使血栓部分或全部钙化成坚硬的质块，形成静脉石或动脉石，此过程称钙化。

四、血栓对机体的影响

血栓形成对机体的影响取决于发生部位、大小、阻塞血管的程度以及有无侧支循环形成，通常有有利和不利两个方面。

（一）有利方面

1. 止血、防止出血　在损伤破裂的血管内血栓形成，可及时止血。某些疾病如溃疡底部或结核性空洞壁血管内血栓形成，可在病变侵蚀前形成血栓防止大出血。

2. 防止炎症扩散　炎症病灶周围血管内血栓形成，可防止病原体及毒素蔓延扩散。

（二）不利方面

1. 阻塞血管　阻塞动脉，当侧支循环尚未有效建立时，则引起组织缺血性坏死，如冠状动脉血栓形成引起的心肌梗死、脑动脉血栓形成引起的脑梗死等。阻塞静脉，可导致淤血、水肿，严重者发生坏死，如血栓闭塞性脉管炎可引起患肢坏疽。

2. 栓塞　血栓全部或部分软化脱落后，形成栓子，随血流运行，引起栓塞。

3. 心瓣膜变形　主要见于风湿性心内膜炎。心瓣膜上的血栓机化后可引起瓣膜增厚、皱缩、粘连、变硬，导致瓣膜口狭窄或关闭不全，形成慢性心瓣膜病。

4. 广泛性出血和休克　见于 DIC。当微循环内广泛的微血栓形成时，可使凝血因子和血小板耗竭，造成血液的低凝状态，及继发性纤维蛋白溶解系统功能亢进，可引起患者全身广泛性出血和休克。

第四节　栓　塞

在循环血液中出现不溶于血液的异常物质，随血流运行阻塞血管的现象称栓塞（embolism）。这些异常物质称为栓子（embolus）。栓子可以是固体、液体或气体。如血栓栓子、空气栓子、脂肪栓子、肿瘤细胞栓子、羊水栓子、寄生虫和虫卵栓子等，其中最常见的栓子是血栓。

一、栓子运行的途径

栓子运行的途径一般与血液流向一致，最终停留在口径与其相当的血管并阻断血流（图4－8）。

1. 来自左心和体循环动脉系统的栓子 随血流运行，栓塞于体循环动脉系统的小动脉分支。常见于脑、脾、肾、下肢等器官的动脉栓塞。

2. 来自右心和体循环静脉系统的栓子 随血流运行，可栓塞在肺动脉及其分支内。若栓子体积微小，并有一定弹性如脂肪栓子、气体栓子，可以通过肺间隔毛细血管进入左心及体循环动脉系统，引起脑、脾、肾等器官细小动脉分支的栓塞。

3. 来自门静脉系统的栓子 如肠系膜静脉栓子随血流进入肝脏，栓塞于肝内门静脉分支。

但也有极少数栓塞如先天性心脏病，房间隔或室间隔缺损的患者，心腔内的栓子由压力高的心腔通过缺损进入压力低的心腔，再随动脉血流栓塞相应的分支，形成交叉性栓塞。罕见情况下，患者胸内压、腹内压骤增时，下腔静脉的栓子逆血流而行，栓塞下腔静脉所属分支，形成逆行性栓塞。

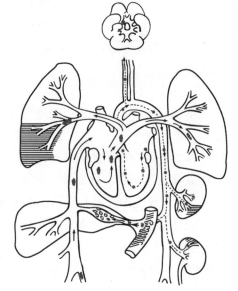

图4－8 栓子运行的途径

二、栓子类型及对机体的影响

栓子的种类不同，引起栓塞的类型也不同。栓塞对机体的影响主要取决于栓子的种类、大小、栓塞的部位以及侧支循环建立的情况。

（一）血栓栓塞

血栓全部或部分脱落引起的栓塞称为血栓栓塞（thromboembolism），是最常见的栓塞类型，占栓塞的99%以上。

1. 肺动脉栓塞 95%的栓子来源于下肢深部静脉，特别是股静脉和髂静脉，偶尔来自右心和盆腔静脉。其后果有：①较小栓子栓塞肺动脉个别小分支，不引起严重后果，因肺组织有肺动脉和支气管动脉双重血液供应。但若栓塞前，肺已有严重淤血，致该区微循环内压力明显升高，侧支供血受阻，可引起肺出血性梗死。②栓子数量多，广泛栓塞于肺动脉的多数小分支，即使体积不大，也可引起急性右心衰竭猝死。③栓子较大时，栓塞于动脉主干或其大分支，患者可猝死。

2. 体循环动脉栓塞 80%的栓子来自左心。常见于细菌性心内膜炎时心瓣膜上的赘生物脱落、二尖瓣狭窄时左心房附壁血栓及主动脉粥样硬化溃疡面的血栓脱落。栓塞以脾、肾、脑、心和四肢的动脉较常见。当被栓塞的动脉分支较小，又有足够有效的侧支循环形成时常不引起严重后果；当栓塞到动脉大分支，而侧支循环又不能及时形成时，则可引起局部组织的缺血坏死，严重者可危及生命，如脑血管血栓栓塞可引起脑梗死甚至导致患者死亡。

（二）脂肪栓塞

循环血流中出现脂肪滴阻塞血管的过程，称为脂肪栓塞（fat embolism）。常发生于肺、脑等器官。多见于长骨骨干骨折、脂肪组织严重挫伤时，骨髓或脂肪组织的脂肪细胞破裂，脂滴大量游离出来，经破裂的静脉进入血液循环，随血流入右心，再到达肺，引起肺动脉分支、小动脉或毛细血管的栓塞。直

径小于 $20\mu m$ 的脂肪栓子可通过肺间隔毛细血管经肺静脉至左心达体循环的分支，引起全身多器官的栓塞，最常阻塞脑内毛细血管。

脂肪栓塞的后果因脂滴的多少而异，少量脂滴入血，可被巨噬细胞吞噬或被脂酶分解清除，无不良后果。但若大量脂滴（$9\sim20g$）或较大脂滴（直径大于 $20\mu m$）短期内进入肺循环，使肺部血管广泛栓塞并发生反射性痉挛，可引起窒息和急性右心衰竭而导致患者猝死。

（三）气体栓塞

大量气体快速进入血液循环或原已溶于血液中的气体迅速游离出来，形成气泡阻塞心血管，称为气体栓塞（gas embolism）。前者多为空气栓塞，后者为氮气栓塞，又称为减压病。

1. 空气栓塞　正常时血液仅能溶解很少量的空气，若大量空气于短时间内进入血流，则可形成栓子引起空气栓塞。多见于颈静脉、锁骨下静脉外伤破裂时，外界空气因负压吸引由破损处进入血流造成空气栓塞。因为这些大静脉靠近心脏，吸气时胸廓扩张，静脉压更低，空气因静脉腔内负压吸引而进入血液循环。也可见于人工气腹胸、加压输血输液时。此外，在分娩、人工流产及胎盘早期剥离时，因子宫收缩，宫腔内压力升高也可将空气压入开放的子宫静脉内引起栓塞。

少量气体入血，可溶解于血液，不会引起栓塞。大量气体（超过 100ml）快速进入血液，随血流进入右心，在心脏的搏动中，气体和血液搅拌成泡沫状。这些泡沫状血液具有可压缩性，心脏收缩时，收缩的动能压缩空气使其体积变小，泵血能力减弱，心输出量下降；心脏舒张时，心腔压力降低，空气体积增大占据右心室腔，静脉血回流受阻，造成严重的循环障碍。患者可出现呼吸困难，重度发绀，甚至猝死。

2. 氮气栓塞（减压病）　当从高压环境急速转入低压环境时，溶解于血液中的气体迅速游离出来所引起的气体栓塞，称为减压病。本病是由于在体外大气压骤然降低，原来溶解于血液中的氧气、二氧化碳和氮气很快被释放出来，形成气泡。其中氧气和二氧化碳可以再溶解，经呼吸排出体外，而氮气溶解较慢，可在血液或组织中形成小气泡或相互融合成大气泡，阻塞血管引起广泛栓塞。主要见于潜水员从深海迅速浮出水面或飞行员从低空快速升入高空而机舱又未密封时。气泡所在的部位不同，临床表现有所不同，可引起皮下气肿、肠道、四肢等部位末梢血管阻塞出现痉挛性疼痛，大量气泡阻塞冠状动脉时可导致患者猝死。

（四）羊水栓塞

羊水栓塞（amniotic fluid embolism）是分娩过程中一种罕见而严重的并发症。多见于羊膜早破或胎盘早期剥离，特别是分娩中胎儿阻塞产道时，由于子宫强烈收缩，宫内压增高，羊水被挤压入子宫壁破裂的静脉窦内，随血液循环栓塞肺动脉各级分支和毛细血管内，可引起肺内广泛的 DIC，导致急性呼吸循环衰竭。临床上患者常在分娩过程中或分娩后突然出现呼吸困难、发绀、抽搐、休克、昏迷至死亡。羊水栓塞的形态学诊断依据是显微镜下肺小动脉和毛细血管内见到羊水的成分，如角化的鳞状上皮、胎毛、胎脂、胎粪等。偶尔也可在患者血液涂片或其他器官的小血管内找到羊水的成分。

羊水栓塞导致孕妇死亡的原因除肺循环阻塞外，可能与下列因素有关：①羊水内含有凝血致活酶物质，激活了母体凝血过程，发生 DIC；②羊水中胎儿代谢产物入血引起过敏性休克；③羊水栓子阻塞肺动脉以及羊水内含有血管活性物质引起反射性血管痉挛。

（五）其他栓塞

细菌团、肿瘤细胞团、寄生虫及虫卵等，都可随血流阻塞血管腔，造成栓塞。

第五节 梗 死

机体局部组织或器官由于血管阻塞、血流中断，而侧支循环又不能及时建立，引起的缺血性坏死称为梗死（infarction）。

一、梗死的原因及条件

（一）梗死的原因

1. 血栓形成 是梗死最常见的原因。常见于冠状动脉和脑动脉粥样硬化合并血栓形成，分别引起心肌梗死和脑梗死。

2. 动脉栓塞 多为动脉血栓栓塞。常导致肾、脾、肺等器官梗死。脾、肾和肺的梗死中，由血栓栓塞引起者多于血栓形成。

3. 血管受压 肿瘤或机械性压迫可使血管受压闭塞引起梗死，如嵌顿性疝、肠扭转、肠套叠等可使肠动静脉受压引起肠梗死；卵巢囊肿蒂扭转压迫血管引起囊肿的梗死。

4. 动脉痉挛 很少见。如冠状动脉、脑动脉粥样硬化动脉管腔狭窄的基础上，由于情绪激动、过度劳累、严重刺激等，如果再发生持续性痉挛，则可引起心肌梗死和脑梗死。

（二）梗死的条件

动脉血流供应中断后局部组织或器官是否发生梗死，还与下列条件密切相关。

1. 侧支循环能否及时有效建立 有的器官有双重血液供应或丰富的吻合支，一般情况下不易发生梗死（如肺、肝），但在严重淤血的基础上或动静脉同时受阻时，则发生梗死。心、脾、肾、脑，因动脉吻合支较少，一旦动脉阻塞，不易建立侧支循环，容易发生梗死。

2. 组织对缺血缺氧的耐受性 神经细胞对缺氧耐受性最低，5~6分钟缺血缺氧即可坏死，心肌细胞的耐受性也较低，缺血20~30分钟可坏死，骨骼肌、纤维结缔组织对缺氧的耐受性最强，一般不易发生梗死。

二、梗死的类型及病理变化

根据梗死灶含血量多少，可分两种类型（表4-1）。

表4-1 贫血性梗死与出血性梗死的区别

	贫血性梗死	出血性梗死
好发器官	组织结构致密，侧支循环不丰富的器官如心、肾、脾、脑	组织结构疏松，有双重动脉供血或吻合支丰富的器官，如肺、肠
发生条件	动脉供血中断、组织结构致密、侧支循环不丰富	组织结构疏松、严重静脉淤血合并动脉供血中断
形态变化	颜色苍白，有暗红色充血出血带，与正常组织界限清	颜色暗红，无明显充血出血带，与正常组织界限不清
结局	较好，多由瘢痕修复	较差，常可发展为坏疽

1. 贫血性梗死 多发生于组织结构致密、侧支循环不丰富的实质器官，如心、肾、脾和脑等器官。当这些组织器官的动脉血流阻断后，局部组织缺血缺氧，梗死区内因缺乏血液而呈灰白色或灰黄色，又称白色梗死。

肉眼观，呈灰白色，质较硬，梗死灶周围有明显的充血、出血带，与周围组织分界清楚。梗死灶的形状取决于该器官的血管分布。脾、肾梗死多因栓塞引起，呈灰黄（白）色，脾、肾的血管呈树枝状分布，其梗死灶呈圆锥形，切面呈扇形或楔形（图4-9）。心肌梗死多见于冠心病，多由冠状动脉粥样硬化继发血栓形成引起，心冠状动脉分支不规则，故心肌梗死灶形状亦不规则或呈地图状（图4-10）。

脑梗死常因脑动脉粥样硬化继发血栓形成或栓塞，因脑组织含有多量类脂质和水分，故多发生软化、液化而形成囊腔。镜下观，心、肾、脾的梗死属于凝固性坏死，脑梗死为液化性坏死。

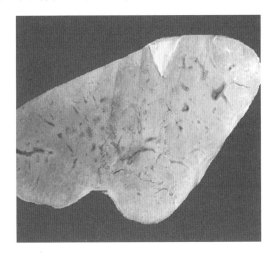

图 4-9 脾贫血性梗死

梗死灶呈灰白色、圆锥形

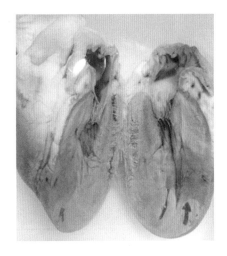

图 4-10 心肌贫血性梗死

心肌梗死灶形状不规则或呈地图状

2. **出血性梗死** 是在梗死区内有严重的出血，梗死灶呈暗红色。出血性梗死的形成，除动脉阻塞这一基本原因外，还与严重淤血、侧支循环丰富和组织疏松等有关。

（1）**肺出血性梗死** 肺有肺动脉和支气管动脉双重供血，在肺动脉分支堵塞时，可通过支气管动脉的侧支循环维持血液供应，一般不会发生梗死。但肺严重淤血（左心衰竭）时，肺静脉和毛细血管压力增高使支气管动脉的侧支循环不能建立，此时若合并肺动脉供血中断，肺组织因缺血而发生梗死。梗死区淤积的静脉血大量漏出形成弥漫性出血。肉眼观：肺梗死灶呈锥体形，切面为楔形，暗红色，多位于肺下叶，尖端朝向肺门，底部靠近胸膜面。镜下观，梗死灶内充满红细胞，肺泡壁结构不清，周围未坏死的肺组织内，多有弥漫性淤血水肿现象。充血出血带不明显。

（2）**肠出血性梗死** 多发生在肠套叠、肠扭转、嵌顿疝、肿瘤压迫等使肠系膜静脉受压后发生高度淤血的情况下，继而肠系膜动脉受压或阻塞，侧支循环不能及时形成，引起肠出血性梗死。肠梗死灶多发生在小肠，肠系膜血管呈扇形分布，故梗死灶呈节段状。肉眼观，梗死的肠壁因弥漫性出血而呈紫红色（图 4-11），因淤血水肿及出血，肠壁增厚，质脆弱，易破裂；肠腔内充满浑浊的暗红色液体，浆膜面可有纤维素性渗出物。镜下见，肠壁各层组织坏死及弥漫性出血。肠梗死容易发生肠穿孔，引起弥漫性腹膜炎，进而危及生命。

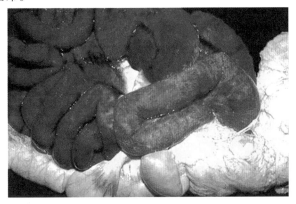

图 4-11 肠出血性梗死

梗死的肠壁因弥漫性出血而呈紫红色

三、梗死对机体的影响

梗死对机体的影响取决于梗死灶的大小、梗死发生的部位，以及梗死灶内有无感染等。小范围梗死，对机体影响较小，重要器官的大范围梗死，可引起严重的器官功能障碍，甚至患者死亡。肺梗死可出现胸痛与咯血，较大范围的梗死可引起呼吸困难；脑梗死可引起相应部位的功能障碍或致患者死亡；心肌梗死可引起心前区剧痛，甚至心律失常、心力衰竭和猝死；肠梗死引起剧烈腹痛、呕吐及弥漫性腹膜炎，严重者可穿孔，若继发腐败菌感染，还可发展为湿性坏疽。

梗死的结局即为坏死的结局。

目标检测

一、选择题

【A1/A2 型题】

1. 一次性放过多腹腔积液可使腹腔器官发生（　　）
   A. 静脉性充血 　　　　　B. 毛细血管充血 　　　　　C. 贫血后充血
   D. 炎性充血 　　　　　　E. 减压后充血

2. 慢性肺淤血时，肺泡腔内出现胞质内含有含铁血黄素的巨噬细胞，称为（　　）
   A. 脂褐素细胞 　　　　　B. 含铁血黄素细胞 　　　　C. 异物巨细胞
   D. 心力衰竭细胞 　　　　E. 尘细胞

3. 槟榔肝的形成是由于（　　）
   A. 肝细胞水肿和肝淤血 　B. 肝淤血和肝脂肪变性 　　C. 肝慢性淤血和出血
   D. 肝脂肪变和纤维组织增生 E. 肝淤血和肝细胞坏死

4. 贫血性梗死常发生在（　　）
   A. 脾、肾、肠 　　　　　B. 肺、肾、脑 　　　　　　C. 脾、肝、肺
   D. 脾、肾、心 　　　　　E. 心、脑、肠

5. 患者，女，63 岁。高血压病史 20 年，最近出现端坐呼吸，口唇黏膜呈紫蓝色，咳嗽，痰多，痰液呈粉红色泡沫状，该患者可能出现哪种病变（　　）
   A. 肺充血 　　　　　　　B. 肺淤血 　　　　　　　　C. 肺栓塞
   D. 肺梗死 　　　　　　　E. 肺炎

【A3/A4 型题】

（6~7 题共用题干）患者，男，40 岁。因左股骨粉碎性骨折入院，突发发绀、呼吸困难，口吐白沫而死亡，尸检见肺泡壁血管内见大空泡形成。

6. 肺部发生了（　　）病变
   A. 大叶性肺炎 　　　　　B. 小叶性肺炎 　　　　　　C. 肺栓塞
   D. 肺淤血 　　　　　　　E. 肺不张

7. 引起肺部病变的原因，最可能是（　　）
   A. 肺部感染 　　　　　　B. 气体栓塞 　　　　　　　C. 脂肪栓塞
   D. 血栓栓塞 　　　　　　E. 肿瘤栓塞

二、思考题

1. 简述淤血的病理变化及后果。

2. 简述栓子的运行途径。

3. 分析淤血、血栓形成、栓塞和梗死之间的关系。

（史河秀）

第五章 炎 症

◎ 学习目标

1. 通过本章学习，重点掌握炎症、变质、纤维素性炎、脓肿、蜂窝织炎、肉芽肿性炎和败血症的概念；炎症的基本病理变化；渗出液的意义；炎症的病理类型及病变特点；炎症的临床表现。

2. 学会应用所学病理学知识分析炎症的临床表现及相关实验室检查结果，能对临床疾病做出正确认识和判断，具有辨别炎细胞和初步判断炎症类型的能力；避免抗生素滥用的意识。

▶▶ 情境导入

情境描述　患者，男性，40岁。颈部患"疖肿"，红、肿、热、痛，10天后局部红肿发展至手掌大，体温38℃，局部手术切开引流。当晚即恶寒、高热、头痛，次日体检发现病人轻度黄疸，肝脾肿大，体温39.5℃，白细胞$21.0 \times 10^9/L$。

讨论　1. 用所学的炎症知识，解释上述临床表现。

　　　2. 该患者的病情是如何发生、发展的？

炎症是一种常见而又重要的基本病理过程。当各种内、外源性损伤因子作用于机体，可造成机体一系列复杂的反应，如使病灶局限或消灭损伤因子，清除坏死组织，修复损伤组织和细胞，这些都属于炎症反应。在炎症过程中，致炎因子可直接或间接损伤机体的组织、细胞；另外还通过一系列血管反应、液体渗出和白细胞渗出，发挥稀释、中和、杀伤和包围致炎因子的作用，同时由实质细胞和间质细胞增生使受损伤的组织得以修复。因此，炎症是损伤与抗损伤二者矛盾的斗争过程，其本质是防御反应。

炎症（inflammation）是指具有血管系统的活体组织对致炎因子所发生的一种以防御为主的病理过程。炎症的基本病理变化是变质、渗出和增生，其复杂过程的中心环节是血管反应，主要的病理环节是液体的渗出和白细胞的渗出。局部表现为红、肿、热、痛和功能障碍，全身反应有发热、外周血白细胞数目增多、单核－吞噬细胞系统增生等。

第一节　炎症的原因

能够引起组织、细胞损伤的任何因素都可成为炎症的原因，也称为致炎因子。人类疾病中属于炎症的疾病，种类繁多，可归纳为以下几类，其中由病原生物引起的感染性疾病当属炎症的首位。

一、生物性因子

生物性因子是引起炎症的最常见原因，包括各种病原微生物如细菌、病毒、真菌、立克次体、支原体、螺旋体和寄生虫等，其中以细菌和病毒最为常见。细菌及其所产生的内、外毒素可直接损伤组织细胞而引起炎症；病毒在受感染的细胞内复制，导致细胞坏死；具有抗原性的病原体可诱发机体免疫反应而引起组织损伤，导致炎症的发生。

二、物理性因子

常见的物理性致炎因子包括机械性损伤、高温、低温、放射线、紫外线、激光和微波等。

三、化学性因子

外源性化学物质如强酸、强碱、有机磷、氰化物等毒性物质；内源性化学物质如坏死组织的分解产物及在某些病理条件下堆积于组织内的代谢产物如尿素、尿酸、自由基和蛋白水解酶等。

四、免疫反应

机体的异常免疫反应总是与炎症反应相伴发生，相互交织、相互影响。异常的免疫状态可导致不适当或过度的免疫反应而引起炎症。如免疫反应有关的炎症性疾病如过敏性鼻炎、风湿性心肌炎、肾小球肾炎、类风湿关节炎和结核病等。

五、坏死物质和异物

损伤导致的组织坏死向外释放致炎因子，引起炎症反应。如贫血性梗死灶周围出现的充血、出血炎症反应带。残留在机体组织内的手术缝线、组织碎片等也可导致炎症。

上述致炎因子并非必然引起炎症。各类损伤因子作用于机体是否引起炎症反应，以及炎症反应的类型、强弱不仅与损伤因子的性质、强度及持续时间等因素有关，还与机体对损伤因子的敏感性密切相关，如免疫功能不完善的幼儿和免疫功能低下的老年人，易患肺炎，病情也较严重；接种过预防疫苗的儿童，对该病原体常表现为耐受。因此，炎症反应的发生和炎症过程取决于致炎因子和机体自身状态两方面的综合作用。

 素质提升

避免抗生素滥用——超级细菌

抗生素滥用已成为世界范围内公共卫生领域的重大问题。除污染环境、威胁人体健康外，因产生耐药性而出现的"超级细菌"，是目前最令人担心的问题。超级细菌泛指那些对多种抗生素具有耐药性的细菌，它的准确称呼应该是"多重耐药性细菌"。这类细菌对抗生素有强大的抵抗作用，能逃避被杀灭的危险。由于大部分抗生素对其不起作用，超级细菌对人类健康已造成极大的危害。开发一个新药一般需 10 年左右时间，而一代耐药菌的产生往往只需要两年。抗生素滥用情况加重，最终会导致"超级细菌"横行。

WHO 建议，合理使用抗生素，防止滥用抗生素，是预防超级病菌流行的最重要的手段。由于"超级细菌"难以治疗，对付它最好办法是防御，注意个人卫生，加强身体锻炼，合理膳食，注意休息，提高机体的抵抗力。

第二节　炎症的基本病理变化

炎症的基本病理变化包括变质（alteration）、渗出（exudation）和增生（proliferation）。在各种炎症性疾病中，虽病变特点不同，但基本包含这三种基本病理变化，常按照一定的先后顺序发生，炎症早期以变质和渗出性病变为主，后期以增生性病变为主，三者是相互密切联系的，并常以其中某种病变为主，同时伴随其他病变，还可相互转换，构成复杂的炎症反应过程。

一、变质

炎症局部组织、细胞发生的变性和坏死称为变质。变质主要由致炎因子直接损伤所引起，也可以是炎症病灶内局部血液循环障碍和炎症产物共同作用的结果。

1. 形态变化 实质细胞和间质组织均可以发生变质。实质细胞的变质性改变如病毒性肝炎时，肝细胞发生的细胞水肿、脂肪变性、溶解性坏死等；间质结缔组织的变质性改变如风湿病引起的间质黏液样变性和纤维素样坏死等。

2. 代谢变化

（1）局部酸中毒 炎症灶组织分解代谢增强，耗氧量增加，而酶系统受损和局部血液循环障碍，局部氧化过程降低，导致各种氧化不全的代谢产物如乳酸、脂肪酸、酮体等在局部堆积，出现局部酸中毒。

（2）组织内渗透压升高 由于炎症灶组织分解代谢增强，蛋白质等大分子分解为小分子，使分子浓度增高；同时由于酸中毒和氢离子浓度升高，导致盐类解离过程增强，钾离子、磷酸根离子及其他离子浓度增高。故炎症灶内胶体渗透压和晶体渗透压均升高，为局部血液循环障碍和炎性渗出等提供了重要条件。

二、渗出

渗出是指炎症局部组织血管内的液体成分（富含蛋白质）和白细胞通过血管壁进入组织间隙、体腔、体表及黏膜表面的过程。渗出是炎症最具特征性的病理变化，在炎症过程中发挥着重要的防御作用。炎症的渗出过程主要包括炎症局部血流动力学改变、血管壁通透性升高、白细胞的渗出和吞噬等病理过程。

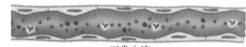

正常血流

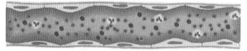

血管扩张，血流加快

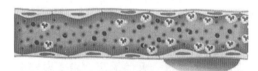

血管进一步扩张，血流开始变慢，血浆渗出

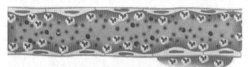

血流缓慢，白细胞游出血管

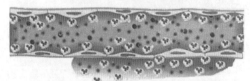

血流显著变慢，白细胞游出增多，红细胞漏出

图 5 - 1 血流动力学变化模式图

（一）血流动力学改变

炎症局部组织受到损伤后，局部微循环迅速发生血流动力学的改变，即血流量和血管口径的改变，这种变化一般按下列顺序发生（图 5 - 1）。

1. 细动脉痉挛 当致炎因子作用于机体导致组织、细胞损伤时，立即出现短暂的细动脉收缩，持续时间仅几秒钟。

2. 血管扩张和血流加速 细动脉短暂痉挛后随即扩张，继而毛细血管床扩张开放，局部血流加速，血流量增加，形成动脉性充血即炎性充血，这是局部发红、发热的原因。

3. 血流速度减慢 由于微血管通透性升高，导致大量的血浆成分渗出，使血管腔内红细胞浓集，血液黏稠度增加，血流速度逐渐减慢甚至出现血流淤滞。血流速度减慢甚至停滞，增加了白细胞黏附于血管壁表面的机会，这是白细胞游出的病变基础。

（二）血管壁通透性升高及液体渗出

血管壁通透性升高是导致炎症局部液体和蛋白质渗出最重要的原因。此外，由于血浆蛋白的外渗导致血浆胶体渗透压降低而组织液胶体渗透压升高，以及血管扩张所引起的流体静压升高等，都是导致炎症时液体渗出的主要原因。

1. 血管壁通透性升高的机制　微循环毛细血管通透性主要与血管内皮细胞的完整性密切相关，炎症过程中影响血管内皮细胞完整性的因素主要有以下几个方面（图 5 - 2）。

（1）内皮细胞收缩　当组胺、缓激肽、白细胞三烯（LT）、P 物质等化学介质与内皮细胞的相应受体结合后，内皮细胞立即收缩，导致内皮间隙扩大和（或）穿胞作用增强。

（2）内皮细胞损伤　某些炎症可以直接或间接造成内皮细胞损伤、脱落，从而导致血管壁通透性升高。

（3）白细胞介导的内皮损伤　白细胞激活后释放出蛋白水解酶等物质，引起内皮细胞损伤。

（4）新生毛细血管壁的高通透性　在炎症修复过程中，新生毛细血管，因其本身分化不成熟，且细胞间连接也不完整，具有高通透性。

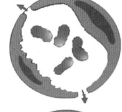
内皮细胞收缩，主要累及微静脉

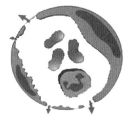
内皮细胞收缩和穿胞作用，主要累及微静脉

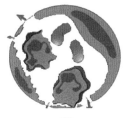
内皮细胞损伤，累及微动脉、毛细血管和微静脉

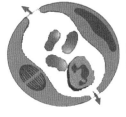
新生毛细血管具有高通透性

图 5 - 2　血管壁通透性升高的主要机制模式图

2. 液体渗出　炎症过程中渗出的富含蛋白质的液体成分称为渗出液或渗出物。渗出液积聚在组织间隙中称为炎症水肿，而潴留于浆膜腔或滑膜腔内则称为炎性积液。检测穿刺抽出体腔积液有助于确定其性质。

炎症引起的渗出液和一些非炎性疾病导致的漏出液在发生机制和成分上有所不同，正确区分两者对于某些疾病的临床诊断和鉴别有很大帮助（表 5 - 1）。

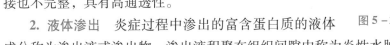
表 5 - 1　渗出液与漏出液的比较

	渗出液	漏出液
原因和机制	炎症时血管壁通透性升高	淤血时血管内流体静压升高
蛋白质含量	>30g/L	<30g/L
比重	>1.018	<1.018
有核细胞数	>1000×10^6/L	<300×10^6/L
Rivalta 实验	阳性	阴性
凝固性	能自凝	不能自凝
外观	浑浊	澄清

炎性渗出是急性炎症的重要特征，渗出液在炎症的发生过程中发挥重要的防御作用，主要表现为：①稀释毒素，减轻组织损伤；②为炎症区域带来营养物质，带走代谢产物；③渗出液中的抗体和补体等成分有利于杀灭病原微生物；④渗出液中的纤维蛋白原激活后形成纤维蛋白网，既可以限制病原微生物扩散，还有利于白细胞的吞噬作用。在炎症后期，还可成为修复的支架，并有利于成纤维细胞产生胶原纤维；⑤炎症局部的病原微生物和毒素可随渗出液进入淋巴回流而到达局部淋巴结，刺激细胞免疫和体

液免疫的产生。

但渗出液过多可对机体造成不良后果，主要表现为压迫或阻塞症状，如心包腔大量积液可限制心脏搏动，胸腔积液可压迫肺导致呼吸困难；严重的喉头水肿阻塞气道引起窒息等。另外，如渗出液中含有大量的纤维蛋白时，纤维蛋白不易溶解吸收则发生机化，易造成组织器官粘连，如风湿性心包炎时，大量渗出的纤维蛋白机化引起的心包粘连。

（三）白细胞的渗出

炎症过程中白细胞通过血管壁游出到血管外的过程称为白细胞渗出。其中渗出的白细胞称为炎细胞。炎细胞在炎症灶内聚集的现象称为炎细胞浸润，这是炎症反应中最重要的特征，也是病理学上判断炎症的重要标志。

1. 白细胞的渗出过程

（1）白细胞边集和附壁　由于血流动力学改变，导致炎症局部血流变慢甚至停滞，血细胞轴流逐渐消失，白细胞弥散到边流而靠近血管壁，称为白细胞边集。发生边集的白细胞在血流推动下沿血管内皮细胞表面缓慢滚动，并不时黏附于内皮细胞，称为白细胞附壁。

（2）白细胞黏附　附壁的白细胞与内皮细胞的附着并不牢固，可重新被血流冲走。只有白细胞表面的受体与内皮细胞表面的黏附分子结合，紧紧黏附于内皮细胞表面，才有可能进一步游出。

（3）白细胞游出　白细胞通过血管壁进入周围组织的过程称为白细胞游出。黏附于内皮细胞表面的白细胞在内皮细胞连接处伸出伪足，以阿米巴样运动方式穿过细胞间隙，到达内皮细胞和基底膜之间，通过分泌胶原酶溶解基底膜，从而游出到血管外。一个白细胞通常需2～12分钟才能完全穿过血管壁。各种炎细胞均以此种方式游出（图5－3）。在急性炎症早期（24小时内）中性粒细胞首先游出，24～48小时则以单核细胞浸润为主。中性粒细胞寿命短，经过24～48小时后崩解消失，而单核细胞在组织中寿命长。致炎因子不同，渗出的白细胞也不同：葡萄球菌、链球菌等化脓菌感染，以中性粒细胞为主；病毒感染则以淋巴细胞、单核细胞为主；一些过敏反应或寄生虫感染，则以嗜酸性粒细胞为主。通常局部渗出白细胞种类与外周血白细胞升高的种类是一致的。血管壁受到严重损伤时红细胞也可被动漏出，红细胞本身没有运动能力。

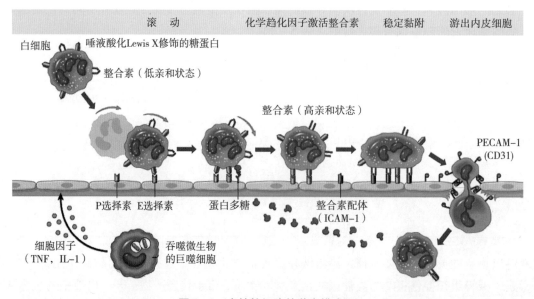

图5－3　中性粒细胞的游出模式图

（4）趋化作用　是指白细胞向着化学刺激物做定向移动的现象。能引起白细胞定向移动的化学刺激物称为趋化因子。趋化因子的作用是有特异性的，即不同的趋化因子只对某一种或几种炎细胞有趋化作用。另外，不同细胞对趋化因子的反应能力也不同，中性粒细胞对趋化因子的反应强，单核细胞次之，而淋巴细胞较弱。

2. 白细胞在局部的作用　聚集于炎症灶的白细胞，由病原体、坏死细胞产物、抗原－抗体复合物和许多趋化因子激活后，发挥吞噬作用和免疫作用，也可对组织产生损伤作用。

（1）吞噬作用　是指到达炎症灶的白细胞吞噬、杀伤并降解病原微生物和组织碎片的过程，是炎症反应最为重要的防御环节。

吞噬过程（图5-4）包括如下。①识别和附着：吞噬细胞可通过调理素识别并结合病原微生物。调理素是在血清中存在的一些能增强吞噬活性的蛋白质，主要是 IgG 和 C3b，它们随体液早先渗出到炎症灶，识别和结合病原微生物。吞噬细胞借助于表面相应的 IgG 和 C3b 受体，使要被吞噬的物质黏附于吞噬细胞表面。②吞入：吞噬细胞发生变形，伸出伪足，将黏附的物质包围，伪足逐渐融合，形成由吞噬细胞的胞膜包围吞噬物的泡状小体，即所谓吞噬体。③杀伤和降解：吞噬体与溶酶体融合，形成吞噬溶酶体，溶酶体酶倾注其中，吞噬的物质被杀伤、降解。

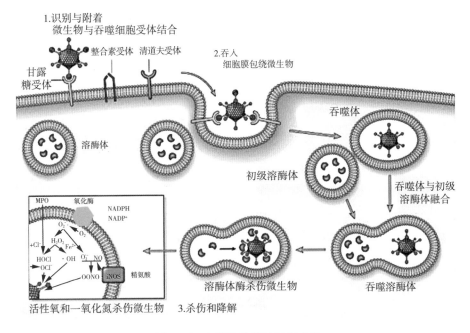

图5-4　白细胞吞噬过程模式图

大多数病原微生物可被吞噬作用杀灭。而有些细菌（如结核分枝杆菌、超级细菌）在白细胞内处于静止状态，但仍具有生命力和繁殖力，且不易受到抗生素和机体防御作用的影响。一旦机体抵抗力下降，这些病原体又能迅速繁殖，并可随吞噬细胞的游走而发生体内播散。

吞噬细胞主要有中性粒细胞和巨噬细胞，中性粒细胞只能吞噬细菌，而巨噬细胞既可以吞噬病原微生物，又可以吞噬组织碎片和异物等。巨噬细胞可因吞噬了不同物质而演化为：上皮样细胞（吞噬结核杆菌、某些异物等）、泡沫细胞（吞噬脂类物质）、风湿细胞（吞噬纤维素样坏死物质等）、伤寒细胞（吞噬伤寒沙门菌）等；当遇到难以吞噬或体积太大的物质，巨噬细胞及上皮样细胞可通过细胞相互融合而形成多核巨细胞（可达几十个甚至上百个核），如结核结节中的朗汉斯巨细胞和异物性肉芽肿中的异物巨细胞。

（2）免疫作用　在炎症反应过程中，参与免疫作用的白细胞主要有巨噬细胞、淋巴细胞和浆细胞。病原微生物侵入机体，巨噬细胞吞噬后把抗原信息呈递给淋巴细胞，使淋巴细胞致敏，释放淋巴因子或抗体，发挥杀灭病原微生物的作用。

（3）组织损伤作用　激活的白细胞在杀灭病原微生物、清除坏死组织细胞的同时，还能将活性产物（包括溶酶体酶、活性氧自由基、PG 和 LT 等）释放到细胞外间质中，均可导致血管内皮细胞和组织损伤，加重起始致炎因子的损伤作用。

3. 炎细胞的种类和功能　各种炎细胞的功能及临床意义（表 5 – 2）。

表 5 – 2　各种炎细胞的功能及临床意义

类别	主要功能	临床意义
中性粒细胞	运动活跃，吞噬力强，能吞噬细菌、组织碎片、抗原 – 抗体复合物，崩解后释放蛋白溶解酶，能溶解细胞碎片、纤维素等，变性坏死后成为脓细胞	见于急性炎症早期，特别是化脓性炎症
巨噬细胞	很强的运动及吞噬能力，能吞噬中性粒细胞不易吞噬的非化脓菌、较大组织碎片、异物，可演变为类上皮细胞、多核巨细胞等；能将抗原信息传递给免疫活性细胞，发挥免疫效应	见于急性炎症后期，慢性炎症，非化脓性炎以及病毒、寄生虫感染
嗜酸性粒细胞	吞噬抗原 – 抗体复合物及组胺，具有抗过敏作用	见于寄生虫感染、变态反应性疾病及急性炎症后期
淋巴细胞及浆细胞	T 细胞参与细胞免疫，致敏后产生淋巴因子，杀伤靶细胞；B 细胞在抗原刺激下转变为浆细胞，产生抗体，参与体液免疫过程	见于慢性炎症，也见于病毒、立克次体和某些细菌感染时，与机体免疫反应关系密切
嗜碱性粒细胞	无明显游走和吞噬能力，可释放组胺和肝素	主要见于超敏反应性疾病

三、增生

在致炎因子作用下，炎症局部细胞增殖，数目增多，称为增生。炎症灶中的实质细胞和间质细胞均可增生，实质细胞增生如慢性支气管炎时上皮的增生和黏液腺的增生，间质增生一般见于慢性炎症，表现为血管内皮细胞、成纤维细胞、巨噬细胞和淋巴细胞的增生最为常见。炎症增生是重要的防御反应，具有限制炎症的扩散和弥漫，使受损组织得以再生修复。如在炎症初期，增生的巨噬细胞具有吞噬病原体和清除崩解产物的作用；在炎症后期，增生的血管内皮细胞、成纤维细胞和炎细胞共同构成肉芽组织，有助于炎症局限化和形成瘢痕组织即修复。但过度的组织增生对机体又不利，使原有的实质细胞遭受损害而影响器官功能，如慢性肝炎的肝硬化。

炎症是机体对致炎因子引起的局部组织损伤所发生的防御反应。但是，在机体防御功能异常的情况下，炎症本身又可造成组织和细胞的损伤以及其他危害。从本质上讲，变质属于损伤过程，而渗出和增生则属于抗损伤和修复过程。

第三节　炎症介质

一、炎症介质的概述

炎症过程中，介导和参与炎症反应发生、发展的具有生物活性的化学物质称为炎症介质（inflammatory mediator），炎症介质种类繁多，分为外源性炎症介质（细菌及其产物）和内源性炎症介质（来源于细胞和血浆）两大类。

二、常见的炎症介质

大多数炎症介质是内源性的，即来自于细胞和血浆。来自于细胞的炎症介质，或先以细胞内颗粒的形式储存，在需要时释放出来；或在某些致炎因子的刺激下合成并释放。来自细胞的炎症介质主要有组胺、5－羟色胺（5－HT）、LT、前列腺素（PG）、溶酶体酶、细胞因子等。来自血浆的炎症介质是以前体的形式存在的，能够被炎症反应中产生的某些水解酶而激活，主要有缓激肽、补体成分等。

炎症介质的主要作用是使血管扩张、血管通透性增高和对白细胞的趋化作用，还可引起炎症局部充血、液体渗出和白细胞渗出。有的可引起发热或疼痛甚至造成组织损伤（表5－3）。其中吸引白细胞沿着浓度梯度移行到炎症灶（趋化作用）的炎症介质称为趋化因子。

表 5－3 主要的炎症介质及其作用

功能	炎症介质的种类
血管扩张	组胺、5－HT、缓激肽、前列腺素（PGE_2、PGD_2、PGF_2、PGI_2）、NO
血管通透性升高	组胺、5－HT、缓激肽、C3a、C5a、LTC_4、LTD_4、LTE_4、PAF、P物质
趋化作用	LTB_4、C5a、细菌产物、中性粒细胞阳离子蛋白、细胞因子（IL－8、TNF）
发热	细胞因子（IL－1、TNF）、PGs
疼痛	PGE_2、缓激肽
组织损伤	活性氧类产物、溶酶体酶、NO

第四节 炎症的类型

炎症的分类有多种，可以根据炎症的持续时间、炎症的病变性质、病变损伤的程度以及炎症累及的器官等进行分类。

一、炎症的临床类型

临床上常根据炎症发生、发展经过及持续时间对炎症进行分类，一般可分为超急性炎症、急性炎症、慢性炎症和亚急性炎症。

1. 超急性炎症 呈暴发性经过，仅持续数小时或数天，组织器官短期内发生严重损害，甚至导致机体死亡。此类炎症病变多属变态反应性损害，如青霉素过敏反应，器官移植超急性排斥反应等。

2. 急性炎症 起病急，病程较短，持续几天不等，一般不超过一个月。病变特点主要以变质和渗出为主，渗出的炎细胞以中性粒细胞和巨噬细胞为主。急性炎症的临床症状典型，预后一般较好，大多数可痊愈。

3. 慢性炎症 慢性炎症持续时间长，可达数月至数年。大多由急性炎症迁延而来，也有一开始就呈现慢性经过。慢性炎症的病变特点主要以增生为主，浸润的炎细胞主要为淋巴细胞、浆细胞和巨噬细胞。慢性炎症临床症状不典型，容易迁延不愈。

4. 亚急性炎症 病程约一至数月，介于急性炎症和慢性炎症之间。多数情况由急性炎症迁延而来，也有的情况一开始就呈现亚急性经过。

二、炎症的病理学类型

由于致炎因子不同，组织反应轻重程度不同和炎症的发生部位不同，炎症局部病理变化不同，炎症分为变质性炎、渗出性炎和增生性炎三种类型。

（一）变质性炎

病变特点主要以变质为主，而渗出和增生性病变较轻微的炎症称为变质性炎。多见于心、肝、肾、脑等实质性器官，常见于急性感染、中毒及变态反应性疾病等，如各种类型的病毒性肝炎主要病变是肝细胞出现不同程度的变性和坏死，乙型脑炎主要病变是神经细胞的变性、坏死，变质性炎常引起实质性器官的功能障碍。也可以见于严重的损伤，如烧伤或强酸、强碱的腐蚀等，病变主要以细胞坏死为主。

（二）渗出性炎

渗出性炎是炎症局部以渗出为主的病变。由于致炎因子对血管壁损伤程度不一样，渗出物的成分也不同，渗出性炎分为浆液性炎、纤维素性炎、化脓性炎、出血性炎等。

1. 浆液性炎 以浆液渗出为主要特征的炎症。渗出的浆液主要来自血浆，其内含有 3% ~ 5% 的蛋白质，主要是小分子白蛋白，混有少量中性粒细胞和纤维素（图 5 - 5）。

发生部位以黏膜、浆膜、皮肤和疏松结缔组织常见。发生于黏膜的浆液性炎也称为浆液性卡他性炎，卡他（catarrh）源自希腊语，意思是向下滴流，如感冒初期流的清鼻涕，霍乱时的水样便。发生于浆膜时可引起炎性积液，如结核性胸膜炎引起的胸腔积液、风湿性心包炎导致心包腔积液。皮肤和疏松结缔组织的浆液性炎，局部炎性充血、水肿明显，如蚊虫的叮咬引起局部水肿，皮肤Ⅱ度烫伤形成的水疱。

浆液性炎病变一般较轻，渗出的浆液等物质很快被血管或淋巴管吸收，病变易于消退。如浆液渗出过多也会引起不良影响，如发生于喉头的浆液性炎，严重的水肿可引起窒息；心包腔和胸膜腔大量积液时，可压迫心、肺，影响其功能。

2. 纤维素性炎 以大量纤维蛋白原渗出为主要病变的炎症。渗出的纤维蛋白原在凝血酶的作用下被激活转变为纤维蛋白，即纤维素。HE 染色纤维素呈红染的条丝状、颗粒状或相互交织成网状，常混有中性粒细胞浸润及一些坏死组织的碎片（图 5 - 6）。纤维素性炎多由某些细菌毒素（如白喉棒状杆菌、痢疾杆菌和肺炎球菌的毒素）和各种内源性或外源性毒素（如尿毒症时的尿素和汞中毒时的汞）所引起，血管壁损伤较重，通透性升高明显。

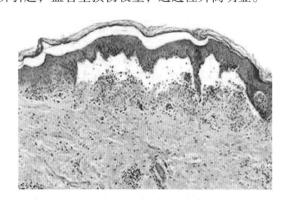

图 5 - 5 浆液性炎

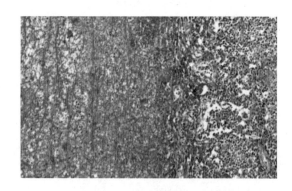

图 5 - 6 纤维素性胸膜炎

纤维素性炎常见于黏膜、浆膜和肺。发生于黏膜者，其渗出的纤维素、中性粒细胞、坏死组织碎片以及病原菌混合在一起，形成灰白色的膜状物，覆盖于黏膜表面，称之为假膜性炎。如由白喉棒状杆菌引起而形成的假膜，咽白喉形成的假膜牢固附着于深部组织不易脱落，而气管白喉形成的假膜却与黏膜损伤部联系松散，容易脱落，可引起窒息（图 5 - 7）。发生于浆膜的纤维素性炎常见于心包腔和胸膜腔，如风湿性心包炎时，渗出的大量纤维素，由于心脏不停地搏动，使心包脏、壁两层表面的纤维素形成绒毛状物而覆盖于心脏表面，又称"绒毛心"（图 5 - 8），听诊时可闻及心包摩擦音。发生于肺的纤维素性炎常见于大叶性肺炎，肺泡腔内充满大量渗出的纤维素，同时伴有红细胞、中性粒细胞渗出，使肺发生实变。

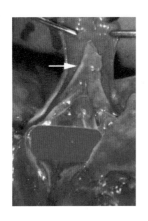
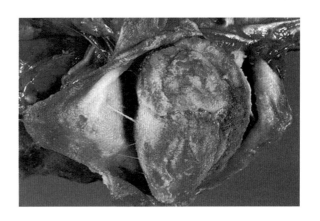

图 5-7　气管白喉管腔内可见白色假膜形成　　　　　　　图 5-8　绒毛心

若渗出的纤维素较少，可被中性粒细胞释放的蛋白溶解酶分解，再被巨噬细胞吞噬、清除，病变组织得以修复。若渗出的纤维素过多，或者蛋白水解酶较少时，纤维素溶解吸收障碍，只能由肉芽组织机化，则易引起组织器官的粘连或引起肺组织肉质样变。

3. 化脓性炎　是以大量中性粒细胞渗出为主，并伴有不同程度的组织坏死和脓液形成为特征的炎症。化脓性炎大多由化脓菌（如链球菌、葡萄球菌、脑膜炎球菌等）感染引起，炎症灶内大量中性粒细胞坏死、崩解，所释放的蛋白水解酶将坏死组织溶解液化后形成的黏稠液体称为脓液，脓液主要由大量变性坏死的中性粒细胞（也称脓细胞）、坏死组织碎片、细菌和少量浆液组成，浑浊凝乳状，颜色呈灰黄或黄绿色。根据病因和发生部位不同，可将化脓性炎分为表面化脓和积脓、蜂窝织炎和脓肿三种类型。

（1）表面化脓和积脓　表面化脓是指发生在黏膜或浆膜的化脓性炎，渗出的中性粒细胞局限于表面，病变不累及深部组织。黏膜的化脓性炎又称脓性卡他性炎，如化脓性支气管炎或化脓性尿道炎，脓液由尿道、支气管排出体外。浆膜腔的化脓性炎如化脓性胸膜炎，渗出的脓液不能排出而蓄积于浆膜腔，称为积脓，也可发生于黏膜，如胆囊积脓、阑尾积脓等。

（2）蜂窝织炎　是发生于疏松结缔组织的弥漫性化脓性炎症，常见于皮下组织、肌肉间、黏膜下和阑尾（图 5-9）。常由溶血性链球菌引起，该细菌可以分泌透明质酸酶和链激酶，能降解结缔组织中的透明质酸和溶解纤维素。因此，细菌容易向周围扩散，可沿着组织间隙和淋巴管蔓延扩散，全身中毒症状明显。镜下见炎症灶组织间隙内出现大量中性粒细胞弥漫性浸润，与周围组织分界不清。单纯的蜂窝织炎预后较好，一般不留痕迹。

（3）脓肿　是指器官或组织内的局限性化脓性炎症，主要特征为局部组织发生坏死溶解，形成充满脓液的腔，即脓腔。脓肿常见于皮下和内脏器官，常由金黄色葡萄球菌引起，该菌毒力强，释放毒素导致局部组织坏死，继而大量中性粒细胞渗出并释放出蛋白水解酶使坏死组织液化，形成含有脓液的腔（图 5-10）；同时该菌释放血浆凝固酶，使渗出的纤维蛋白原转变为纤维蛋白，从而使病灶局限化。小脓肿可以吸收消散，较大而持续时间较长的脓肿，周围肉芽组织增生形成较厚的脓肿壁，所以需要切开排脓或穿刺抽脓，再通过肉芽组织填补修复，形成瘢痕。

好发于颈部、背部和腰部等毛囊及皮脂腺丰富部位的疖和痈，是脓肿的特殊表现形式。疖是毛囊、皮脂腺及其周围组织所发生的脓肿，其中心部分液化变软后，脓液便可破出。痈是多个疖的融合，在皮下脂肪、筋膜组织中形成的多个互相沟通的脓肿，必须及时切开引流、排脓后，局部才能修复愈合。

4. 出血性炎　由于炎症损伤血管壁较严重，大量红细胞漏出，故渗出物中含有较多的红细胞。常见于毒力强的病原微生物感染所引起的烈性传染病，如流行性出血热、钩端螺旋体病或鼠疫等。

以上几种渗出性炎症可单独发生，也可同时并存，如浆液纤维素性炎、纤维素性化脓性炎等。在炎症发展过程中，炎症的类型还可以转化，如大叶性肺炎开始表现为浆液性炎，随着病变进展，纤维素大量渗出，转变为纤维素性炎。

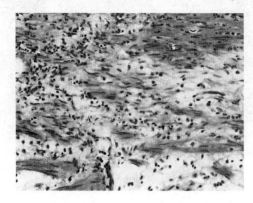

图 5 - 9 蜂窝织性阑尾炎
阑尾肌层内可见大量中性粒细胞弥漫性浸润

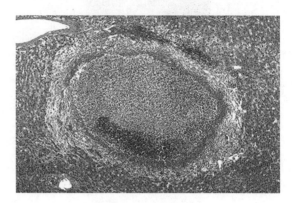

图 5 - 10 肝脓肿
肝脏内可见一脓肿形成，脓肿壁清晰，其内呈液化性坏死

（三）增生性炎

局部病变主要以增生为主，变质、渗出较轻的炎症称为增生性炎，可以见于急性炎症，如急性弥漫性增生性肾小球肾炎，主要病变为系膜细胞和内皮细胞增生。大多增生性炎表现为慢性炎症。增生的细胞有实质细胞和间质细胞。根据增生细胞的种类和病变特点的不同，可分为非特异性增生性炎和肉芽肿性炎。

1. 非特异性增生性炎 该类炎症在临床上较常见，也称为一般慢性炎症。其基本的病变特点是：①有炎症活动的持续现象，表现为局部炎性充血，炎性水肿，淋巴细胞、浆细胞和巨噬细胞浸润为主；②组织细胞的坏死，主要由持续存在的致炎因子和浸润的炎细胞引起；③上皮细胞和腺体等实质细胞的增生，以修复或替代损伤组织；④还可出现不同程度的纤维结缔组织和血管的增生，引起组织器官硬化。慢性炎症的纤维结缔组织增生常伴有较多瘢痕形成，可造成管道性脏器的狭窄，如慢性输卵管炎引起输卵管狭窄，从而引起不孕。

有些非特异性增生性炎症可形成局部肿块，表现为炎性息肉和炎性假瘤。炎性息肉是指在致炎因子的长期作用下，局部的黏膜上皮、腺上皮和肉芽组织局限性增生及慢性炎细胞浸润所形成的突出于黏膜表面的带蒂的肿块。炎性息肉一般数厘米大小，常有长蒂与基底部连接，常见于鼻黏膜、大肠和子宫颈等部位。炎性假瘤是由于局部组织的炎性增生形成的境界较清楚的肿瘤样结节，肉眼和 X 线观察与肿瘤相似，常见于眼眶和肺。发生于眼眶的炎性假瘤主要由淋巴组织及成纤维细胞大量增生形成；发生于肺的炎性假瘤主要由肉芽组织和增生的肺泡上皮构成，伴有慢性炎细胞的大量增生。

2. 肉芽肿性炎 是以巨噬细胞及其衍生细胞局灶性增生所形成的境界清楚的结节状病灶为特征的炎症，这种结节样病灶称为肉芽肿。结节一般较小，直径 0.5～2mm，周围常有淋巴细胞浸润、成纤维细胞和胶原纤维包绕。不同病原体感染所引起的肉芽肿性病变，都各自具有独特的形态学特征，具有重要的诊断价值，如结核结节、伤寒肉芽肿、风湿小体等。肉芽肿性炎多为慢性炎症，极少数的为急性炎症，如伤寒。

根据病因不同，可将肉芽肿性炎分为感染性肉芽肿和异物性肉芽肿两种类型。①感染性肉芽肿：较常见，常见的病因有结核分枝杆菌、麻风分枝杆菌、梅毒螺旋体、真菌和寄生虫等，主要是由病原微生物诱导的细胞免疫反应引起；②异物性肉芽肿：是由外来异物长期刺激引起的慢性肉芽肿性炎，如手术缝线、滑石粉、石棉纤维、外来的填充物以及种植体等。

结核性肉芽肿是较典型的感染性肉芽肿（图 5 - 11）。结节中心常为干酪样坏死，周围围绕上皮样细胞和朗格汉斯细胞，外围有淋巴细胞浸润和成纤维细胞及胶原纤维包绕。上皮样细胞的体积大，胞质丰富，淡粉色，细胞间界限不清，细胞核呈圆形或卵圆形，染色浅淡甚至呈空泡状，核内可有 1～2 个核仁。上皮样细胞不断分裂、增殖、融合，形成多核巨细胞，体积大（直径 40～50μm），胞质丰富，细胞核数目可达几十个甚至上百个，朗格汉斯细胞细胞核常围成马蹄状或花环状。异物性肉芽肿中的多核巨细胞称为异物巨细胞，其细胞核常常杂乱无章地分布在胞质中，胞质内还可见到无法消化的异物成分。

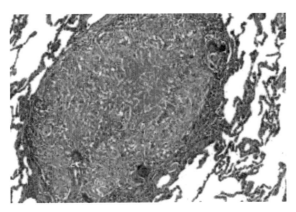

图 5－11　结核性肉芽肿

中心为干酪样坏死，外围散在朗格汉斯细胞

第五节　炎症的局部表现及全身反应

一、炎症的局部表现

炎症局部常表现为红、肿、热、痛和功能障碍。发生在体表的急性炎症局部红、肿、热尤为明显。

1. 红　炎症局部发红，是由炎性充血引起。炎症初期是动脉性充血，含血量增多，局部呈鲜红色，后期血流缓慢引起静脉淤血，呈暗红色或紫红色。

2. 肿　炎症局部组织明显肿胀，由于急性期炎性充血、水肿或慢性炎症时局部组织的增生所致。

3. 热　炎症局部温度增高是动脉性充血使血流加快，代谢旺盛，产热增多所致。

4. 痛　炎症局部疼痛与多种因素有关，如炎性渗出引起组织肿胀，局部张力增高，压迫或牵拉神经末梢可引起疼痛；局部代谢产物 K^+、H^+ 的积聚可刺激感觉神经末梢而引起疼痛；而某些炎症介质如 PGE_2、缓激肽等的刺激也是引起疼痛的重要原因。

5. 功能障碍　由于致炎因子的损害和炎症局部组织、细胞的变性坏死、代谢异常改变、渗出物压迫阻塞等导致组织、器官功能障碍，如病毒性肝炎时，肝细胞变性、坏死，使肝脏合成、分泌和解毒功能等均受影响；炎症时局部肿胀、疼痛，也会引起功能障碍，如关节炎引起关节活动明显受限。

二、炎症的全身反应

当局部炎症病变较严重时，特别是病原微生物在体内蔓延扩散时，常出现明显的全身反应，机体的造血系统、免疫系统、单核－吞噬细胞系统、神经系统以及内分泌系统等积极参与。

1. 发热　急性感染时常伴有发热。一定程度的发热，可使机体代谢增强，促进抗体形成，增强吞噬细胞的吞噬能力和肝脏解毒能力，具有积极的防御意义。但高热或长期发热则会影响机体的正常代谢，导致机体功能紊乱，特别是中枢神经系统功能障碍而引起严重后果。如果炎症病变严重，而体温不升反降，往往提示机体抵抗力低下、预后不良。

2. 外周血白细胞变化　在由细菌感染所引起的炎症时，外周血白细胞数量增多是常见表现。白细胞计数通常可升到（15～20）×10⁹/L，病情严重时可达（40～100）×10⁹/L，此情况称为类白血病反应。IL-1 和 TNF 等细胞因子可刺激骨髓库加速释放白细胞，从而引起末梢血白细胞数量增多，且相对不成熟的杆状核中性粒细胞占比增加，称为"核左移"。在持续感染时，集落刺激因子还可诱导骨髓造血前体细胞的增殖，从而通过白细胞的产量增加和释放加速，弥补炎症病灶内白细胞的消耗。在不同类型的炎症中，增多的白细胞种类也不完全相同，多数细菌感染可诱导中性粒细胞增多；慢性炎症或某些病毒感染可引起淋巴细胞数量增多，如单核细胞增多症、流行性腮腺炎和风疹等；嗜酸性粒细胞增多常常见于支气管哮喘、过敏反应和寄生虫感染等疾病。但在某些感染性疾病，如病毒、伤寒沙门菌、立克次体和原虫等病原体引起的感染时，外周血白细胞往往不增多，反而减少。及时通过血常规检查来了解外周血白细胞变化情况，对诊断疾病、判断病情及预后具有重要意义。

3. 单核-吞噬细胞系统增生　炎症灶中的病原体经淋巴管、血管到达局部淋巴结或全身单核-吞噬细胞系统，引起单核-巨噬细胞增生，有利于吞噬和杀灭病原微生物以及清除坏死组织碎片，同时刺激机体产生淋巴因子或抗体，增加机体的抵抗力。主要表现为局部淋巴结、肝、脾肿大。

4. 实质器官的病变　炎症较严重时，由于病原微生物及其产生的毒素作用，发热、局部血液循环障碍等因素的影响，心、肝、肾等的实质细胞可发生不同程度的变性、坏死和器官功能障碍。

第六节　炎症的结局

炎症过程中，既有损伤又有抗损伤的过程。致炎因子引起的损伤与机体抗损伤反应决定着炎症的发生、发展和结局。如抗损伤反应占优势，则炎症逐渐趋向痊愈；若损伤因子持续存在，或机体的抵抗力较弱，则炎症转变为慢性；如损伤过程占优势，则炎症加重，并向全身扩散。

一、痊愈

多数情况下，由于机体抵抗力较强，或经过适当治疗，病原微生物被消灭，炎症区坏死组织和渗出物被溶解、吸收，通过周围健康细胞的再生达到修复，最后完全恢复组织原来的结构和功能，称为完全痊愈。如炎症灶内坏死范围较广，或渗出的纤维素较多，不容易完全溶解、吸收，则由肉芽组织修复，留下瘢痕，不能完全恢复原有的结构和功能，称为不完全痊愈。如果瘢痕组织形成过多或发生在某些重要器官，可引起明显功能障碍。

二、迁延为慢性炎症

如果机体抵抗力低下或治疗不彻底，致炎因子在短期内不能清除，在机体内持续存在或反复作用，且不断损伤组织，造成炎症过程迁延不愈，使急性炎症转化为慢性炎症，病情可时轻时重。如慢性胆囊炎、慢性病毒性肝炎等。

三、蔓延播散

在患者抵抗力低下，或病原微生物毒力强、数量多的情况下，病原微生物可不断繁殖并直接沿组织间隙向周围组织、器官蔓延，或经淋巴道、血道向全身扩散。

1. 局部蔓延　炎症局部的病原微生物可经组织间隙或自然管道向周围组织和器官蔓延，或向全身扩散。如肺结核，当机体抵抗力低下时，结核分枝杆菌可沿组织间隙蔓延，使病灶扩大；亦可沿支气管播散，导致肺的其他部位形成新的多发性结核病灶。

2. 淋巴道播散 病原微生物经组织间隙侵入淋巴管，引起淋巴管炎，皮肤可出现一条红线；进而随淋巴液进入局部淋巴结，引起局部淋巴结炎，受累的淋巴结肿大变硬，自觉疼痛或有压痛。如下肢感染引起腹股沟淋巴结肿大变硬，自觉疼痛或有压痛。感染严重时，病原体可通过淋巴循环入血，引起血行播散。

3. 血行播散 炎症灶内的病原微生物侵入血液循环或其毒素被吸收入血，可引起菌血症、毒血症、败血症和脓毒败血症等。

（1）菌血症（bacteremia） 炎症病灶的细菌经血管或淋巴管侵入血流，在血液中可查到细菌，但无全身中毒症状，称为菌血症。在菌血症阶段，肝、脾、淋巴结的吞噬细胞可组成一道防线，以清除病原体。一些炎症性疾病的早期都有菌血症，如大叶性肺炎、伤寒和流行性脑脊髓膜炎等。

（2）毒血症（toxemia） 细菌的毒素或毒性产物被吸收入血，引起全身中毒症状，称为毒血症。临床上出现高热、寒战等中毒症状，常同时伴有心、肝、肾等实质细胞的变性或坏死，但血培养阴性，即找不到细菌。严重者可出现脓毒症休克。

（3）败血症（septicemia） 毒力强的细菌进入血液后，大量繁殖并产生毒素，引起严重的全身性中毒症状和相应的病理变化，称为败血症。患者除了有毒血症的临床表现外，还常出现皮肤和黏膜的多发性出血点，以及脾和全身淋巴结肿大。此时，血培养常可查出致病菌。

（4）脓毒败血症（pyemia） 由化脓菌引起的败血症进一步发展，细菌随血流到达全身，在肺、肾、肝、脑等处发生多发性脓肿，称脓毒败血症。这些脓肿通常较小，较均匀散布在器官中。镜下，脓肿的中央及尚存的毛细血管或小血管中常见到细菌菌落（栓子），说明脓肿是由栓塞于器官毛细血管的化脓菌所引起，故称之为栓塞性脓肿或转移性脓肿。

目标检测

一、选择题

【A1/A2 型题】

1. 下列属于炎症反应中心环节的是（   ）

    A. 细胞渗出   B. 免疫反应   C. 血管反应

    D. 吞噬作用   E. 组织增生

2. 葡萄球菌感染引起的炎症反应中，病灶中主要的炎细胞是（   ）

    A. 单核细胞   B. 淋巴细胞   C. 中性粒细胞

    D. 嗜酸性粒细胞   E. 浆细胞

3. 下列属于化脓性炎症的是（   ）

    A. 绒毛心   B. 病毒性肝炎   C. 细菌性痢疾

    D. 脓肿   E. 炎性肉芽肿

4. 假（伪）膜性炎的渗出物主要为（   ）

    A. 单核细胞、淋巴细胞和坏死组织

    B. 纤维素、中性粒细胞和坏死组织

    C. 纤维素、浆细胞和中性粒细胞

D. 淋巴细胞、浆细胞和中性粒细胞

E. 黏液、中性粒细胞和浆细胞

5. 下列关于急性细菌性痢疾的病理学类型，正确的是（　　）

A. 卡他性炎   B. 变质性炎   C. 化脓性炎

D. 假膜性炎   E. 出血性炎

6. 下列属于结核性肉芽肿的特征性细胞成分的是（　　）

A. 上皮样细胞和朗汉斯巨细胞   B. 淋巴细胞和浆细胞

C. 朗汉斯巨细胞和异物巨细胞   D. 中性粒细胞和单核细胞

E. 嗜酸性粒细胞和肥大细胞

【A3/A4 型题】

（9~10 题共用题干）患儿，男，5 岁。左手背不慎烫伤，局部红、肿、热、痛，随之出现水疱。

7. 该儿童可能患了（　　）

A. 浆液性炎   B. 化脓性炎   C. 纤维素性炎

D. 出血性炎   E. 卡他性炎

8. 1 天后水疱破裂，流出淡黄色液体，其最可能是（　　）

A. 血液   B. 血清   C. 渗出液

D. 漏出液   E. 脓液

二、思考题

1. 简述渗出性炎的类型及病变特点，并举例说明。

2. 试比较脓肿与蜂窝织炎的异同。

（彭兰）

第六章　肿　瘤

》 情境导入

　　情景描述　患者，男，65 岁。进行性吞咽困难 3 个月，身体消瘦明显。体格检查无明显异常。食管镜检查发现食管中段菜花状肿块一个，取组织送检。病理检查，镜下见实质与间质分界清楚，肿瘤细胞呈巢状，肿瘤细胞团的中央可见角化珠，肿瘤细胞增大、大小不等、形状不规则；核增大、大小不等、染色深，可见病理性核分裂象。

　　讨论　1. 该肿瘤是良性还是恶性？

　　　　　2. 该肿瘤分化程度如何？

　　肿瘤（tumor）是以细胞异常增生为特点的临床常见疾病，分为良性肿瘤和恶性肿瘤。其中的恶性肿瘤，也就是通常所说的"癌症"，已成为严重危害人类健康的疾病。根据 2020 年的数据，全世界每年约有 1000 万人死于恶性肿瘤，且呈逐年上升趋势。我国常见恶性肿瘤死亡率前十位依次为肺癌、肝癌、胃癌、食管癌、大肠癌、乳腺癌、白血病、子宫颈癌、膀胱癌和鼻咽癌等。

　　肿瘤的基本特征、发生机制和肿瘤的病理诊断是病理学的重要内容。本章主要从病理学角度介绍肿瘤的基本知识，包括肿瘤的形态和分类、生物学特点、病因和发病机制等。掌握这些知识，对肿瘤的预防、诊断和治疗具有重要的临床意义。

第一节　肿瘤的概念

　　肿瘤是在致瘤因素的长期作用下，局部组织细胞过度、异常增生形成的新生物（neoplasm），往往表现为肿块（mass），因此称为肿瘤。肿瘤的形成，是细胞的有关基因发生异常引起细胞生长调控严重紊乱的结果。

　　肿瘤性增生与炎症性、损伤修复性增生（非肿瘤性增生）有本质区别。

　　肿瘤性增生是呈单克隆性（即一个肿瘤中的所有细胞均是一个突变的细胞的后代）；不同程度地表失了分化成熟的能力，表现出异常的形态、代谢和功能；肿瘤细胞相对无止境生长，即使致瘤因素已消失，肿瘤细胞的生长仍可继续维持，提示肿瘤细胞的生物学特征可遗传给子代细胞。非肿瘤性增生一般为多克隆性，增生的组织细胞分化成熟，基本上具有原组织的结构与功能，一旦病因消除，增生就停止。

肿瘤性增生与炎症等非肿瘤性增生的区别（表 6 – 1）。

表 6 – 1   肿瘤性增生与炎症等非肿瘤性增生的区别

区别要点	肿瘤性增生	非肿瘤性增生
病因	环境或内在致瘤因素	炎症或损伤修复
细胞来源	单克隆性	多克隆性
分化程度	不同程度地失去了分化成熟的能力	具有正常的形态结构和功能
调节控制	不受机体控制，致瘤因素消除后仍继续生长	受机体调控，原因消除后即停止增生
机体影响	与机体不协调，对机体有害无益	与机体协调，符合机体需要

第二节   肿瘤的特性

一、肿瘤的形态特征

受多种因素的影响，肿瘤的形态多种多样，并在一定程度上反映了肿瘤的良恶性。

（一）肿瘤的大体形态

1. 数目   肿瘤多为单发，也可先后或同时发生多个肿瘤（多发肿瘤），如子宫多发性平滑肌瘤和神经纤维瘤病等。

2. 大小   肿瘤的大小可以差别很大，与肿瘤的性质、生长时间和发生部位等有关。小者需在显微镜下才能发现，如原位癌；大者数十厘米，重量可达数千克甚至数十千克，如卵巢囊腺瘤。发生在体表或大的体腔（如腹腔）内的肿瘤，生长空间充裕，体积可以很大；发生在密闭的狭小腔道内的肿瘤（如颅腔、椎管），生长受限，体积通常较小。良性肿瘤生长缓慢，生长时间长，通常比较大；而恶性肿瘤生长速度快，易发生转移和引起患者死亡，常长不大。

3. 形状   肿瘤的形状多种多样，与肿瘤的组织类型、发生部位、生长方式及良、恶性密切相关。常见的形状有息肉状、菜花状、乳头状、结节状、分叶状、囊状、浸润性包块状、弥漫肥厚状和溃疡状等（图 6 – 1）。

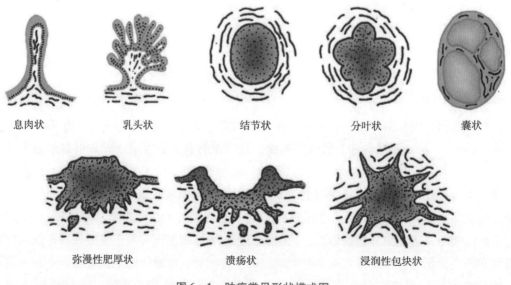

| 息肉状 | 乳头状 | 结节状 | 分叶状 | 囊状 |

| 弥漫性肥厚状 | 溃疡状 | 浸润性包块状 |

图 6 – 1   肿瘤常见形状模式图

4. 颜色　恶性肿瘤切面多呈灰白色或灰红色。良性肿瘤的颜色一般与其来源正常组织的颜色相近，如脂肪瘤呈黄色、血管瘤呈红色、黑色素瘤常呈黑色。肿瘤发生继发性改变，如变性、出血和坏死时，颜色会发生相应改变。

5. 硬度　取决于肿瘤的组织来源。如脂肪瘤一般比较软，而骨瘤较坚硬。同一来源的肿瘤其硬度取决于实质与间质的比例，间质多而实质少者较硬，反之则较软。

（二）肿瘤的组织结构

显微镜下，肿瘤由实质和间质两部分组成，两者有着密切联系。

1. 实质　即肿瘤细胞，是肿瘤的主要成分，决定着肿瘤的生物学特性。通常根据肿瘤细胞的形态、形成的结构或其产物来判断肿瘤的分化方向，进行组织学分类。实质具有特异性。

2. 间质　由结缔组织、血管和淋巴管组成，不具特异性。对肿瘤实质起着支持和营养的作用。肿瘤血管丰富者生长快，反之生长缓慢。一般情况下，肿瘤间质内有丰富的淋巴细胞、浆细胞、巨噬细胞等浸润，与机体的抗肿瘤免疫有关，预后往往较好。

二、肿瘤的分化程度与异型性

肿瘤的分化，是指肿瘤组织在形态和功能上与某种正常组织的相似之处，相似程度称为分化程度。如与脂肪组织相似的肿瘤，提示其向脂肪组织分化。一个肿瘤的组织形态和功能比较接近某种正常组织，说明其分化程度高或分化好；若相似性较小，则说明其分化程度低或分化差。如果一个肿瘤缺乏与正常组织的相似之处，则称为未分化肿瘤。

肿瘤组织在细胞形态和组织结构上，与相应的正常组织有不同程度的差异，这种差异称为异型性（atypia）。肿瘤异型性的大小反映了肿瘤组织的分化程度。异型性越小，说明肿瘤组织分化程度高，恶性程度低；相反，异型性越大，说明肿瘤组织分化程度低，恶性程度高。因此，肿瘤异型性的大小是区别肿瘤性增生和非肿瘤性增生，诊断肿瘤良、恶性以及肿瘤恶性程度的主要组织学依据。

（一）肿瘤的组织结构异型性

肿瘤组织在排列、层次、极性（方向）上与来源的正常组织的差异，称为肿瘤组织结构的异型性。

良性肿瘤的组织异型性小，主要表现为肿瘤组织的分布排列不规则。如肠腺瘤，肿瘤性腺体大小不等，排列比较紊乱，基本保持正常的排列结构、层次及极向。

恶性肿瘤的组织结构异型性明显，瘤细胞排列紊乱，失去正常的排列结构、层次、极性。如肠腺癌，腺体大小不等，形态不一，排列紊乱，出现共壁现象，腺体之间正常的间质减少甚至消失。

（二）肿瘤细胞的异型性

良性肿瘤细胞异型性较小，与起源的正常细胞相似。恶性肿瘤细胞分化程度低，异型性明显，其特点如下。

1. 细胞的多形性　恶性肿瘤细胞一般比相应的正常细胞大，但大小不一、形态各异，并可出现瘤巨细胞。有些分化很差的肿瘤，瘤细胞常比相应的正常细胞小，如肺燕麦细胞癌。

2. 细胞核的多形性　恶性肿瘤表现为：①核体积增大，使核/浆比例增大（正常为$1:4\sim1:6$，恶性肿瘤细胞接近$1:1$），核大小不一，形态各异，可出现多核、巨核或奇异形核。②核染色加深，染色质呈粗颗粒状，分布不均，常堆积于核膜下。③核仁肥大，数目增多（$2\sim5$个不等）。④核分裂象多见，出现异常的核分裂象（病理性核分裂象），如不对称性核分裂和多极性核分裂（图$6-2$）。

3. 细胞质的改变　恶性肿瘤细胞蛋白质合成加强，胞质内核蛋白体增多，使胞质呈嗜碱性，有些肿瘤细胞胞质内可见脂质、糖原、黏液或色素等。

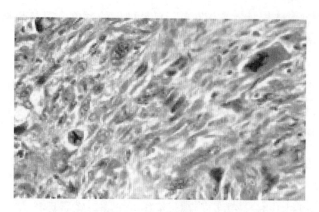

图 6-2　恶性肿瘤的细胞异型性（镜下观）

肿瘤细胞形态大小差异大，呈多形性，可见癌巨细胞

三、肿瘤的生长与扩散

肿瘤细胞不断分裂增生是肿瘤生长的基础。恶性肿瘤除了不断生长，还发生局部浸润，甚至通过转移蔓延到其他部位。

（一）肿瘤的生长

1. 肿瘤的生长速度　不同肿瘤及肿瘤的不同阶段生长速度有极大差异。一般来说，良性肿瘤分化程度高，大部分瘤细胞处于非增殖状态，故生长缓慢。恶性肿瘤分化程度低，生长速度快，短时间内即可形成肿块，且常因血管及营养供应相对不足，发生坏死、出血等继发性改变。如果一个长期存在生长缓慢的肿瘤，在短时间内突然长大，要考虑恶变的可能。

肿瘤的生长速度与生长分数、肿瘤细胞的生成和死亡的比例关系密切，而与如肿瘤细胞的倍增时间等关系不大。

生长分数是指肿瘤细胞群体中处于增殖状态的细胞的比例。恶性肿瘤形成初期，细胞分裂增殖活跃，生长分数高。随着肿瘤的生长，有的肿瘤细胞进入静止期，分裂增殖停止。许多抗肿瘤药物都是通过干扰细胞增殖而起作用的。

肿瘤细胞的生成和死亡比例是影响肿瘤生长速度的一个重要因素，能在很大程度上决定着肿瘤能否持续生长、能以多快的速度生长。肿瘤生长过程中，由于营养供应不足、坏死脱落、机体抗肿瘤反应等因素的影响，有些肿瘤细胞会死亡，且往往表现为凋亡。

肿瘤细胞的倍增时间是指细胞分裂繁殖为两个子代细胞所需的时间。研究发现，多数恶性肿瘤细胞的倍增时间与正常细胞（24~48 小时）相似或更长，生长迅速快并不是由细胞倍增时间缩短引起的。

2. 肿瘤的生长方式

（1）**膨胀性生长**　是多数良性肿瘤的生长方式。由于肿瘤生长缓慢，不侵袭周围正常组织，随着肿瘤体积增大，逐渐推挤周围组织，常呈结节状、分叶状，与周围组织分界清楚，在肿瘤周围形成完整的纤维性包膜。位于皮下者，触诊易活动，手术易摘除，术后不易复发。

（2）**浸润性生长**　是大多数恶性肿瘤的生长方式。肿瘤细胞分化差，生长快，像树根长入泥土一样侵入周围组织间隙、血管、淋巴管内，并破坏周围组织，也称侵袭性生长。往往无包膜，与周围组织界限不清，触诊固定、不活动。手术不易切除干净，术后易复发。个别良性肿瘤，如血管瘤，也可以呈浸润性生长。

（3）**外生性生长**　无论是良性、还是恶性肿瘤，只要发生于体表、体腔或自然管道内，常向表面生长，形成突起的乳头状、息肉状或菜花状肿物，称为外生性生长。但外生性生长的恶性肿瘤，其基底部呈浸润性生长，表面因其生长快、血液供应不足，易发生坏死，坏死组织脱落后形成边缘隆起、底部高低不平的溃疡。

（二）肿瘤的扩散

良性肿瘤不扩散，扩散是恶性肿瘤最重要的生物学特征。恶性肿瘤不仅可在原发部位浸润生长、累及邻近组织或器官，还可以通过多种途径扩散到身体其他部位。

1. 直接蔓延　恶性肿瘤细胞沿着组织间隙、淋巴管、血管或神经束衣向周围正常组织或器官生长，并破坏其结构，称为直接蔓延。如晚期子宫颈癌可直接蔓延至膀胱和直肠，晚期乳腺癌蔓延到胸肌、肺。

2. 转移　恶性肿瘤细胞从原发部位侵入淋巴管、血管或体腔，迁徙到其他部位，继续生长，形成与原发瘤同样类型的肿瘤，称为转移。所形成的肿瘤称为转移瘤或继发瘤。发生转移是恶性肿瘤的特点，但并不是所有恶性肿瘤都会发生转移。如皮肤基底细胞癌，多造成局部破坏，引起皮肤溃疡，而很少发生转移。

（1）淋巴道转移　是癌的主要转移途径。恶性肿瘤细胞侵入淋巴管，随淋巴液首先到达局部淋巴结，先聚集于边缘窦，继续生长并累及整个淋巴结，导致淋巴结常呈无痛性肿大，质地变硬，切面呈灰白色。当淋巴结的被膜被癌细胞破坏或多个淋巴结被侵及时，相邻淋巴结可相互融合成团块。临床检查时，可触及到广泛粘连的肿大淋巴结，其活动度差，呈姜块状。有时淋巴结肿大不一定有转移，反应性增生的淋巴结也可肿大。局部淋巴结转移后，可继续转移到下一站淋巴结最后可经胸导管入血，继发血道转移。临床上最常见的癌转移淋巴结是左锁骨上淋巴结（Virchow 淋巴结），原发灶多见于肺或胃肠道（图 6 - 3）。

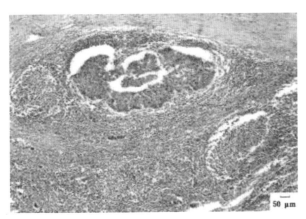

图 6 - 3　肿瘤的淋巴道转移（镜下观）
肺间质淋巴管内的瘤细胞团

（2）血道转移　是肉瘤的主要转移途径，但肉瘤和癌都可以经血道转移。恶性肿瘤细胞大多经毛细血管或静脉入血，侵入血管的肿瘤细胞聚集成团，形成瘤栓。因此，血道转移的途径与栓塞过程相似，即侵入体循环静脉的肿瘤细胞经右心到肺，在肺内形成转移瘤；侵入门静脉系统的肿瘤细胞首先发生肝转移；侵入肺静脉的肿瘤细胞，可经左心，随主动脉血流到达全身各器官，常转移到脑、骨、肾、肾上腺等处；侵入胸、腰、骨盆静脉的肿瘤细胞，也可通过吻合支进入椎静脉丛，如甲状腺癌和前列腺癌可经此途径转移到脊椎，进而转移到脑，可以不伴随肺的转移。

血道转移可累及许多器官，但最常受累的脏器是肺，其次是肝和骨。血道转移瘤的特点是常为多发、边界清楚、散在分布且多位于器官表面。位于器官表面的转移瘤，由于生长迅速，中央缺血、坏死而下陷，可形成"癌脐"。

临床上，为了判断有无血道转移，确定临床分期、治疗方案，肺和肝的影像学检查是非常必要的。

（3）种植性转移　发生于体腔脏器的恶性肿瘤，侵及器官表面时，瘤细胞脱落，像播种一样，种植于其他器官表面继续生长，形成多个转移性肿瘤，称为种植性转移。如胃癌破坏胃壁后，可种植到大网膜、腹膜和腹腔、盆腔器官表面甚至卵巢处。胃癌（多为黏液癌）种植到卵巢所形成的转移性肿瘤，称为库肯勃（Krukenberg）瘤。种植性转移常伴有浆膜腔血性积液，临床上对积液进行脱落细胞学检查，有助于肿瘤的诊断。极少数情况下，在施行外科手术时，可能造成医源性种植性转移。

第三节　肿瘤对机体的影响

肿瘤因其良、恶性不同，发展阶段不同，对机体的影响也不同。

一、良性肿瘤

1. 局部压迫和阻塞　是良性肿瘤对机体的主要影响。如体积较大的甲状腺腺瘤可压迫呼吸道而引起呼吸困难，脑膜瘤可压迫脑组织、妨碍脑脊液循环引起颅内高压，肠道腺瘤较大者可引起肠梗阻。

2. 激素作用　内分泌腺的良性肿瘤，引起激素分泌过多，而导致相应的内分泌症状。如垂体腺瘤可因生长激素分泌过多，引起巨人症或肢端肥大症；胰岛素瘤分泌过多的胰岛素，可引起阵发性低血糖；肾上腺嗜铬细胞瘤可导致去甲肾上腺素分泌过多而引起高血压。

二、恶性肿瘤

恶性肿瘤呈浸润性生长，生长迅速，并可发生转移，对机体的影响严重。除了上述良性肿瘤对机体的影响外，还可以引起更为严重的后果。

1. 破坏器官的结构和功能　如骨肉瘤破坏正常骨组织，可引起病理性骨折；晚期胃癌破坏胃壁，引起穿孔。

2. 出血、感染　恶性肿瘤常因侵袭破坏血管或缺血坏死而发生出血。如直肠癌引起便血、鼻咽癌引起鼻出血、肺癌导致咯血、膀胱癌发生无痛性血尿等。肿瘤坏死、出血后很容易继发感染。

3. 疼痛　恶性肿瘤晚期，由于肿瘤压迫或侵犯神经，可引起顽固性疼痛。如肝癌时肝被膜神经受压迫而出现的肝区疼痛、鼻咽癌侵犯三叉神经引起的头疼等。

💡 **素质提升**

焦裕禄精神

电影《焦裕禄》中有一个场景，焦裕禄患上了肝癌，经常疼得冷汗直冒，面色苍白，但他还是坚持工作，疼痛难忍的时候，就用藤椅的扶手抵在肝部，最后藤椅都抵坏了。

焦裕禄在担任兰考县委书记时，所表现出来的"亲民爱民、艰苦奋斗、科学求实、迎难而上、无私奉献"的精神，被后人称之为"焦裕禄精神"。

4. 发热　肿瘤代谢产物、坏死分解产物可引起发热，加之继发感染时也可引起发热。

5. 恶病质　某些恶性肿瘤晚期患者会出现进行性消瘦、乏力、贫血和全身衰竭的状态，称为恶病质。其发生可能与多种因素有关，如恶性肿瘤生长迅速，夺取正常组织代谢需要的营养物质；继发出血、感染、发热以及肿瘤组织坏死分解产物等，引起机体代谢紊乱；疼痛和紧张焦虑等影响进食和睡眠；此外，消化道的恶性肿瘤可直接影响进食和消化吸收，因此恶病质出现早而且严重。

6. 副肿瘤综合征（paraneoplastic syndrome，PNS） 肿瘤的产物（如异位激素，促肾上腺皮质激素、降钙素等）或异常的免疫反应（如交叉免疫、自身免疫等）或其他原因，引起内分泌、神经、消化、造血、肌肉、骨关节、肾脏、皮肤等发生病变，出现相应的临床表现，这些表现不是原发肿瘤或转移灶引起的，称为副肿瘤综合征。

其临床意义在于：一方面，有些患者在其肿瘤被发现之前，已经出现副肿瘤综合征，如肺小细胞癌出现血钙过高，或肌无力综合征、库欣（Cushing）综合征以及肺性骨关节病的症状，如果能仔细检查，可以及早发现肿瘤；另一方面，对于已确诊的肿瘤患者，如果出现上述临床表现，应注意与肿瘤转移相鉴别。

第四节 良性肿瘤与恶性肿瘤的区别

良性肿瘤和恶性肿瘤的生物学行为和对机体的影响差别很大，临床上治疗措施和治疗效果也完全不同（表6-2）。因此，正确区分良、恶性肿瘤，对肿瘤的临床诊断、治疗及预后判断具有重要意义。

表6-2 良性肿瘤与恶性肿瘤的区别

区别要点	良性肿瘤	恶性肿瘤
分化程度	分化好，异型性小	分化差，异型性大
核分裂象	无或少，不见病理性核分裂象	多，可见病理性核分裂象
生长速度	缓慢	较快
生长方式	膨胀性或外生性生长	浸润性或外生性生长
继发改变	少见	常见，如出血、坏死、溃疡、感染等
转移	不转移	常转移
复发	不复发或很少复发	易复发
对机体的影响	较小，主要为局部压迫或阻塞	较大，破坏组织器官的结构；引起坏死、出血、感染、疼痛；恶病质等

需要强调的是，良、恶性肿瘤的区别是相对的，不是绝对的。如血管瘤为良性肿瘤，但无包膜，常呈浸润性生长；而皮肤基底细胞癌虽为恶性肿瘤，却几乎不发生转移；再如甲状腺滤泡性腺癌，细胞分化好，异型性小，但可以浸润和转移。有些肿瘤的组织形态和生物学行为介于良、恶性之间，称交界性肿瘤，如卵巢交界性囊腺瘤。另一方面，肿瘤的良恶性也不是一成不变，有些良性肿瘤也可能发展成为恶性肿瘤（即恶变或癌变），如结肠息肉状腺瘤变成腺癌；极个别恶性肿瘤（如黑色素瘤），由于机体免疫力增强等原因，可以停止生长甚至完全自然消退。

第五节 肿瘤的命名、分类、分级、分期

一、肿瘤的命名原则

肿瘤的命名和分类是肿瘤病理诊断的重要部分。人体的组织和器官几乎都可以发生肿瘤，因此种类繁多，命名也复杂。

（一）良性肿瘤的命名

一般是在发生组织或细胞的后面加一个"瘤"字，如纤维组织发生的，称为纤维瘤；腺上皮发生

的，称为腺瘤。有时还结合肿瘤的部位、形态特点命名，如卵巢乳头状浆液性囊腺瘤。

（二）恶性肿瘤的命名

癌症（cancer）是所有恶性肿瘤的统称。根据肿瘤组织或细胞类型不同，可将恶性肿瘤分为两类。

1. 癌（carcinoma） 上皮组织的恶性肿瘤统称为癌。这些肿瘤表现出向某种上皮分化的特点，其命名原则是在上皮名称之后加一个"癌"字，如鳞状上皮的恶性肿瘤，称为鳞状细胞癌；腺上皮的恶性肿瘤，称为腺癌。有些癌具有不止向一种上皮分化，如腺鳞癌。未分化癌是指形态或免疫表型可以确定为癌，但缺乏特定上皮分化特征的癌。

2. 肉瘤（sarcoma） 间叶组织的恶性肿瘤统称为肉瘤。这些肿瘤表现出向间叶组织分化的特点。间叶组织包括纤维结缔组织、脂肪、脉管、肌肉、淋巴组织、骨、软骨、滑膜组织等，其命名原则是在间叶组织名称之后加"肉瘤"二字。如平滑肌肉瘤、骨肉瘤。如果一个肿瘤既有癌的成分又有肉瘤的成分，则称为癌肉瘤（carcinosarcoma）。

（三）特殊命名

由于历史原因，有少数肿瘤命名已经约定俗成，不完全按以上原则进行。

1. 以人名命名 如尤文（Ewing）肉瘤、霍奇金（Hodgkin）淋巴瘤。

2. 名称前加"恶性"二字 如恶性畸胎瘤、恶性淋巴瘤、恶性黑色素瘤等。临床上，恶性淋巴瘤、恶性黑色素瘤有时省去"恶性"二字。

3. 母细胞瘤 有些肿瘤的形态类似发育过程中的某种幼稚组织或细胞，称为"母细胞瘤"，恶性者如视网膜母细胞瘤、神经母细胞瘤和肾母细胞瘤；良性者如骨母细胞瘤、软骨母细胞瘤等。

4. 习惯命名 如精原细胞瘤、白血病、蕈样霉菌病等。

5. 畸胎瘤 起源于性腺或胚胎中的全能细胞的肿瘤，常发生于性腺，一般含有两个以上胚层的多种组织成分，分为良性畸胎瘤和恶性畸胎瘤。

6. 瘤病 表示肿瘤的多发状态，如多发神经纤维瘤病、脂肪瘤病等。

二、肿瘤的分类

肿瘤的正确分类是诊断的需要，也是统计、分析的需要，还是制定治疗计划、判断预后的重要依据。根据肿瘤的组织、细胞类型，可将肿瘤分为上皮组织肿瘤、间叶组织肿瘤、淋巴造血组织肿瘤、神经组织肿瘤等类型，每一类型又根据肿瘤的生物学特性不同，分为良性肿瘤和恶性肿瘤（表6-3）。

表6-3 常见肿瘤的分类

组织来源	良性肿瘤	恶性肿瘤
上皮组织		
鳞状上皮	乳头状瘤	鳞状细胞癌
基底细胞		基底细胞癌
腺上皮	腺瘤	腺癌
移行上皮		
间叶组织	乳头状瘤	尿路上皮癌
纤维组织	纤维瘤	纤维肉瘤
脂肪组织	脂肪瘤	脂肪肉瘤

组织来源	良性肿瘤	恶性肿瘤
平滑肌	平滑肌瘤	平滑肌肉瘤
横纹肌	横纹肌瘤	横纹肌肉瘤
血管	血管瘤	血管肉瘤
淋巴管	淋巴管瘤	淋巴管肉瘤
骨	骨瘤	骨肉瘤
软骨	软骨瘤	软骨肉瘤
滑膜	滑膜瘤	滑膜肉瘤
间皮	间皮瘤	恶性间皮瘤
淋巴造血组织		
淋巴细胞		淋巴瘤
造血细胞		白血病
神经组织		
神经鞘细胞	神经鞘瘤	恶性神经鞘瘤
胶质细胞	胶质瘤	恶性胶质瘤
原始神经细胞		髓母细胞瘤
脑膜	脑膜瘤	恶性脑膜瘤
神经细胞	节细胞神经瘤	神经母细胞瘤
其他组织细胞		
黑色素细胞		黑色素瘤
胎盘滋养叶细胞	葡萄胎	恶性葡萄胎、绒毛膜上皮癌
生殖细胞		精原细胞瘤 无性细胞瘤 胚胎性癌
性腺或胚胎剩件中的全能细胞（两个以上胚层组织）	畸胎瘤	恶性畸胎瘤

三、肿瘤的分级和分期

肿瘤的分级和分期一般用于恶性肿瘤，是临床制定治疗方案和估计预后的重要参考。临床上常使用"五年生存率""十年生存率"等指标来衡量肿瘤的恶性行为和对治疗的反应，这些指标与肿瘤的分级和分期有密切的关系。一般来说，肿瘤的分级和分期越高，患者的生存率越低。

（一）分级

恶性肿瘤的分级是描述其恶性程度的指标。病理学上，根据肿瘤的分化程度、异型性、核分裂象的数目等将恶性肿瘤分为 Ⅰ、Ⅱ、Ⅲ 三级。病理学上，通常根据恶性肿瘤细胞的分化程度、异型性及核分裂象来确定恶性肿瘤的级别。一般分为三级。

Ⅰ级：分化较好（高分化），低度恶性。

Ⅱ级：分化中等（中分化），中度恶性。

Ⅲ级：分化差（低分化），高度恶性。

（二）分期

代表恶性肿瘤的生长范围和播散程度。目前国际上广泛采用 TNM 分期系统。

T：指原发瘤的大小或浸润的深度，用 $T_1 \sim T_4$ 表示。

N：指局部淋巴结受累情况，N_0 表示无淋巴结转移，随淋巴结受累程度和范围的增加，依次用 $N_1 \sim N_3$ 表示。

M：指远处转移（通常是血道转移），M_0 表示无远处转移，M_1 表示有远处转移。

临床制定治疗方案和评估预后，肿瘤的分期尤为重要，但也必须综合考虑肿瘤的生物学特性和全身情况。

第六节　癌前病变（或疾病）、异型增生、原位癌

一、癌前病变（或疾病）

癌前病变是指某些具有癌变潜在可能性的病变或疾病，如长期存在即有可能转变为癌。应该注意，癌前病变（或疾病）并不是一定会发展为恶性肿瘤。从癌前病变（或疾病）发展为癌，可经过很长时间。正确认识和积极治疗癌前病变（或疾病）对肿瘤的预防具有重要意义。常见的癌前病变（或疾病）有以下几种。

1. 大肠腺瘤　常见，可单发或多发，有绒毛状腺瘤、管状腺瘤等类型。绒毛状腺瘤发生癌变的机会更大。

2. 黏膜白斑　常发生于食管、口腔、外阴、宫颈等处，局部黏膜呈白色斑块。镜下表现为鳞状上皮过度增生和过度角化，并有一定的异型性。

3. 乳腺纤维囊性病　又称乳腺囊性增生症，常见于 40 岁左右的妇女，由内分泌功能紊乱引起。病变主要为乳腺小叶导管和腺泡上皮细胞增生及导管囊性扩张。导管上皮有异常增生者易发生癌变。

4. 慢性萎缩性胃炎及胃溃疡　慢性萎缩性胃炎时，胃黏膜腺体常有肠上皮化生，尤其是大肠型肠上皮化生有可能发展为胃癌。胃溃疡边缘的黏膜因长期受刺激而不断增生，也有可能发生癌变。

5. 皮肤慢性溃疡　经久不愈的皮肤溃疡和瘘管，由于长期慢性炎症刺激，鳞状上皮细胞异常增生，可进一步发展为癌。常见于小腿的慢性溃疡，如大隐静脉曲张导致小腿胫前下 1/3 皮肤溃疡。

6. 溃疡性结肠炎　是一种炎性肠病，反复发生溃疡，继而周围黏膜增生，特别是伴有异常增生者，易发生结肠腺癌。

7. 肝硬化　由慢性乙肝所致的肝硬化患者，相当一部分进展为肝细胞性肝癌。

二、异型增生

异型增生是指细胞增生并出现一定程度的异型性，但还不足以诊断为肿瘤。这个术语多用于上皮的病变，包括被覆上皮（如鳞状上皮和尿路上皮）和腺上皮（如乳腺导管上皮、子宫内膜腺上皮）。异型增生是癌前病变（或疾病）的组织学改变，表现为细胞大小不一，形态多样，核大深染，核/浆比增大，核分裂象增多，细胞排列紊乱，极向消失。根据病变累及范围和异型性大小，异型增生分为轻、中、重三级。以被覆上皮为例，异型性较小，异型细胞累及上皮层的下 1/3 为轻度；异型细胞累及上皮层的下 1/3 ~ 2/3 为中度；异型细胞超过全层的 2/3，但尚未累及上皮全层的为重度。

三、原位癌

原位癌（carcinoma in situ）一词通常用于上皮的病变，是指异型增生累及上皮的全层，但没有突破基底膜向下浸润。原位癌是一种早期癌，如果早期发现、积极治疗可防止其发展为浸润癌，从而提高治

愈率。

目前，较多使用上皮内瘤变（intraepithelial neoplasia，IN）这一概念来描述上皮细胞从异型增生到原位癌这一连续的过程，将轻度异型增生称为上皮内瘤变Ⅰ级，中度异型增生称为上皮内瘤变Ⅱ级，重度异型增生和原位癌称为上皮内瘤变Ⅲ级。如子宫颈上皮内瘤变（cervical intraepithelial neoplasia，CIN）Ⅰ级、Ⅱ级和Ⅲ级（CINⅠ、CINⅡ、CINⅢ）。将重度异型增生和原位癌统称为上皮内瘤变Ⅲ级，主要是因为重度异型增生和原位癌二者实际上难以截然划分，而且临床处理原则基本一致。

一般认为，正常细胞从增生发展为恶性肿瘤是逐渐演变的过程：一般增生→异型增生→原位癌→浸润性癌。

第七节　常见肿瘤举例

一、上皮组织肿瘤

上皮组织包括被覆上皮与腺上皮。上皮组织肿瘤常见，人体的恶性肿瘤大部分是上皮组织恶性肿瘤（癌），对人类危害甚大。

（一）上皮组织良性肿瘤

1. 乳头状瘤　是被覆上皮的良性肿瘤。肿瘤向表面呈外生性生长，形成许多手指样或乳头状突起，根部有蒂与正常组织相连（图6-4）。镜下观，乳头中心间质，表面为肿瘤细胞。常发生在阴茎、外耳道、膀胱的乳头状瘤较易发生恶变。

2. 腺瘤　是腺上皮的良性肿瘤。常见于甲状腺、乳腺、胃肠道、唾液腺、卵巢等处。腺器官内的腺瘤多呈膨胀性生长，形成结节状肿块，有完整包膜；黏膜表面的腺瘤多呈外生性生长，形成息肉状突起。镜下观，腺瘤的腺体与正常腺体结构相似，并具有一定的分泌功能。但是腺瘤的腺体大小不一、形态不规则、排列较密集，无导管结构，腺腔可扩大并融合形成囊腔。常见的腺瘤类型如下。

（1）**息肉状腺瘤**　多见于结肠、直肠黏膜，呈息肉状，腺瘤可有蒂与黏膜相连，可单发或多发（图6-5）。

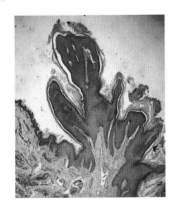

图6-4　皮肤乳头状瘤（镜下观）

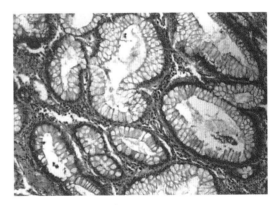

图6-5　结肠息肉状腺瘤（镜下观）

（2）**囊腺瘤**　常发生于卵巢、甲状腺、胰腺等部位。肉眼观，肿瘤呈圆形或卵圆形，表面光滑或凹凸不平，切面可为单房或呈多房状。镜下观，腺体增生扩张，有的扩张腺体相互融合形成大的囊腔，囊腔内有分泌物。卵巢囊腺瘤主要有两种类型：一种为浆液性乳头状囊腺瘤，腺上皮向囊腔内呈乳头状生长，并分泌浆液；另一种为黏液性囊腺瘤，分泌黏液，常为多房性，囊壁多光滑。

（3）纤维腺瘤　常见于女性乳腺，多为单个。肉眼观，常结节状或分叶状，境界清楚，包膜完整，切面灰白色，有时呈半透明状。镜下观，主要为乳腺导管上皮细胞和周围的结缔组织增生。

（4）多形性腺瘤　又称混合瘤。肉眼观，灰白色，结节状，境界清楚。镜下观，由腺上皮、鳞状上皮、黏液样和软骨样等多种组织成分增生而混合构成。常见于唾液腺。

（二）上皮组织恶性肿瘤

上皮组织来源的恶性肿瘤也称为癌，是最常见的恶性肿瘤。癌多呈浸润性、外生性生长。切面常为灰白色、较干燥，质较硬。镜下观，癌细胞可呈腺状、巢状或条索状排列，与间质分界一般较清楚。少数分化低的癌在间质内呈弥漫浸润生长，与间质分界不清。常见类型如下。

1. 鳞状细胞癌　简称鳞癌，常发生于食管、口腔、皮肤、外阴、宫颈、阴茎等被覆鳞状上皮的部位，但也可见于胆囊、支气管、肾盂等黏膜发生鳞状上皮化生的部位。肉眼见，癌组织常呈菜花状，表面可因坏死而形成溃疡。底部浸润性生长，与周围组织界限不清。切面灰白色、较干燥，质较硬。镜下观，分化好的鳞癌癌巢中，细胞间可见细胞间桥，在癌巢的中央可见层状排列的角化物，称为角化珠（keratin pearl）或癌珠（图6-6）；中等分化的鳞癌，有细胞角化现象，但无角化珠形成，可见细胞间桥；分化差的鳞癌，癌细胞异型性明显并见较多病理性核分裂象，无细胞内角化及角化珠形成，细胞间桥少或无。

2. 基底细胞癌　多见于老年人面部，如眼睑、颊及鼻翼等处。起源于皮肤的基底细胞，是一种低度恶性肿瘤。肉眼观，浸润性生长，表面常形成溃疡。镜下观，癌细胞呈多角形或梭形，似基底细胞，形成大小不等的癌巢，癌巢周边的癌细胞呈栅栏状排列。此癌生长缓慢，几乎不发生转移，对放射治疗很敏感，预后较好。

3. 尿路上皮癌　又称移行细胞癌，发生于肾盂、膀胱、输尿管的移行上皮。常呈乳头状或菜花状。

4. 腺癌　是腺上皮发生的恶性肿瘤（图6-7）。可分为三种类型。

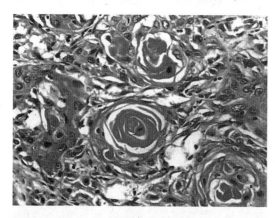

图6-6　鳞状细胞癌（镜下观）
癌巢中央角化珠（癌珠）

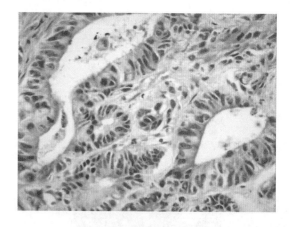

图6-7　肠腺癌（镜下观）
癌组织已经浸润到肌层

（1）管状腺癌　多见于胃肠道、胆囊、子宫体及甲状腺等处。癌细胞分化好，形成腺腔样结构，但腺体大小不等，形状不一，排列不规则。癌细胞异型性明显，常不规则排列成多层。

（2）实性癌　又称单纯癌。属低分化腺癌，恶性度较高，多见于乳腺，也可发生于胃及甲状腺。癌细胞异型性高，形成实体癌巢，无腺腔样结构。有的癌巢小而少，间质多，质地硬，称为硬癌。有的癌巢大而多，间质少，质软如脑髓，称为髓样癌。

（3）黏液癌　又称胶样癌。常见于胃和大肠。癌细胞可分泌黏液，镜下观黏液聚集在癌细胞内，将核推向一侧，使细胞呈印戒状，称为印戒细胞。黏液也可堆积在腺腔内，腺体崩解可形成黏液湖。肉眼观，癌组织灰白色、湿润、半透明，似胶冻样。早期即可有广泛浸润和转移，预后不佳。

二、间叶组织肿瘤

间叶组织肿瘤的种类很多，包括脂肪组织、平滑肌、横纹肌、血管、淋巴管、纤维组织、骨组织等的肿瘤。骨肿瘤以外的间叶组织肿瘤称为软组织肿瘤。间叶组织肿瘤中良性肿瘤较常见，恶性肿瘤（肉瘤）少见。

（一）间叶组织良性肿瘤

1. 纤维瘤　纤维组织的良性肿瘤，常见于四肢及躯干皮下。肿瘤呈结节状，有完整包膜，切面灰白色，可见编织状条纹，质地韧硬。镜下观，肿瘤主要由分化良好的纤维细胞和丰富的胶原纤维组成，排列成束，互相编织。

2. 脂肪瘤　是最常见的良性肿瘤，多见于成人。好发于背、肩、颈及四肢近端皮下组织。外观常呈分叶状，有包膜，质软，切面淡黄色。镜下观，脂肪瘤与正常脂肪组织极为相似，其区别仅在于脂肪瘤有包膜及纤维组织间隔（图6-8）。脂肪瘤很少恶变，手术易摘除，不易复发。

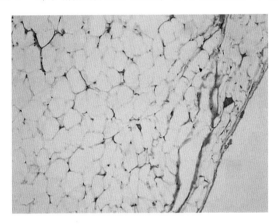

图6-8　脂肪瘤（镜下观）

3. 脉管瘤　包括血管瘤及淋巴管瘤，以血管瘤多见。常见于儿童的皮肤、唇、舌、肝脏等处，多为先天性。

（1）血管瘤　可发生于皮肤、肌肉、内脏等器官。内脏器官以肝脏多见。在皮肤或黏膜可呈突起的鲜红肿块，或呈紫红或暗红色斑块，压之褪色，无包膜，边界不规则如地图状，呈浸润性生长。内脏血管瘤多呈结节状。有毛细血管瘤、海绵状血管瘤、混合型血管瘤等类型。儿童血管瘤可随身体的发育而长大，成年后停止发展，甚至可以自然消退。

（2）淋巴管瘤　多发生于舌、颈、腋窝及腹股沟等处。镜下观，增生的淋巴管呈囊性扩张，内含有淋巴液。淋巴管瘤又称为囊状水瘤，多见小儿。

4. 平滑肌瘤　多见于子宫，其次为胃肠道。可单发或多发。肿瘤呈球形，境界清楚，切面灰白色编织状。瘤组织由形态较一致的梭形平滑肌细胞构成，细胞排列成束状，互相编织。核呈长杆状，两端钝圆，同一束内的细胞核有时排列成栅状，核分裂象少见。术后不易复发，预后好。

（二）间叶组织恶性肿瘤

间叶组织恶性肿瘤称为肉瘤，较癌少见。有些类型的肉瘤较多见于儿童或青少年，如60%的骨肉瘤见于25岁以下的人群，有些肉瘤则主要发生于中老年人，如脂肪肉瘤。肉瘤体积常较大，切面灰红色、质软、湿润，似新鲜的鱼肉状，故称肉瘤，多呈浸润性生长，因生长较快，可挤压周围组织形成假包膜，并易继发出血、坏死、囊性变。镜下观，瘤细胞弥漫分布，不形成细胞巢，与间质分界不清。肉瘤间质结缔组织少，但血管较丰富，故易发生血道转移。癌和肉瘤区别如下（表6-4）。

表6-4 癌和肉瘤的区别

区别要点	癌	肉瘤
组织来源	上皮组织	间叶组织
发病率	较高，多见于中老年	较低，多发生于青少年
肉眼特点	质硬、灰白色	质软、灰红色、鱼肉状
镜下特点	癌细胞多形成癌巢，实质与间质分界清楚，常有纤维组织增生	肉瘤细胞呈弥漫分布，实质与间质分界不清，间质血管丰富，纤维组织少
网状纤维	癌细胞间多无网状纤维	肉瘤细胞间多有网状纤维，包绕瘤细胞
转移	多经淋巴道转移	多经血道转移

常见肉瘤类型如下。

1. 脂肪肉瘤 来自原始间叶细胞，是成人多见的肉瘤之一，好发于腹膜后及大腿深部软组织，极少从皮下脂肪发生，与脂肪瘤的分布相反。多见于40岁以上成人，极少见于青少年。肉眼观，多数肿瘤类似脂肪瘤，有时可呈黏液样或鱼肉样。镜下观，肿瘤由分化程度不等的脂肪细胞和脂肪母细胞构成。脂肪母细胞可呈星形、梭形、小圆形或多形性，胞质内可见大小不等的脂质空泡（图6-9）。

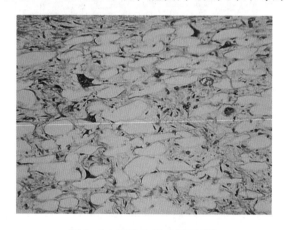

图6-9 脂肪肉瘤（镜下观）
脂肪母细胞和异型深染的细胞核

2. 横纹肌肉瘤 较常见，主要发生于10岁以下儿童和婴幼儿，少见于青少年和成人。好发于头颈部、泌尿生殖道等，可偶见于四肢。镜下观，肿瘤由不同分化阶段的横纹肌母细胞组成，分化较高者，胞质红染，可见纵纹和横纹。恶性程度高，生长迅速，易早期发生血道转移，预后差，约90%以上在5年内死亡。

3. 骨肉瘤 是最常见的骨恶性肿瘤。多见于青少年，好发于四肢长骨的干骺端，尤其是股骨下端、胫骨上端和肱骨上端。肿瘤呈梭形膨大，侵犯破坏骨皮质，掀起其表面的骨外膜。局部骨外膜产生大量新生骨，在肿瘤上下两端的骨皮质和掀起的骨外膜之间形成三角形隆起，X线检查称为Codman三角。由于骨膜被掀起，在骨外膜和骨皮质之间可形成与骨表面垂直的放射状反应性新生骨小梁，在X线上表现为日光放射状阴影。上述两种现象是X线诊断骨肉瘤的重要依据。

镜下观，骨肉瘤细胞高度异型性，梭形或多边形，可见肿瘤性骨样组织和骨组织形成，这是诊断骨肉瘤的最重要的组织学依据。恶性程度很高，生长迅速，发现时常已有血道转移。

4. 软骨肉瘤 由软骨母细胞发生，发病年龄多在40~70岁。常见于盆骨、股骨、胫骨、肩胛骨等处。肉眼观，肿瘤位于骨髓腔内，呈灰白色、半透明、分叶状。镜下观，软骨基质中散布有异型性的软骨细胞，核大深染，核仁清楚，核分裂象多见，较多的双核、巨核和多核瘤巨细胞。软骨肉瘤一般比骨肉瘤生长慢，转移也较晚。

三、淋巴瘤

淋巴瘤又称恶性淋巴瘤，是原发于淋巴结和结外淋巴组织的恶性肿瘤，起源于 T 细胞、B 细胞、NK 细胞等。根据瘤细胞形态及组织结构特点可分为霍奇金淋巴瘤和非霍奇金淋巴瘤。临床主要表现为淋巴结无痛性肿大，随病情进展，可逐渐出现发热、消瘦、贫血和局部压迫症状，可伴有肝、脾肿大。

1. 霍奇金淋巴瘤（Hodgkin lymphoma，HL）　又称霍奇金病（Hodgkin's disease，HD），占 10%～20%。最常累及颈部和锁骨上淋巴结，其次为腋窝、腹股沟、纵隔、肺门、腹膜后及主动脉旁淋巴结，晚期可累及肝、脾和骨髓等处。病变从一个或一处淋巴结开始，逐渐向周围淋巴结扩散，受累淋巴结肿大，常相互粘连形成不规则结节状巨大肿块。切面灰白色，质地较硬，有时可见灰黄色坏死区。青少年多见。

2. 非霍奇金淋巴瘤（nongkin lymphoma，NHL）　占 80%～90%，其中约 2/3 原发于淋巴结，如颈部、纵隔、腋窝、腹腔及腹股沟等处的淋巴结，约 1/3 发生于结外淋巴组织，如胃肠道、呼吸道、皮肤、涎腺、胸腺、泌尿生殖道等处及脾、骨髓等。多见于 40～60 岁人群，男多于女。

第八节　肿瘤的病因和发生机制

一、肿瘤的病因

肿瘤的病因较多，有外因和内因两大因素，肿瘤的发生，往往是多因素作用的结果。可导致恶性肿瘤形成的物质统称为致癌物。

（一）外因

1. 化学因素　是主要因素，大多数肿瘤与化学致癌物有关。化学致癌物可分为两大类，直接致癌物和间接致癌物。多数化学致癌物需在体内（主要是肝脏）代谢活化后才致癌，称为间接致癌物。少数外界致癌物不需在体内进行代谢转化即可致癌，称为直接致癌物。

同一致癌物可引起不同器官的肿瘤，同一肿瘤也可由不同的致癌物引起。

（1）多环芳香烃　存在于石油、煤焦油中。致癌性特别强的有 3，4 - 苯并芘、1，2，5，6 - 双苯并蒽和 3 - 甲基胆蒽等。3，4 - 苯并芘可由有机物燃烧产生，存在于工厂排出的煤烟、汽车尾气、香烟的烟雾中，与肺癌的关系密切。此外，烟熏和烧烤的鱼、肉等食品中也含有多环芳烃，这可能和某些地区食管癌、胃癌的发病率较高有一定关系。

（2）氨基偶氮染料　此类化合物具有颜色，可为纺织品、食品和饮料的染料。如奶油黄（二甲基氨基偶氮苯）、猩红，可引起实验性大白鼠肝细胞癌。

（3）芳香胺类化合物　如乙萘胺、连苯胺、品红等，多为工业用品或染料。从事印染、橡胶等生产或作业的人员，膀胱癌的发生率较高。

（4）亚硝胺类化合物　是一类致癌作用强、致癌谱很广的化合物。与食管癌、胃癌、肝癌等发生有关。亚硝胺的前体物质，如硝酸盐、亚硝酸盐和二级胺，在变质的蔬菜、食物及短期腌制的咸菜中含量较高。亚硝酸盐也可作为鱼、肉类食品的防腐剂和着色剂进入人体，它们在胃内酸性环境中合成具有致癌作用的亚硝胺。

（5）生物毒素　黄曲霉素广泛存在于霉变的食物中。霉变的花生、玉米及谷类中含量最多。黄曲霉素 B_1 致癌性最强，可诱发肝细胞癌。

（6）其他　如砷、镍、铬及烷化剂和酰化剂。砷可引起皮肤癌，镍和铬引起鼻咽癌，苯可致白血病，镉与前列腺癌和肾癌的发生有关。

烷化剂，如环磷酰胺、氮芥，既用于治疗肿瘤，又可能诱发肿瘤，应注意合理使用。

2. 物理因素

（1）电离辐射　包括 X 射线、γ 射线及粒子形式的辐射（如 β 粒子等）。电离辐射能使染色体发生断裂、易位和点突变，导致癌基因激活或者肿瘤抑制基因灭活。长期接触辐射可导致恶性肿瘤，主要引起皮肤癌和白血病。日本长崎、广岛受原子弹爆炸幸存者，经过观察发现，白血病、甲状腺癌、乳腺癌、肺癌的发生率明显增高。

（2）紫外线　紫外线可引起皮肤癌。紫外线可使 DNA 分子复制错误。着色性干皮病患者，由于缺乏修复 DNA 所需的酶，不能将紫外线所致的 DNA 损伤修复，皮肤癌的发病率很高，且在幼年即发病。

（3）慢性刺激和损伤　慢性刺激和损伤能使局部细胞增生，进一步由异常增生发展为癌。如慢性皮肤溃疡引起的皮肤癌、假牙和龋齿引起的口腔癌。

3. 生物因素　包括病毒、寄生虫、细菌、霉菌等。

（1）病毒　与人类肿瘤发生密切相关的病毒主要有以下几种。①乙型肝炎病毒（HBV）：与肝细胞癌的发生有关，其感染者发生肝细胞癌的概率是未感染者的 200 倍。②人类乳头状瘤病毒（HPV）：与子宫颈癌关系密切，尤其 HPV－16 和 HPV－18 是高危型。③EB 病毒（EBV）：与鼻咽癌和 Burkitt 淋巴瘤有关。

（2）寄生虫　已知日本血吸虫病与大肠癌的发生有关，华支睾吸虫病与胆管细胞性肝癌的发生有关，埃及血吸虫病与膀胱癌的发生有关。

（3）细菌　幽门螺杆菌与胃癌的发生有关，也与胃黏膜相关淋巴瘤的发生有关。

（4）霉菌　长期食用被黄曲霉菌污染的食物可导致肝细胞癌，长期食用被白地霉菌、镰刀菌污染的食物可致食管癌。

（二）内因

机体在外因的作用下有可能发生肿瘤，但并非必然发生肿瘤。机体的内因在肿瘤的发生和发展中也起着非常重要的作用。

1. 遗传因素　动物实验中发现，在同样的外界致瘤因素作用下，不同基因型的动物发病率不同。人类某些肿瘤有明显遗传倾向，如结肠多发性息肉、视网膜母细胞瘤、神经纤维瘤、肾母细胞瘤等。也有一些肿瘤有家族史，父母兄妹中易患肿瘤，但肿瘤类型可各不相同。可见，绝大多数肿瘤并非特殊遗传，仅仅是一种容易发生肿瘤的"遗传易感性"，遗传因素需要与环境因素共同作用。

2. 免疫因素　实验和临床观察都证明，肿瘤的发生发展、疗效和预后都与机体的免疫因素有关。肿瘤细胞能否在宿主体内长期存活，由宿主的免疫状态所决定。机体的免疫功能较强时，可杀灭肿瘤细胞，从而抑制肿瘤的生长与扩散；当免疫功能低下或缺陷时，如 AIDS 患者，肿瘤发生率明显提高。

3. 内分泌因素　某些肿瘤的发生与内分泌激素的刺激有关，如雌激素过多与乳腺癌、子宫内膜癌有关，肾上腺皮质激素对淋巴造血系统的恶性肿瘤的生长和转移有抑制作用。

4. 种族因素　一些肿瘤在不同种族中发生率有显著差异。如欧美国家乳腺癌的发生率较高，而日本胃癌的发生率较高，我国广东地区鼻咽癌常见，且移居海外的华裔发病率也高于当地人。也可能是与不同的地理环境、饮食及生活习惯、遗传等多种因素的影响有关。

二、肿瘤的发生机制

肿瘤形成是一个十分复杂的过程，是细胞生长与增殖的调控发生严重紊乱的结果。大量研究表明，肿瘤发生具有复杂的分子基础，包括原癌基因激活、肿瘤抑制基因失活、凋亡调节基因和 DNA 修复基因功能紊乱。遗传因素和环境致瘤因素通过影响这些基因的结构功能导致肿瘤。

（一）原癌基因

1. 原癌基因及其产物 原癌基因是细胞增生和活化的生理调节基因，其编码的产物是对正常细胞生长十分重要的蛋白质，如生长因子、生长因子受体、信号传导蛋白和转录因子等。

2. 原癌基因的激活 在致癌因素的作用下，原癌基因发生点突变、染色体易位、基因扩增等方式，被激活成癌基因，如 $c-Ras$ 和 $c-Myc$，活化的癌基因编码的蛋白质结构异常，活性增强或过度表达，产生过多的正常生长促进蛋白，导致细胞生长刺激信号的过度或持续存在，使细胞增殖失控、去分化或分化异常，而成为肿瘤细胞。

（二）肿瘤抑制基因

与原癌基因编码的蛋白质促进细胞生长相反，正常情况下，细胞还有肿瘤抑制基因，其产物对细胞的生长、分化起负性调节作用。肿瘤抑制基因失活往往是通过两个等位基因都发生突变或丢失而实现。肿瘤抑制基因失活后，其功能丧失，导致细胞的肿瘤性转化。目前了解最多的两种肿瘤抑制基因是 Rb 基因和 $p53$ 基因。在超过 80% 的人类肿瘤中发现有 $p53$ 基因的突变，尤其在结肠癌、肺癌、乳腺癌和胰腺癌的突变更多见。

（三）凋亡调节基因

如前所述，肿瘤的生长取决于肿瘤细胞增殖和死亡的比例。除了原癌基因激活、肿瘤抑制基因的失活外，调节细胞凋亡的基因及其产物在某些肿瘤的发生中也起着重要作用。如 $Bcl-2$ 蛋白抑制凋亡，Bax 蛋白促进细胞凋亡。在许多滤泡型恶性淋巴瘤中，有 $Bcl-2$ 基因的过度表达。可见，凋亡逃避也与肿瘤的发生有关。

（四）DNA 修复基因

正常细胞内 DNA 的轻微损害，可通过 DNA 修复机制予以修复，这对维持基因组稳定性很重要。

外源因素如电离辐射、紫外线、烷化剂、氧化剂，以及 DNA 复制过程中出现的错误和碱基的自发改变等，均可损伤 DNA，当 DNA 修复机制存在异常时，这些 DNA 损伤就会保留下来，在肿瘤的发生中起作用。如着色性干皮病患者，就是因为缺乏 DNA 修复的内切酶，不能修复紫外线导致的 DNA 损伤，其皮肤癌的发生率极高，且发病年龄较轻。

（五）端粒、端粒酶异常

染色体末端存在重复序列的 DNA，叫作端粒，其长度控制着细胞的复制次数。细胞每复制一次，端粒就缩短一点。细胞复制一定次数后，端粒缩短到一定程度，细胞即死亡。因此端粒被称为细胞的生命计时器。生殖细胞有端粒酶的存在，可使缩短的端粒长度得到恢复，因此具有十分强大的自我复制能力，而大多数体细胞没有端粒酶活性，只能复制大约 50 次，因此，端粒的缩短也可以看成是一种肿瘤抑制机制。实验表明，很多恶性肿瘤都具有端粒酶活性，使其端粒不会缩短；85%～95% 的人类恶性肿瘤都有一定程度的端粒酶活性。

（六）多步癌变的分子基础

流行病学、分子遗传学及化学致癌的动物模型等研究证明，肿瘤的发生是一个长期、多因素、分阶段的过程。单个基因改变不足以造成细胞的完全恶性转化。细胞要完全恶性转化，需要多个基因的改变，如原癌基因激活，肿瘤抑制基因失活，以及凋亡调节基因和 DNA 修复基因的改变。一个细胞要积累这些基因改变，往往需要较长的时间。这也是癌症在年龄较大的人群中发生率较高的原因。

肿瘤的发生发展是非常复杂的，但以下几点是比较肯定的。①肿瘤从遗传学上来说是一种基因病。②肿瘤的形成是瘤细胞单克隆扩增的结果。③环境因素和遗传因素致癌，主要是引起了原癌基因激活和（或）肿瘤抑制基因失活，从而导致细胞的恶性转化。④肿瘤的发生不只是单个基因突变的结果，而是一个长期的、分阶段的、多种基因突变积累的过程。⑤机体的免疫监视体系在防止肿瘤的发生上起重要作用，肿瘤的发生是免疫监视功能丧失的结果。⑥肿瘤的发生是多因素作用的结果。

目标检测

一、选择题

【A1/A2 型题】

1. 下列属于肿瘤性增生与非肿瘤性增生根本区别的是（　　）
  - A. 生长快
  - B. 有肿块形成
  - C. 细胞生长活跃
  - D. 有核分裂象
  - E. 细胞不同程度失去分化成熟的能力

2. 下列属于诊断恶性肿瘤的依据是（　　）
  - A. 迅速增大的肿块
  - B. 疼痛
  - C. 异型性明显
  - D. 局部淋巴结肿大
  - E. 恶病质

3. 肿瘤的实质是指（　　）
  - A. 神经组织
  - B. 纤维组织
  - C. 血管
  - D. 肿瘤细胞
  - E. 浸润的炎细胞

4. 癌与肉瘤的最主要区别是（　　）
  - A. 瘤细胞的分布方式不同
  - B. 组织来源不同
  - C. 肿瘤内血管多少不同
  - D. 转移途径不同
  - E. 发生年龄不同

5. Krukenberg 瘤的本质是（　　）
  - A. 直肠腺癌
  - B. 胃黏液癌
  - C. 卵巢癌
  - D. 乳腺癌
  - E. 肾细胞癌

6. 下列属于肿瘤的是（　　）
  - A. 动脉瘤
  - B. 室壁瘤
  - C. 结核瘤
  - D. 脂肪瘤
  - E. 炎性假瘤

7. 原位癌的概念是（　　）
  - A. 没有发生转移的癌
  - B. 光镜下才能见到的微小癌
  - C. 无症状和体征的癌
  - D. 早期浸润癌
  - E. 异型增生累及上皮全层，但未突破基膜

8. 下列与 EB 病毒有关的肿瘤是（　　）
  - A. 胃癌
  - B. 肾癌
  - C. 肺癌
  - D. 鼻咽癌
  - E. 肝细胞癌

9. 肺转移性肾癌指的是（　　）
  - A. 肾癌和肺癌同时转移到他处
  - B. 肺癌转移到肾
  - C. 肾癌和肺癌互相转移

D. 他处的癌转移到肺和肾　　　E. 肾癌转移到肺

10. 某子宫颈癌患者，手术切除标本，病理检查镜下见癌组织突破基底膜，癌细胞似鳞状上皮的棘细胞，有角化珠形成，应诊断为（　　）

A. 低分化鳞癌　　　　　　B. 中分化鳞癌　　　　　　C. 高分化鳞癌

D. 宫颈腺癌　　　　　　　E. 宫颈腺鳞癌

二、思考题

1. 简述肿瘤的命名原则。

2. 列举五种以上的癌前病变（或疾病）。

3. 简述恶性肿瘤对机体的影响。

（邓良超）

第七章 心血管系统疾病

◎ 学习目标

    1. 通过本章学习，重点把握动脉粥样硬化、高血压病、风湿病的基本病变；动脉粥样硬化、高血压病、风湿病的病因、发病机制及临床病理联系。

    2. 学会判断心瓣膜病的分类以及临床表现。

≫ 情境导入

    情境描述   患者，男，78岁。3天前突发心前区疼痛而急诊入院。入院检查：心率92~96次/分，血压126/104mmHg。心电图提示心肌梗死。住院第3天因血压下降、呼吸及心跳停止而死亡。尸检：心脏体积增大，心腔扩张，左心室壁厚达2.0cm，左心室前壁有一梗死区，梗死区心内膜处有附壁血栓形成。冠状动脉内可见粥样硬化斑块形成，导致冠状动脉管腔狭窄，尤以左前降支及右后降支更为严重。镜下观，梗死区心肌细胞变性及坏死并有炎细胞浸润。主动脉、肺动脉、肾动脉均有广泛的粥样斑块形成，斑块新旧与大小不一，向管腔内突起。镜下观，斑块表面动脉内膜增厚，内膜下出现广泛胆固醇结晶沉着，斑块深部动脉中层肌纤维受压而发生萎缩。

    讨论   1. 本案例病理诊断是什么？

            2. 动脉粥样硬化对机体的影响主要有哪些？本例哪些器官明显受动脉粥样硬化影响？

    心血管系统疾病是目前威胁人类生命健康的常见疾病。在我国，由于经济的发展，人民生活水平的不断提高，心血管系统疾病的发病率呈上升趋势，其死亡率亦逐年增多而位居榜首。本章主要介绍心血管系统的常见疾病如动脉粥样硬化、高血压病、风湿病等疾病。

第一节 动脉粥样硬化

    动脉粥样硬化（atherosclerosis，AS）是一种与脂质代谢障碍有关的心血管系统疾病，其基本病变是脂质在动脉内膜沉积，引起内膜纤维化及粥样斑块形成，从而使血管壁增厚、变硬，管腔狭窄。多见于中、老年人，病变主要累及大中型动脉，是心血管系统疾病中最常见的和最具有危害性的疾病。

    动脉硬化是指一组以动脉壁增厚、变硬和弹性减退为特征的动脉硬化性疾病，包括以下三种类型。① AS：最常见。②动脉中层钙化：较少见，见于老年人，表现为动脉中膜的钙盐沉积，并可发生骨化，一般不引起管腔狭窄。③细动脉硬化：与高血压有关，其基本病变主要是细小动脉的玻璃样变。

一、病因与发病机制

（一）危险因素

动脉粥样硬化病因至今仍不十分清楚，现认为下列因素是引起其发生的危险因素。

    1. 高脂血症   是指血浆总胆固醇和甘油三酯异常增高，是动脉粥样硬化的最主要危险因素。血液中的脂质是以脂蛋白的形式在血液循环中进行转运，因此高脂血症实际上是高脂蛋白血症。其中，低密度脂蛋白（LDL）的胆固醇含量高，分子质量小，易透过动脉内膜受损区并沉积在动脉内膜中而被氧化。目前认为，氧化型 LDL（ox – LDL）是最重要的致 AS 因子。极低密度脂蛋白（VLDL）及乳糜微粒（CM）水平持续升高也与 AS 的发生呈正相关。高密度脂蛋白（HDL）有抗氧化作用，防止 LDL 氧化，并可通过竞争机制抑制 LDL 与血管内皮细胞受体结合而减少其摄取。因此，HDL 具有抗 AS 作用。

2. 高血压 据统计，高血压患者与同性别同年龄的无高血压者相比，AS 发病率高，发病较早且病变较重。目前认为：高血压时血流对血管壁的机械性压力和冲击作用较强；高血压可引起动脉内皮受损和（或）功能障碍，导致内膜的通透性增加，使各种脂蛋白容易进入内膜而诱发疾病；另外，内皮细胞损伤后，暴露其下方的胶原纤维，促使血中的血小板黏附并聚集于局部，聚集的血小板释放生长因子，刺激动脉中膜平滑肌细胞迁入内膜并增生。增生的平滑肌细胞既能吞噬和分解脂蛋白，还能产生胶原纤维、弹力纤维等基质成分，促进 AS 的发生和发展。

3. 吸烟 吸烟可致血中一氧化碳浓度增高，从而引起血管内皮细胞缺氧性损伤；大量吸烟会使血中 LDL 易于氧化，氧化 LDL 有更强的致 AS 的作用；吸烟刺激内皮细胞释放生长因子，刺激中膜平滑肌细胞迁入内膜；吸烟可以增强血小板聚集功能、升高血中儿茶酚胺浓度及降低 HDL 水平。这些因素均可促进 AS 发生。

4. 糖尿病和高胰岛素血症 是与继发性高脂血症有关的疾病。糖尿病患者血中甘油三酯和 VLDL 水平明显升高，HD 水平降低，而高血糖可致 LDL 氧化，有利于 AS 的发生。血中胰岛素水平高，可促进动脉壁平滑肌细胞增生，降低血中 HDL 的水平，使 AS 的发病率和死亡率升高。

5. 遗传因素 冠心病的家族性集聚现象提示遗传因素是 AS 的危险因素之一。由于 LDL 受体的基因突变致功能缺陷使血浆 LDL 明显增加，促进 AS 发生。

6. 其他因素 年龄、性别、体重超重或肥胖、感染等因素与 AS 的发生也有一定的关系。

（二）发病机制

AS 的发病机制尚未完全阐明，有多种学说从不同角度进行了阐述，现将有关机制归纳如下。

1. 脂质渗入学说 动脉粥样硬化患者血液中 LDL 水平明显升高。实验研究也证明，给动物喂饲富含胆固醇和脂肪的饮食，可引起与人类动脉粥样硬化相似的血管病变。高脂血症可引起内皮细胞损伤和灶状脱落，导致血管壁通透性升高，血浆 LDL 得以进入内膜，其后引起巨噬细胞的清除反应和血管壁平滑肌细胞增生，并形成斑块。

2. 内皮损伤学说 内皮细胞屏障功能的损伤，使血浆成分过量地融入动脉壁，同时引起血小板黏附、聚集和释放出各种活性物质，进一步加重了内皮细胞的损伤。损伤的内皮细胞分泌生长因子，吸引单核细胞聚集、黏附内皮，并迁入到内皮下间隙，源源不断地摄取已进入内膜发生氧化的脂质，形成单核细胞源性泡沫细胞。

3. 动脉硬化指数（SMC）增殖或突变学说 SMC 是一种多潜能的细胞，是 AS 病变中最重要的组成成分。SMC 的迁移和增殖是 AS 的成因之一，所以平滑肌成分越多，血管对粥样硬化性损伤的反应也越活跃。SMC 受各种因素的作用而发生突变。例如：胆固醇的氧化衍生物和香烟燃烧时产生的苯丙芘，都起到了诱导剂的作用。血小板能释放 SMC 增殖因子，这些因子都具有化学趋化性，诱导 SMC 迁移，激活成纤维细胞膜表面的 LDL 受体，增加脂质在病灶内的积聚，加速 AS 的发展。

4. 单核 – 巨噬细胞学说 动脉粥样硬化中，单核 – 巨噬细胞主要有以下作用：①吞噬作用：早期病变脂纹由内皮下大量吞噬胆固醇的泡沫细胞聚集而成。泡沫细胞来源主要为吞噬脂质的单核 – 巨噬细胞。②促进增殖作用：被激活的单核 – 巨噬细胞释放多种趋化因子导致血小板在损伤部位聚集，促进平滑肌细胞迁移和增生。③参与炎症和免疫过程。

5. 慢性炎症学说 AS 是血管壁的慢性炎症反应，也是该病发生发展过程中的核心因素，它不仅参与 AS 病变的形成过程，而且引发血栓、斑块破裂等并发症。慢性促炎症因素可通过慢性炎症过程导致内皮细胞损害，内皮功能障碍致使 LDL – C 和炎细胞进入皮下，形成泡沫细胞和 AS。

二、基本病理变化

动脉粥样硬化主要累及全身的大、中动脉，典型病变经过4个阶段。

1. 脂纹期 脂纹是 AS 的早期病变。肉眼观，见不隆起或略隆起于动脉内膜的黄色病灶，呈点状或长短不一的条纹状，主动脉的脂纹常见于其后壁及分支开口处。镜下观，病灶处内皮细胞下有充满脂质的泡沫细胞大量聚集（图7-1），泡沫细胞体积较大，圆形或椭圆形，由移入内膜的巨噬细胞和平滑肌细胞吞噬脂质而形成。此外，还可见数量不等的平滑肌细胞，少量淋巴细胞、中性粒细胞和较多的基质。脂纹最早可出现于儿童期，可自行消退，也可发展为纤维斑块。

2. 纤维斑块期 由脂纹进一步发展演变而来。肉眼观，早期为隆起于内膜表面的淡黄色斑块，后期由于斑块表面胶原纤维的增多和玻璃样变性而呈瓷白色，呈蜡滴状（图7-2）。镜下观，病灶表层为纤维帽，由大量的胶原纤维、平滑肌细胞和细胞外基质组成，纤维帽下方为数量不等的泡沫细胞、平滑肌细胞、细胞外基质和炎细胞。

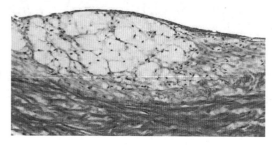

图7-1 泡沫细胞

内膜下可见大量泡沫细胞聚集

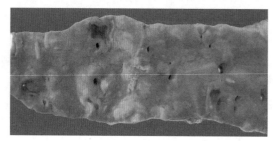

图7-2 主动脉粥样硬化

主动脉内膜表面可见隆起的纤维斑块、粥样斑块

3. 粥样斑块期 亦称粥瘤，由纤维斑块深层的细胞缺血坏死发展而来，是 AS 的典型病变。肉眼观，可见明显隆起于动脉内膜面的灰黄色斑块。切面可见表层为纤维帽，其下方为灰黄色粥糜样物。镜下观，表层为玻璃样变性的纤维帽；其下为大量粉红染的不定形坏死物质，其内可见胆固醇结晶（呈针形或梭形空隙）及钙盐沉积（图7-3）；斑块底部和边缘可见肉芽组织、少量泡沫细胞和淋巴细胞浸润；病灶处中膜平滑肌受压呈不同程度的萎缩、变薄。

4. 继发性病变 指在粥样斑块的基础上继发的病变。

（1）**斑块内出血** 斑块内新生的毛细血管破裂出血形成斑块内血肿，使斑块迅速增大并突入管腔，甚至使动脉管腔完全闭塞，导致急性供血中断，而使该供血器官发生梗死。如冠状动脉粥样硬化伴斑块内出血（图7-4），可致心肌梗死。

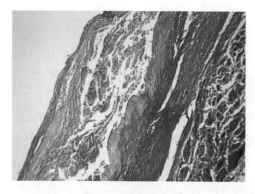

图7-3 粥样斑块

右侧为纤维帽，中间可见坏死物和胆固醇结晶裂隙

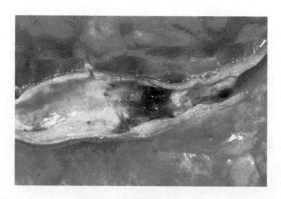

图7-4 继发斑块内出血

斑块内血管破裂，形成血肿，致官腔狭窄加重

（2）斑块破裂 斑块表面的纤维帽破裂，常发生在斑块周边部，粥样物自裂口处进入血流可引起栓塞，裂口处形成粥瘤样溃疡而易导致血栓形成。

（3）血栓形成 斑块破裂形成溃疡后使胶原纤维暴露，促进血栓形成，引起动脉管腔狭窄，甚至阻塞管腔导致器官梗死（图7-5）。

（4）钙化 钙盐沉着在纤维帽及粥瘤病灶内，钙化导致动脉壁变硬、变脆，易破裂。

（5）动脉瘤形成 严重的粥样斑块因其底部中膜平滑肌萎缩变薄，弹性下降，以致不能承受血流压力而局部向外扩张，形成动脉瘤。动脉瘤破裂可致大出血。

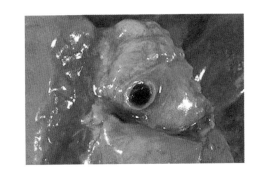

图7-5 继发血栓形成

在粥样斑块的基础上，继发血栓形成导致管腔完全阻塞

三、主要动脉粥样硬化

1. 主动脉粥样硬化 主动脉粥样硬化发生早而广泛，主要见于主动脉的后壁及其分支开口处，以腹主动脉病变最为严重，其次依次为胸主动脉、主动脉弓和升主动脉硬化。其病变与前述 AS 基本病变相同，但由于主动脉管腔大，虽有严重粥样硬化，并不引起明显症状。但病变严重的患者，由于中膜萎缩及弹力板断裂使管壁变得薄弱，受血压作用易形成动脉瘤（图7-6）。动脉瘤破裂可引起致命性的大出血。

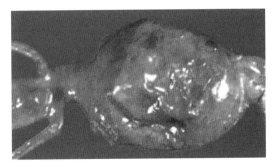

图7-6 腹主动脉瘤

腹主动脉壁局部向外明显扩张

2. 冠状动脉粥样硬化及冠状动脉粥样硬化性心脏病 详见第七章第二节。

3. 颈动脉及脑动脉粥样硬化 病变最常见于颈内动脉起始部、基底动脉、大脑中动脉和 Willis 环（图7-7）。纤维斑块和粥样斑块可导致动脉管腔狭窄，甚至闭塞。如脑动脉管腔狭窄，脑组织长期供血供氧不足而发生萎缩，严重脑萎缩患者可出现记忆力和智力减退，甚至痴呆。当斑块处继发血栓形成导致管腔阻塞时可致急性供血中断而引起脑梗死（脑软化），患者出现意识障碍、偏瘫、失语，甚至死亡。脑 AS 时常形成动脉瘤，动脉瘤多见于 willis 环部，若患者血压突然升高，可引起小动脉瘤破裂而致脑出血。

4. 肾动脉粥样硬化 病变最常累及肾动脉开口处、主干近侧端、叶间动脉和弓形动脉，侵犯一侧或两侧肾，两肾病变可不对称。病变处的斑块常导致动脉管腔狭窄和（或）因合并血栓形成而阻塞管腔，可引起肾组织缺血，肾实质萎缩和间质纤维组织增生和肾组织梗死，梗死灶机化后形成较大凹陷瘢痕，多个瘢痕可使肾体积缩小，称为 AS 性固缩肾。

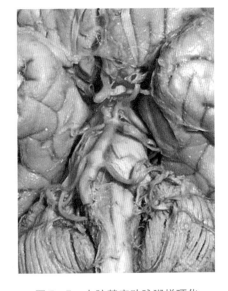

图7-7 大脑基底动脉粥样硬化

5. 四肢动脉粥样硬化 病变好发于下肢动脉，且较严重。常发生在髂动脉、股动脉及前后胫动脉。当下肢较大动脉由于 AS 导致管腔狭窄时，可因供血不足，行走时引起下肢疼痛，但休息后可好转，即

所谓间歇性跛行。当肢体长期慢性缺血时，可引起萎缩。当动脉管腔完全阻塞，侧支循环又不能建立时，可引起缺血部位发生干性坏疽。

6. 肠系膜动脉粥样硬化　当肠系膜动脉的管腔狭窄甚至阻塞时，患者会出现剧烈腹痛、腹胀和发热等症状，严重时可导致肠梗死、麻痹性肠梗阻及休克等后果。

💡 **素质提升**

动脉粥样硬化的预防

　　国内外很多研究发现，动脉粥样硬化的发生有一部分在儿童期已经开始，甚至有的在婴幼儿时期和胎儿期。这是因为导致动脉粥样硬化发生发展的行为危险因素，特别是不良饮食习惯大都在儿童期就已经形成，其中高脂肪饮食对动脉粥样硬化的发生发展影响非常大。不过专家指出，动脉粥样硬化的发生虽然常从儿童时期开始，但是要真正发展为动脉粥样硬化斑块阻塞心脑血管，甚至发生心肌梗死、脑梗等疾病，可能至少还要经过二十多年的时间。因此，专家提醒，防治动脉粥样硬化要从儿童时期抓起，提早进行预防，可有效延缓动脉粥样硬化的发生，如饮食干预、合理膳食、戒烟限酒、防止超重和肥胖、加强体育锻炼，工作生活注重劳逸结合，善于调节心理压力，保持轻松愉悦的心态。

第二节　冠状动脉粥样硬化性心脏病

　　冠状动脉粥样硬化是 AS 中对人类的健康威胁最大的疾病，据统计，冠状动脉狭窄在 35～55 岁时发展较快，并且以年平均 8.6% 的速度递增；60 岁之前，男性发病显著高于女性，60 岁之后，男女检出率相近。统计显示冠状动脉粥样硬化常发生在左冠状动脉前降支，其次依次为右主干、左主干或左旋支、后降支。病变常呈节段性，多发生于血管的心壁侧，在横切面上，斑块多呈新月形，偏心位，导致管腔呈不同程度的狭窄。根据管腔狭窄程度可分为四级：Ⅰ级，≤ 25%；Ⅱ级，26%～50%；Ⅲ级，51%～75%（图 7-8）；Ⅳ级，>76%。冠状动脉粥样硬化常伴发冠状动脉痉挛，使管腔狭窄程度加剧，造成急性心脏供血的中断，引起心肌缺血及相应的心脏病变（如心绞痛、心肌梗死等），并可成为心源性猝死的原因。

　　冠状动脉硬化性心脏病（coronary heart disease，CHD）简称冠心病，是指因冠状动脉狭窄所致心肌供血不足引起的缺血性心脏病。冠心病多由冠状动脉粥样硬化引起。但是，只有当冠状动脉粥样硬化引起心肌缺血、缺氧的功能性和（或）器质性病变时才可称为冠心病。冠心病时心肌缺血缺氧的原因有冠状动脉供血不足和心肌耗氧量剧增。前者是由于斑块所致管腔狭窄（>50%），加之继发性复合性病变和冠状动脉痉挛，致使冠状动脉灌注期血量下降；后者可因血压骤升、情绪激动、劳累、心动过速等导致心肌负荷增加，冠状动脉相对供血不足引起。

　　冠心病临床上常分为心绞痛、心肌梗死、心肌纤

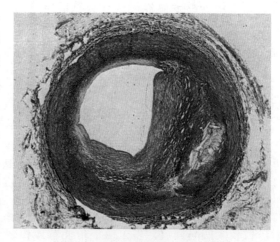

图 7-8　冠状动脉粥样硬化（Ⅲ级）

内膜不规则增厚，粥样斑块形成

化、冠状动脉性猝死四种类型。

一、心绞痛

心绞痛（angina pectoris）是指冠状动脉供血相对不足（或）心肌耗氧量骤增，使心肌急剧地暂时性缺血、缺氧所引起的临床综合征。临床表现为阵发性胸骨后或心前区疼痛或压迫感，常放射至左肩和左臂。每次发作持续数分钟，经休息或口含硝酸酯制剂缓解。

心绞痛的发生机制：心绞痛的发生是由于缺血缺氧造成心肌内代谢不全的酸性产物或多肽类物质堆积，刺激心脏局部的神经末梢，信息经 1～5 胸交感神经节和相应脊髓段传至大脑，产生痛觉，并引起相应脊髓段脊神经分布的皮肤区域的压榨和紧缩感。所以，心绞痛是心肌缺血所引起的反射性症状。

根据引起的原因和疼痛的程度，临床上心绞痛可分为稳定型心绞痛（冠状动脉横切面可见斑块阻塞管腔 >75%）、不稳定型心绞痛（光镜下常见到心肌纤维化）、变异性心绞痛。

二、心肌梗死

心肌梗死（myocardial infarction，MI）是指由于冠状动脉供血中断，引起相应供血区持续缺血而导致的较大范围心肌坏死，临床上有剧烈而较持久的胸骨后疼痛，休息或用硝酸酯制剂后不能缓解，伴发热、白细胞增多、血沉加快、血清心肌酶活性增高及进行性心电图变化，可并发心律失常、休克或心力衰竭。心肌梗死多发生于中老年人，男性略多于女性。冬春季发病较多。

1. 类型　根据心肌梗死的范围和深度将其分为两型。

（1）心内膜下心肌梗死　指病变主要累及心室壁内层 1/3 的心肌，并波及肉柱及乳头肌。常表现为多发性、小灶状坏死，坏死灶大小 0.5～1.5cm。呈不规则分布，严重时病灶融合或累及整个内膜下心肌引起环状梗死。患者通常存在冠状动脉三大支严重动脉粥样硬化性狭窄，当患者由于某种诱因如休克、心动过速、不适当的体力活动加重冠状动脉供血不足时，可造成各支冠状动脉最末梢区域的心内膜下心肌缺血、缺氧，导致心内膜下心肌梗死。

（2）透壁性心肌梗死　亦称区域性心肌梗死，为典型心肌梗死的类型。累及心室壁全层或深达心室壁 2/3 以上（图 7-9），病灶较大，直径可达 2.5cm 以上。梗死部位与闭塞的冠状动脉供血区一致，此型心肌梗死多发生于左冠状动脉前降支的供血区域，其中以左心室前壁、心尖部及室间隔前 2/3 最多见，约占全部 MI 的 50%。大约 25% 的 MI 发生于右冠状动脉供血区的左心室后壁、室间隔后 1/3 及右心室。

2. 病理变化　心肌梗死属于贫血性梗死，其形态变化是一个动态演变过程。肉眼观：6 小时内无变化，6 小时后肉眼可见梗死区的心肌苍白，8～9 小时后梗死灶呈土黄色。光镜下：早期病灶内心肌纤维呈凝固性坏死，核碎裂甚至溶解消失，胞质均质红染或呈不规则粗颗粒状，心肌间质充血、水肿，可见中性粒细胞浸润。4 天后，梗死灶周边出现充血出血带。7 天～2 周，梗死灶周边开始出现肉芽组织并向梗死灶内长入，呈红色（图 7-10）。3 周后梗死灶内肉芽组织增生并逐渐机化形成地图形白色瘢痕组织。

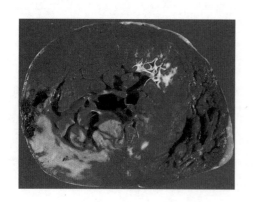

图7-9 透壁性心肌梗死

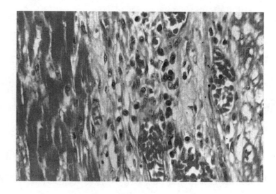

图7-10 心肌梗死（光镜下）

心肌梗死7天后，心肌细胞核几乎消失，肌浆变成红染
无结构（左侧），可见增生的肉芽组织（右侧）

心肌梗死后，30分钟内，心肌细胞内糖原减少或消失，心肌细胞受损后，肌红蛋白迅速从心肌细胞逸出入血，在心肌梗死后6~12小时内达到高峰。心肌梗死后，心肌细胞内天冬氨酸氨基转移酶（AST）、丙氨酸氨基转移酶（ALT）、肌酸激酶（CK）及乳酸脱氢酶（LDH）从损伤的细胞中释放入血，其中CK和LDH对心肌梗死的诊断是敏感而可靠的指标。另外，CK的同工酶（CK-MB）和LDH的同工酶LDH$_1$的大量增加对心肌梗死的诊断最有特异性。

3. 并发症 心肌梗死中的透壁心肌梗死易并发下列病变。

（1）心力衰竭或心源性休克 当心内膜下心肌梗死累及二尖瓣、乳头肌时，可致二尖瓣关闭不全而诱发急性左心衰竭。梗死后心肌收缩力丧失，可引起左、右心或全心衰竭。当左心室心肌梗死范围达40%以上时，心肌的收缩力极度减弱，心输出量显著减少，可发生心源性休克，导致患者死亡。

（2）心脏破裂 是急性透壁心肌梗死的严重并发症，占心肌梗死引起死亡病例的3%~13%。常发生在心肌梗死后1~2周内，好发于左心室前壁下1/3处、室间隔和左心室乳头肌。原因是梗死灶失去弹性，坏死的心肌细胞尤其是坏死的中性粒细胞和单核细胞释放大量蛋白水解酶溶解坏死组织导致心壁破裂，破裂发生于左心室前壁者，血液涌入心包腔，造成急性心包压塞而引起患者猝死（图7-11）。若室间隔破裂，左心室血流入右心室，引起急性右心功能不全。另外，若左心室乳头肌断裂，可引起二尖瓣关闭不全，导致急性左心衰竭。

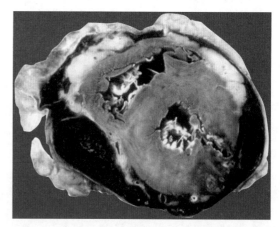

图7-11 心脏破裂并心包填塞

（3）室壁瘤 10%~30%病例合并室壁瘤。常见于较大心肌梗死的愈合期，也可发生在心肌梗死的急性期。梗死的心肌或瘢痕组织在心室内压力作用下，局部组织向外膨出形成室壁瘤。好发于左心室前壁近心尖处，可继发附壁血栓、心律不齐及心功能不全。

（4）附壁血栓 多见于左心室，梗死部位内膜粗糙或室壁瘤处血液涡流的形成，为附壁血栓的形成创造了条件。血栓脱落，可引起动脉系统栓塞。

（5）急性心外膜炎 15%~30%的患者在心肌梗死后2~4天发生。当心肌梗死波及心外膜时，可引起浆液性或浆液纤维素性的心外膜炎，常在梗死后2~3天发生。

（6）心律失常 是心肌梗死早期最常见的合并症，当心肌梗死累及传导系统，引起传导紊乱，严重时可发生心室颤动等导致心脏骤停、猝死。

三、心肌纤维化

心肌纤维化是由中至重度的冠状动脉粥样硬化性狭窄引起心肌细胞持续性和（或）反复加重的缺血缺氧所引起的心肌细胞变性、萎缩，间质纤维组织增生而导致心肌纤维化。是一种慢性缺血性心脏病，可逐渐发展为心力衰竭。肉眼观，心脏体积增大，重量增加，心腔扩张以左心室明显，心室壁厚度一般正常，伴有多灶性白色纤维条索。光镜下，广泛性、多灶性心肌间质纤维化，伴邻近心肌细胞肥大和（或）萎缩，心内膜下心肌细胞弥漫性空泡变性，以及多灶性的陈旧性心肌梗死灶或瘢痕（图 7 - 12）。

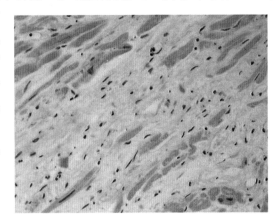

图 7 - 12　心肌纤维化
心肌间质广泛纤维化，部分心肌细胞肥大

四、冠状动脉性猝死

冠状动脉性猝死是指冠心病引起的出乎意料的突发性死亡，通常是由于心室颤动而引发，是心源性猝死中最常见的一种，多见于 40 ~ 50 岁的成年人，男性比女性多 3.9 倍。可在某些诱因作用下发作，如饮酒、吸烟、劳累及运动后，患者突然昏倒，四肢抽搐，小便失禁，或突然发生呼吸困难，口吐白沫，迅速昏迷。可立即死亡或在一至数小时内死亡，也可在无人察觉的情况下，在夜间睡眠中死亡。

冠状动脉性猝死多发生在冠状动脉粥样硬化的基础上，由于冠状动脉中至重度粥样硬化、斑块内出血，致冠状动脉狭窄或微循环血栓栓塞，冠状动脉血流突然中断，导致心肌急性缺血，引起心源性休克或心室颤动等严重心律失常。无心肌梗死时也可以发生猝死，此类患者通常有致心律失常的基础性病变，如心室瘢痕或左心室功能不全。

第三节　高血压病

高血压病是以体循环动脉血压持续升高为主要临床表现的疾病，近年将收缩压≥140mmHg 和/或舒张压≥90mmHg 界定为高血压（表 7 - 1）。高血压病分为原发性高血压病和继发性高血压病两类，原发性高血压病是我国最常见的心血管疾病，原因尚未完全明了，以全身细、小动脉硬化为基本病变，占高血压病的 90% ~ 95%，多见于中、老年人，病程较长，常引起心、肾、脑及眼底病变。继发性高血压病又称为症状性高血压，占高血压病的 5% ~ 10%，是因某些疾病，如慢性肾小球肾炎、肾动脉狭窄、肾上腺和垂体腺瘤等疾病引起的一种症状或体征。本节主要叙述原发性高血压病。

表 7 - 1　中国高血压病的分级（中国高血压病防治指南 2022）

分期	收缩压（mmHg）	舒张压（mmHg）
理想血压	<120	<80
正常血压	<130	<85
正常高值	130 ~ 139	85 ~ 89
轻度高血压（1 级）	140 ~ 159	90 ~ 99
中度高血压（2 级）	160 ~ 179	100 ~ 109
重度高血压（3 级）	≥ 180	≥ 110

一、病因与发病机制

目前认为高血压病是一种遗传因素和环境因素相互作用所致的疾病，同时，神经系统、内分泌系统、体液因素及血流动力学等也发挥着重要的作用，但其机制仍未完全明了。

（一）病因

1. 遗传因素　高血压病患者有明显的家族聚集性，约75%的原发性高血压患者有遗传素质。与无高血压病家族史者比较，双亲均有高血压病的家族，其高血压患病率高 2 ~ 3 倍，单亲有高血压病的家族，其患病率高 1.5 倍。目前认为原发性高血压病是一种受多基因遗传影响，在多种后天因素作用下，正常血压调节机制失调而致的疾病。

2. 膳食因素　流行病学和临床观察均显示如下结果。①摄盐量与血压水平呈正相关。日均摄盐量高的人群，高血压病患病率高于日均摄盐量少的人群，减少摄入或用药物增加 Na^+ 的排泄可降低血压。WHO 建议每人每日摄盐量应控制在 5g 以下，可起到预防高血压作用。②长期中度以上饮酒，也是高血压病的发病因素之一。这可能与血液中的儿茶酚胺类和促皮质激素水平升高有关。③K^+ 和 Ca^{2+} 的摄入量，多食富含 K^+ 和 Ca^{2+} 的蔬菜和饮食可降低高血压的患病率。

3. 社会 - 心理因素　长期或反复社会 - 心理应激能使大脑皮质功能失调，失去对皮层下血管舒缩中枢的调控能力，当血管舒缩中枢产生持久的以收缩为主的兴奋时，可致全身细小动脉痉挛而增加外周血管阻力，引起血压升高。

4. 神经 - 内分泌因素　一般认为，细动脉的交感神经纤维兴奋性增强是本病发病的重要神经因素。研究发现，神经肽 γ 及去甲肾上腺素等缩血管神经递质具有升压作用，降钙素基因相关肽及 P 物质等舒血管神经递质具有降压作用。

5. 其他因素　超重或肥胖、吸烟、年龄增长和缺乏体力活动等，也是血压升高的相关危险因素。

（二）发病机制

1. 遗传机制　已公认遗传机制是高血压发生的基础之一。遗传模式有两种，单基因遗传模式是指一个基因突变引起的高血压；多基因遗传模式，更符合血压变异的数量性状特性。高血压病为多基因共同作用的产物，这些基因既有各自独立的效应，呈显性或隐性遗传，又相互作用，并通过分子细胞、组织、器官等不同水平的数种中间表现型的介导，最终导致血压升高。

2. 高血压的产生　涉及神经，内分泌及代谢等多种系统。

（1）肾素 - 血管紧张素 - 醛固酮系统（RAAS）　由肾素、血管紧张素（angiotensin，Ang）原、Ang Ⅰ、Ang Ⅱ、Ang 转换酶、Ang 代谢产物、Ang Ⅱ受体等组成，Ang Ⅱ在高血压发病中是中心环节，其机制如下。①强烈收缩小动脉，增加外周阻力。收缩微静脉，增加回心血量和心排出量。②促进原癌基因表达，促进 SMC 增生，增加外周阻力。③作用于交感神经，使交感缩血管活性增强，并释放儿茶酚胺，促进血管内皮细胞释放缩血管因子。④促进醛固酮的释放，增加钠、水的重吸收，增加循环血量。⑤促进神经垂体释放抗利尿激素，增加血容量。⑥直接作用于肾血管，使其收缩，致尿量减少，增加血容量。

（2）交感神经系统　该系统分布于各种组织和器官，与血压调节相关的主要有心脏、血管和肾脏。①交感神经递质（NE）兴奋心脏 β 受体，导致心率增快、心肌收缩力增强，心排出量增加，致血压升高。②NE 作用于血管，收缩动脉，使血管重构，增加外周阻力。③交感神经作用于肾脏，可通过减少肾脏的血流量，增加肾素的释放。④交感神经作用于肾上腺髓质，增加儿茶酚胺的释放。

（3）血管内皮功能紊乱　血管内皮不仅仅是血液与血管平滑肌之间的生理屏障，也是人体最大的内分泌、旁分泌器官，能分泌数十种血管活性物质，而且还是许多血管活性物质的靶器官。高血压患者存在血管内皮功能紊乱，表现为内皮 NO 水平或活性下调；局部 RAAS 过度激活；类花生四烯酸物质代谢异常。

（4）胰岛素抵抗 胰岛素有舒张血管、抗炎、抗凋亡和抗动脉粥样硬化等心血管保护效应，50% 高血压患者，特别伴有肥胖的患者，具有胰岛素抵抗和高胰岛素血症。高胰岛素血症导致高血压的机制如下。①钠水潴留：肾小管对钠和水的重吸收增强，使血容量增加。②内皮细胞功能障碍：内皮细胞分泌的内皮素与 NO 失衡，加重高血压的进展。③增高交感神经活性，提高 RAAS 的兴奋性。④Na^+，K^+ - ATP 酶和 Ca - ATP 酶活性降低，使细胞对生长因子更敏感，促进 SMC 生长及内移，血管壁增厚等。⑤刺激血管 SMC 增殖。

3. 血管重构机制血管重构（vascularremodeling，VR） 指血管结构任何形式的病变。高血压血管重构分四型。①壁/腔比值增大型：这是由于压力增加，使血管壁增厚；②壁/腔比值减小型：主要是由于持续的高血流状态致血管扩张；③壁/腔比值不变型：主要是由于血流缓慢减少的缘故。④微血管减少型：毛细血管面积减少，血管外周阻力增加。

二、类型和病理变化

原发性高血压病分为良性高血压病和恶性高血压病两种类型。

（一）良性高血压病（缓进型高血压病）

良性高血压病也称缓进型高血压，占原发性高血压病的 95% 以上，多见于中、老年人，一般起病隐匿，早期无明显症状，病程长，进展缓慢，可达十余年或数十年。根据病变的发展可将本病分为三期。

1. 功能紊乱期 为高血压病的早期阶段，基本病变为全身细小动脉间歇性痉挛，表现为血压间歇性升高，呈波动性，无血管及心、肾、脑、眼底等器质性病变。患者可有头痛、头昏。经适当休息和治疗血压可恢复正常。

2. 动脉病变期

（1）细动脉硬化 表现为细动脉玻璃样变，是原发性高血压病的主要病变特征。发生于全身各器官的细动脉，如视网膜动脉、脾小体中央动脉、肾小球入球动脉等，其中肾入球小动脉最易受累。由于细脉长期反复痉挛，同时血管内皮细胞长期受高血压刺激，使内皮细胞和基底膜受损，内皮细胞间隙扩大，内膜通透性升高，血浆蛋白渗动入内皮下间隙以及更深的中膜；同时平滑肌细胞分泌细胞外基质增多，继而平滑肌细胞因缺氧而发生变性、坏死，使动脉壁逐渐为渗入的血浆蛋白、细胞外基质和坏死的平滑肌细胞产生的修复性胶原纤维及蛋白多糖取代，导致正常管壁结构消失，发生玻璃样变性。光镜下，细动脉管壁均质红染，管壁增厚，管腔狭窄甚至闭塞（图 7-13）。

（2）小动脉硬化 主要累及肾小叶间动脉、弓形动脉及脑的小动脉等。由于小动脉长期处于高压状态，其内膜亦有血浆蛋白渗入。光镜下，内膜胶原纤维及弹力纤维增生，中膜平滑肌细胞增生、肥大，胶原纤维和弹性纤维增生，最终导致血管壁增厚，管腔狭窄。

（3）大动脉硬化 可伴动脉粥样硬化性病变。此期患者血压进一步升高，并稳定在较高水平，失去波动性。患者有明显的症状，休息后血压不能降至正常，常需降压药才能控制血压。心、脑、肾等器官有轻度器质性病变。

3. 内脏病变期 为高血压病的晚期阶段，心、脑、肾等重要器官出现明显器质性病变。

（1）心脏 心脏的病变主要表现为左心室肥大。因外周阻力增加，血压持续升高，左心室由于压力负荷增加而发生代偿性肥大。肉眼观，心脏体积增大，重量增加，可达 400g 以上（正常男性约 260g，女性约 250g）。左心室壁增厚，可达 1.5～2.0cm（正常为 1.0cm 以内），乳头肌和肉柱增粗变圆，但心腔不扩张甚至略缩小，称为向心性肥大（图 7-14）。光镜下，心肌细胞变粗、变长，核大而深染。病变继续发展，晚期肥大的心肌细胞因供血不足，心肌收缩力减弱，左心室失代偿，心腔逐渐扩张，称为离心性肥大，严重时可致心力衰竭。心脏的上述病变称为高血压性心脏病。

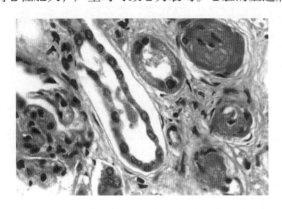

图 7-13　原发性高血压之肾入球微动脉玻璃样变性

肾入球小动脉管壁增厚呈均质红染，管腔狭窄甚至闭塞

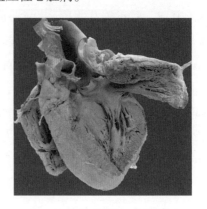

图 7-14　左心室向心性肥大

左心室壁增厚，乳头肌增粗，心腔相对缩小

（2）肾脏　良性高血压患者晚期，由于细小动脉的玻璃样变和硬化引起相应血管管壁增厚，管腔狭窄，病变严重区的肾小球因缺血发生纤维化和玻璃样变性，所属肾小管萎缩、消失，间质纤维组织增生及淋巴细胞浸润。周围相对正常的肾小球代偿性肥大，所属肾小管代偿性扩张（图 7-15）。肉眼观，双侧肾对称性缩小，重量减轻，质地变硬，表面凸凹不平，呈均匀的细颗粒状。切面肾皮质变薄，皮髓质分界模糊；肾盂扩张，肾盂周围脂肪组织增多。肾脏上述的病变称为原发性颗粒性固缩肾（图 7-16）。临床上，早期患者一般不出现肾功能障碍。晚期，因病变的肾单位增多，肾功能逐渐下降，患者可出现蛋白尿、管型尿，多尿、低比重尿，血中非蛋白氮、肌酐、尿素氮升高，甚至出现尿毒症，发生肾衰竭。

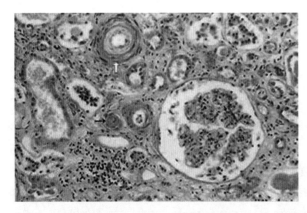

图 7-15　细小动脉性肾硬化

部分肾单位纤维化、萎缩，部分代偿性肥大、扩张，

入球小动脉玻璃样变、细小动脉硬化（箭头所示）

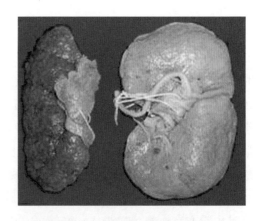

图 7-16　原发性颗粒性固缩肾

肾脏体积变小，质地变硬，表面呈细颗粒状外观

（3）脑　高血压时，由于脑的细小动脉痉挛和硬化，患者可出现脑水肿、脑软化、脑出血等病变。①脑水肿：由于脑内细小动脉硬化及痉挛、局部缺血，毛细血管壁通透性增加，引起脑水肿和颅内高压。临床表现为头痛、头晕、眼花、呕吐等症状，称为高血压脑病。如血压急剧升高，患者可出现剧烈头痛、呕吐、抽搐、意识障碍甚至昏迷等症状，病情危重，极易引起死亡，称为高血压危象。②脑软化：由于脑的细小动脉硬化、痉挛，导致其供血区域的脑组织因缺血发生坏死、液化，形成质地疏松的

筛网状多发性小软化病灶，称之为脑软化。后期，坏死脑组织被吸收，由胶质细胞增生修复，形成蜂窝状胶质瘢痕，因病灶较小，一般不引起严重后果。③脑出血：是高血压病最严重的并发症，也是高血压病常见的死亡原因。常发生在基底节、内囊，其次为大脑白质、脑桥和小脑。脑出血多见于基底节区域，是因为供应该区域的豆纹动脉从大脑中动脉呈直角分出，直接承受压力较高的血流冲击，易使已有

病变的豆纹动脉破裂出血。脑出血常为大出血，出血区域脑组织完全被破坏，形成充满坏死脑组织和凝血块的囊腔（图 7-17）。有时，出血范围甚大，可破裂入侧脑室。引起脑出血的原因为脑的细、小动脉硬化使血管壁变脆，血压升高时可破裂出血，另外，脑血管壁病变使其弹性下降，局部膨出形成微小动脉瘤，当血压突然升高，可致微小动脉瘤破裂出血。临床表现因出血部位的不同、出血量的多少而异。若出血累及内囊，可引起对侧肢体偏瘫及感觉消失；左侧脑出血可引起失语、昏迷，甚至死亡。脑出血可因血肿占位及脑水肿，引起颅内高压，并引起脑疝。

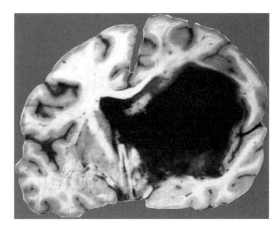

图 7-17　原发性高血压脑出血

内囊、基底区脑组织完全破坏，

形成充满血凝块和坏死脑组织的囊性病灶

（4）视网膜　视网膜中央动脉发生细动脉硬化。眼底检查可见血管迂曲，反光增强，动静脉交叉处出现压痕。严重者视盘水肿，视网膜出血致患者视物模糊，视力下降。

（二）恶性高血压病（急进型高血压病）

恶性高血压病也称急进型高血压病，较少见，约占原发性高血压的 5%，多见于青壮年。临床起病急，进展快，血压升高明显，常超过 230/130mmHg，可发生高血压性脑病，或较早出现肾衰竭。此型可由缓进型高血压恶化而来，或起病即为急进型高血压。特征性病变是增生性小动脉硬化和坏死性细动脉炎。主要累及肾、脑和视网膜。内膜显著增厚，增生性小动脉硬化主要表现为动脉内膜显著增厚，平滑肌细胞增生肥大，胶原纤维增多，使血管壁呈同心圆状增厚，如洋葱皮样，管腔狭窄。坏死性细动脉炎病变累及内膜和中膜，管壁发生纤维素样坏死，周围有单核细胞和中性粒细胞浸润（图 7-18）。

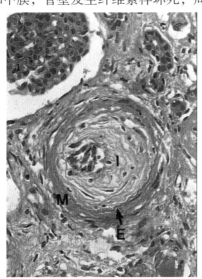
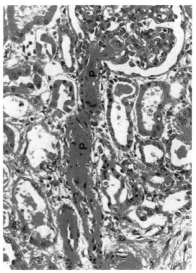

图 7-18　急进型高血压病

增生性小动脉硬化，血管壁增厚呈同心圆状，管腔狭窄（左图）；肾入球小动脉管壁纤维素样坏死（右图）

第四节　风湿病

风湿病是一种与 A 组乙型溶血性链球菌感染有关的变态反应性疾病。病变主要累及全身结缔组织，常侵犯心脏、关节、皮肤、血管和脑等处，尤以心脏病变最为严重。急性期称为风湿热，临床上，除有心脏和关节的症状外，常伴有发热、关节痛、环形红斑、皮下结节、舞蹈病等症状和体征；血液检查，抗链球菌溶血素抗体 O 滴度增高，血沉加快，白细胞增多，心电图示 P－R 间期延长等表现。风湿热常反复发作，急性期后，可遗留慢性心脏损害，特别是心瓣膜的病变，形成风湿性心瓣膜病。风湿病可发生于任何年龄，但多发生于 5～15 岁儿童，6～9 岁为发病高峰期，本病男女发病率大致相等，以冬、春季高发，但地区差异大，多发生在寒冷、潮湿的地区。

一、病因与发病机制

1. 病因　目前认为风湿病的发生与 A 族乙型溶血性链球菌的感染有关，依据是：①风湿病发病前 2～3 周常有咽峡炎、扁桃体炎等上呼吸道溶血性链球菌的感染史；②发病时多数患者血清中抗 "O" 抗体滴度显著升高；③发病地区和季节与溶血性链球菌的流行特点一致；④用抗生素预防和治疗链球菌感染可降低风湿病发病率和复发率。

虽然风湿病的患者血液中发现高效价的抗链球菌抗原的抗体，但并不是细菌直接作用所致。依据是：①发病不是在链球菌感染的当时，而是在 2～3 周后，这与抗体形成所需时间相一致；②风湿病灶及血培养不能直接培养出链球菌；③风湿病为变态反应性炎而非链球菌感染引起的化脓性炎。

2. 发病机制　风湿病的发病机制目前仍未阐明，多倾向于抗原抗体交叉反应学说，链球菌细胞壁的 C 抗原（糖蛋白）所产生的抗体与体内多处结缔组织（如心瓣膜及关节等）的糖蛋白可产生交叉反应；链球菌细胞壁 M－抗原（蛋白质）刺激机体产生的抗体可与心脏、关节等组织中的糖蛋白产生交叉反应（Ⅲ型变态反应），导致组织损伤。说明此病是一种与链球菌感染有关的变态反应性疾病。

二、基本病理变化

风湿病典型的病变过程分为三期。

1. 变质渗出期　变质渗出期为风湿病的早期病变，表现为病变局部的结缔组织基质的黏液样变性和胶原纤维的纤维素样坏死，病灶内有少量浆液渗出及淋巴细胞、浆细胞和单核细胞浸润。本期持续约 1 个月。

2. 增生期或肉芽肿期　增生期或肉芽肿期的特征性病变是形成具有诊断意义的风湿小体，又称风湿性肉芽肿或阿少夫小体（Aschoff body）。

风湿小体是由纤维素样坏死灶、成群的风湿细胞（Aschoff 细胞）及少量的淋巴细胞、浆细胞共同构成的。体积很小，需在镜下才能辨别，常见于心肌间质、心内膜下和皮下结缔组织。在心肌间质内的 Aschoff 小体多位于小血管旁，呈圆形或梭形（图 7－19）。风湿细胞是由增生的巨噬细胞吞噬纤维素样坏死物质转变而来，也称阿少夫细胞。风湿细胞体积大，圆形、梭形，胞质丰富略嗜碱性，单核或多核，核大呈圆形或椭圆形，核膜清晰，核染色质集中于中央，横切面似枭眼状，纵切面似毛虫状（图 7－20）。此期病变持续 2～3 个月。

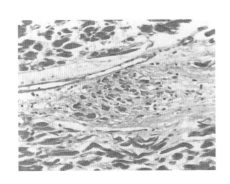

图 7 – 19　阿少夫小体

心肌间质肉可见风湿细胞聚集形成的梭形阿少夫小体

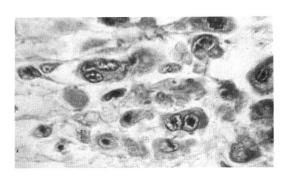

图 7 – 20　风湿细胞

风湿细胞核的横切面似枭眼状，纵切面似毛虫状

3. 瘢痕期或愈合期　瘢痕期或愈合期 Aschoff 小体中纤维素样坏死物质逐渐被溶解吸收，风湿细胞逐渐转变为纤维细胞，产生胶原纤维，使风湿小体逐渐纤维化形成梭形小瘢痕。此期经过 2 ~ 3 个月。风湿病整个病程经 4 ~ 6 个月。由于风湿病常有反复急性发作，因此受累器官或组织中可有新旧病变并存。病变持续反复发展，纤维化和瘢痕形成，导致器官功能障碍。

三、常见器官的病理变化

（一）风湿性心脏病

风湿性心脏病可分为风湿性心内膜炎、风湿性心肌炎和风湿性心外膜炎，病变若累及心脏全层则称为风湿性全心炎。儿童风湿病患者中，65% ~ 80% 有心脏炎的临床表现。

1. 风湿性心内膜炎　病变主要累及心瓣膜，以二尖瓣最常受累，其次是二尖瓣和主动脉瓣联合受累，三尖瓣和肺动脉瓣极少受累。瓣膜邻近的心内膜和腱索亦可受累，引起瓣膜变形和功能障碍。

肉眼观，病变早期，受累的瓣膜肿胀、增厚，瓣膜闭锁缘上可见串珠状单行排列的直径为 1 ~ 2mm 的疣状赘生物（图 7 – 21），呈灰白色半透明状。与瓣膜粘连牢固不易脱落。赘生物形成较多时，可累及邻近的腱索和内膜。光镜下，可见疣状赘生物是由血小板和纤维素构成的白色血栓伴小灶状纤维素样坏死。基底部有少量的炎细胞浸润，其周围可见少量的风湿细胞（图 7 – 22）。病变后期，由于病变反复发作引起纤维组织增生，机化，形成灰白色瘢痕，导致瓣膜增厚、变硬、卷曲、缩短，瓣叶之间互相粘连，腱索增粗和缩短，最终导致慢性心瓣膜病（瓣膜狭窄和/或瓣膜关闭不全）。病变后期，左心房后壁因病变所致的瓣膜口狭窄和关闭不全受血流反流冲击较重，引起该处内膜灶状增厚，称为McCallum斑。

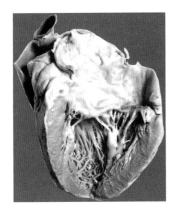

图 7 – 21　风湿性疣状心内膜炎（大体）

二尖瓣瓣膜闭锁缘上可见细小的单行排列的生物

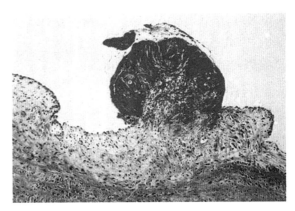

图 7 – 22　风湿性疣状心内膜炎（光镜下）

2. 风湿性心肌炎 病变主要累及心肌间质结缔组织，特别是小血管旁的结缔组织。病变早期心肌间质结缔组织发生黏液样变性和纤维素样坏死，继而形成风湿小体。风湿小体多见于室间隔、左心室后壁、左心房及左心耳等处。镜下见病变处间质水肿，可见心肌间质的小血管旁出现典型的风湿小体，伴有淋巴细胞浸润。病变后期，风湿小体纤维化，形成梭形小瘢痕，影响心肌收缩力，临床上表现为心搏加快，第一心音低钝，严重者可导致心功能不全。病变累及传导系统时，可出现房室传导阻滞。严重时可引起急性充血性心力衰竭。

3. 风湿性心外膜炎 又称风湿性心包炎。主要累及心包脏层，病变主要表现为心外膜浆液性炎或纤维素性炎症。心外膜大量浆液渗出时则表现为心包积液，心界扩大，听诊心音遥远，X 线检查心脏呈烧瓶状。当以大量纤维素渗出为主时，渗出的纤维素可因心脏不停搏动而形成绒毛状物，覆盖在心脏表面，称为绒毛心。若渗出的纤维素较多未被完全溶解吸收，则发生机化使心外膜脏壁两层相互粘连可引起缩窄性心包炎。以增生为主的心外膜炎时，患者心前区疼痛，听诊可闻及心包摩擦音。以渗出为主的心外膜炎时，患者出现胸闷不适，心音弱而遥远。

（二）风湿性关节炎

风湿病急性发作时约75%的患者可出现风湿性关节炎。常侵犯膝、踝、肩、腕、肘等大关节，也可累及小关节。各关节先后受累，呈游走性关节疼痛，反复发作。局部出现红、肿、热、痛和功能障碍。镜下主要为关节滑膜的浆液性炎症，滑膜及关节周围组织充血、水肿，胶原纤维黏液样变性和纤维素样坏死，有时可见不典型的风湿小体形成。风湿性关节炎预后良好，病变消退后，关节形态和功能可恢复正常，不留后遗症。

（三）皮肤病变

皮肤急性风湿病发作时，可出现具有诊断意义的环形红斑和皮下结节。

1. 环形红斑 好发于躯干及四肢的皮肤，为环形或半环形淡红色红斑，直径约3cm，中央皮肤色泽正常。常在1~2天内消失。镜下观，为渗出性病变，红斑处真皮浅层血管扩张充血，血管周围组织水肿，淋巴细胞、单核细胞及少许中性粒细胞浸润。

2. 皮下结节 好发于肘、腕、膝、踝等大关节附近处的伸侧面皮下，圆形或椭圆形，直径0.5~2cm，质地较硬，境界清楚，可活动，无压痛。镜下观，为增生性病变，结节中央为纤维素样坏死，周围有增生的成纤维细胞和风湿细胞围绕呈放射状排列，伴有淋巴细胞浸润。风湿活动停止后，结节机化形成小瘢痕。

（四）风湿性动脉炎

可发生于大、小动脉（冠状动脉、肾动脉、肠系膜动脉、脑动脉及肺动脉等），以小动脉受累较多见。急性期血管壁结缔组织发生黏液样变性、纤维素样坏死和炎细胞浸润，可有风湿小体形成。后期，血管壁因瘢痕形成而增厚，致管腔狭窄，甚至闭塞。

（五）风湿性脑病

病变主要累及大脑皮质、基底节、丘脑及小脑皮质。多见于5~12岁儿童，女孩多见。主要病变为脑的风湿性动脉炎和皮质下脑炎。镜下观，病变局部充血，血管周围淋巴细胞浸润，神经细胞变性、胶质细胞增生和胶质结节形成。当病变侵犯锥体外系统时，患儿出现面肌及肢体的不自主运动，临床上称为小舞蹈症。

第五节　心瓣膜病

心瓣膜病是指心瓣膜受各种致病因素作用损伤后或先天性发育异常造成的器质性病变，表现为瓣膜口狭窄和（或）关闭不全，是最常见的慢性心脏病之一。瓣膜口狭窄是指由于瓣膜的粘连、增厚、弹性减弱等病变使瓣膜口在开放时不能充分张开，造成血流通过障碍。瓣膜关闭不全是指由于瓣膜增厚、变硬、卷曲、缩短等病变使心瓣膜关闭时不能完全闭合，使一部分血流反流。瓣膜口狭窄和（或）关闭不全可单独存在，亦可合并存在。病变可累及一个瓣膜，也可累及两个以上瓣膜或先后受累，称联合瓣膜病。一个瓣膜有两种病变（如二尖瓣狭窄和二尖瓣关闭不全），称瓣膜双病变。心瓣膜病最常累及二尖瓣，其次是主动脉瓣。瓣膜病的发生主要与风湿性心内膜炎和感染性心内膜炎有关。心瓣膜病的主要危害是引起血流动力学的紊乱，导致全身血液循环障碍。

一、二尖瓣狭窄

二尖瓣狭窄大多数由风湿性心内膜炎反复发作引起。少数可由感染性心内膜炎引起。二尖瓣狭窄是指二尖瓣瓣膜增厚，瓣膜口缩小，不能充分开放，导致血流通过障碍。正常成人二尖瓣口开放时面积约为5cm²，可通过两个手指。瓣膜狭窄时，可缩小到 1.0 ~ 2.0cm²，甚至0.5cm²或仅能通过医用探针。病变早期瓣膜轻度增厚，呈隔膜状；后期瓣膜增厚、硬化、腱索缩短，使瓣膜呈鱼口状改变（图7－23），腱索和乳头肌明显粘连、缩短，常合并关闭不全。二尖瓣狭窄的标志性病变是相邻瓣叶严重粘连，使瓣膜僵硬，失去活动性。早期，由

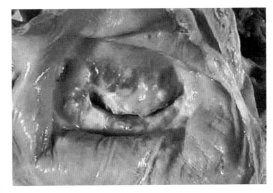

图 7－23　二尖瓣狭窄

于二尖瓣狭窄，在左心室舒张期，左心房血液流入左心室受阻，致使血液滞留于左心房内，左心房代偿性扩张肥大，使血液在加压情况下快速通过狭窄口时引起旋涡与震动，听诊时在心尖区可闻及舒张期隆隆样杂音。后期，左心房失代偿，使肺静脉血液回流受阻，引起肺瘀血。临床上出现呼吸困难、发绀、咳嗽和咳出带血的泡沫状痰等左心衰竭的症状。当肺静脉压升高 >25mmHg 时，通过神经反射引起肺小动脉收缩或痉挛，使肺动脉压升高。长期肺动脉压升高致使右心室代偿性扩张肥大。右心室失代偿后，三尖瓣相对关闭不全，致右心房淤血及体循环淤血。临床上表现颈静脉怒张、肝脏肿大、下肢水肿及浆膜腔积液等心力衰竭症状。整个病程中，只有左心室未受累，甚至轻度缩小，其他三个心腔扩张（三大一小），X 线心影呈倒置的"梨形心"。

二、二尖瓣关闭不全

二尖瓣关闭不全是常见的慢性瓣膜病，常与二尖瓣狭窄同时出现。大多数是风湿性心内膜炎的后果，也可由亚急性细菌性心内膜炎等疾病引起，另外，二尖瓣脱垂、先天性病变、腱索异常以及乳头肌功能障碍等也可导致此病的发生。二尖瓣关闭不全时，在左心室收缩期，左心室部分血液通过未关闭的瓣膜口反流入左心房，左心房既接受肺静脉的血液又受左心室反流的影响，使左心房血容量增多，压力升高，久之左心房代偿性扩张肥大。在左心室舒张期，左心房内大量血液涌入左心室，左心室容量负荷增加，导致左心室代偿性扩张肥大。听诊时，在心尖区可闻及收缩期吹风样杂音。后期，左心室、左心房失代偿（左心衰竭），可致肺淤血、肺动脉高压、右心室代偿肥大继而失代偿，出现右心衰竭及体循

环淤血。全心衰竭时，左心房、左心室、右心房、右心室均肥大，X 线检查，显示心脏呈"球形"。

三、主动脉瓣狭窄

主动脉瓣狭窄多由风湿性主动脉瓣膜炎引起，少数因先天发育异常，AS 引起的主动脉瓣膜钙化所致。

在左心室收缩期，左心室血液排出受阻，左心室因压力负荷升高而发生代偿性肥大，血液在加压情况下快速通过狭窄的主动脉瓣口时引起漩涡与震动，此时，在主动脉瓣听诊区可闻及喷射性收缩期杂音。后期，左心失代偿，引起左心衰竭，进而出现肺淤血、肺动脉高压、右心衰竭和体循环淤血。X 线检查，显示心脏呈"靴形"。

四、主动脉瓣关闭不全

主动脉瓣关闭不全多由风湿性主动脉瓣膜炎引起，也可以是感染性心内膜炎及主动脉粥样硬化和梅毒性主动脉炎累及主动脉瓣引起。左心室舒张期，主动脉内部分血液反流到左心室，加上来自左心房的血液，使左心室内血容量增多，压力升高，负荷加重而代偿性肥大。后期，依次发生左心衰竭、肺淤血、肺动脉高压、右心肥大、右心衰竭和体循环淤血。主动脉瓣关闭不全，听诊时，在主动脉瓣区可闻及舒张期吹风样杂音。由于收缩压升高，舒张压下降，脉压增大。患者可出现周围血管征如水冲脉、血管枪击音及毛细血管搏动等现象。

目标检测

一、选择题

【A1/A2 型题】

1. 下列不属于冠心病发病危险因素的是（ ）

    A. 雌激素   B. 低密度脂蛋白增高   C. 吸烟

    D. 高密度脂蛋白降低   E. 收缩压升高

2. 动脉粥样硬化主要发生在（ ）

    A. 细动脉   B. 小动脉   C. 大、中动脉

    D. 微动脉   E. 后微动脉

3. 冠状动脉粥样硬化最多见的部位是（ ）

    A. 左前降支   B. 左旋支   C. 左主干

    D. 右主干   E. 右后间支

4. 心肌梗死最常发生的部位在（ ）

    A. 室间隔后 1/3   B. 左心室后壁   C. 右心室前壁

    D. 左心室前壁   E. 左心室侧壁

5. 原发性高血压时的肾脏病理变化表现为（ ）

    A. 肾脏淤血   B. 肾脏单发性贫血性梗死   C. 肾动脉动脉瘤形成

    D. 原发性颗粒性固缩肾   E. 肾的多发性大瘢痕凹陷

6. 高血压病人左侧内囊出血，常表现为（ ）

    A. 左侧偏瘫   B. 右侧偏瘫   C. 截瘫

  D. 交叉性瘫痪   E. 左右侧偏瘫

7. 患者，女性，35岁。心尖部听到舒张期隆隆样杂音，X线片显示为"梨形心"，提示该患者的风湿性心脏瓣膜病是（　　）

  A. 二尖瓣狭窄   B. 二尖瓣关闭不全   C. 二尖瓣狭窄合并关闭不全

  D. 二尖瓣狭窄合并心房颤动   E. 二尖瓣关闭不全合并心房颤动

【A3/A4型题】

(8~9题共用题干)

  患者，女性，45岁，高血压病史15年，并有高血压家族史。近半年来经常出现气喘、心悸，劳动后加重。查体：肥胖体型，血压170/100mmHg，X线检查，左心肥大。

8. 符合患者心脏病变的是（　　）

  A. 心肌肥大   B. 心肌萎缩   C. 心肌梗死

  D. 心肌纤维化   E. 心肌炎细胞浸润

9. 高血压性心脏病代偿期的特征是（　　）

  A. 左心室离心性肥大   B. 左心室向心性肥大   C. 左心室室壁肉柱扁平

  D. 心肌纤维化   E. 心肌炎细胞浸润

二、思考题

简述动脉粥样硬化的基本病变。

（刘碧英）

第八章　呼吸系统疾病

◎·学习目标

1. 通过本章学习，重点掌握慢性支气管炎、肺气肿、支气管扩张症、慢性肺源性心脏病、大叶性肺炎、小叶性肺炎的病理变化；慢性肺源性心脏病的概念。
2. 学会呼吸系统疾病的防病知识，并具有健康宣教能力，以达到减少呼吸系统疾病的目的。

≫ 情境导入

情境描述　患者，男性，63 岁。因反复发作的咳嗽、咳痰、喘息 30 年，伴气促、心悸 3 年，下肢水肿 2 年，腹胀 3 个月入院。30 年来每年冬季咳嗽、咳痰、喘息，持续 3～4 个月，经抗感染及平喘治疗症状有所缓解。1 周前因感冒，症状加重，并出现腹胀，不能平卧，急诊入院。

讨论　1. 患者为什么出现反复发作的咳嗽、咳痰、喘息，继而出现气促、心悸、腹胀、不能平卧等症状？

2. 请写出此时该患者的诊断？

呼吸系统的主要功能是进行机体与外界的气体交换。呼吸系统与外界相通，容易受到空气中的各种致病因子（如病原微生物、有害气体、粉尘及一些致敏原微粒等）的损害。一般情况下，机体呼吸系统具有很强的防御功能，如鼻腔黏膜对空气的加温、湿润和对较大粉尘颗粒的阻挡作用；鼻、咽、喉部的淋巴组织的防御保护作用；气管、各级支气管黏膜上皮纤毛运动的清除功能；呼吸道分泌物含有溶菌酶、干扰素和分泌型 IgA 的免疫防御功能；以及肺泡巨噬细胞的吞噬作用等。当各种原因引起机体防御功能下降时，致病因子才有可能侵入呼吸道或肺，引起相关疾病。呼吸系统疾病最为多见，而且种类繁多。如慢性支气管炎、肺气肿、支气管哮喘和支气管扩张等慢性阻塞性肺病（chronic obstrucive pulmonary disease，COPD）及肺炎、肺源性心脏病、呼吸衰竭等。

第一节　慢性阻塞性肺疾病

慢性阻塞性肺疾病是一组慢性气道阻塞性疾病的统称，其共同特点为肺实质和小气道受损，导致慢性不可逆性气道阻塞、呼吸阻力增加和肺功能不全，主要包括慢性支气管炎、肺气肿、支气管哮喘、支气管扩张症等疾病。

一、慢性支气管炎

慢性支气管炎是指发生于支气管黏膜及其周围组织的慢性非特异性炎症，是一种常见病、多发病，属于慢性阻塞性肺疾病。主要临床症状和诊断标准为：反复发作的咳嗽、咳痰或伴有喘息，症状每年发作至少持续 3 个月，连续 2 年以上。此病易在比较寒冷的冬春季节发生，北方较南方多见，以中老年男性为主，有"老慢支"之称，病情持续多年者常并发严重影响身体健康的疾病，如慢性阻塞性肺气肿、支气管扩张症及慢性肺源性心脏病。

（一）病因与发病机制

慢性支气管炎是由多种因素长期综合作用所致，常见的致病因素如下。

1. 感染因素 病毒和细菌感染与慢性支气管炎的发病密切相关。常见的主要致病病毒有鼻病毒、腺病毒和呼吸道合胞病毒，主要致病细菌有肺炎球菌、流感嗜血杆菌、奈瑟菌和甲型链球菌。慢性支气管炎的发病与感冒关系密切。呼吸道反复的病毒和细菌感染是导致慢性支气管炎病变发展和加重的重要因素。

2. 过敏因素 喘息型慢性支气管炎患者往往有过敏史，且以脱敏为主的综合治疗可取得较好的治疗效果，这说明过敏因素与慢性支气管炎的发病有一定的关系。

3. 理化因素 吸烟是慢性支气管炎发病的主要因素，吸烟史越久、吸烟量越大，患病率越高。据统计，吸烟者比不吸烟者的患病率高 2~10 倍。烟雾中含有尼古丁、焦油、镉等有害物质，能损伤呼吸道黏膜，降低局部抵抗力；烟雾又能刺激小气道产生痉挛，从而增加气道阻力。此外，长期接触工业粉尘、大气污染，可以损伤支气管黏膜亦能促进慢性支气管炎的发生。

4. 内在因素 机体抵抗力下降、呼吸系统防御功能受损、劳累及神经 - 内分泌功能失调是发病的内在关键因素。

（二）病理变化与临床病理联系

1. 病理变化 慢性支气管炎的病变早期始于较大的支气管，随病情进展逐渐累及较小的支气管和细支气管，受累细支气管愈多，病情愈重。以黏液腺增生为特征的慢性非特异性炎症是慢性支气管炎的基本病理变化。

肉眼观，可见黏膜表面黏液或脓性渗出物，管腔狭窄，管壁变硬。

镜下观，有如下变化。

（1）呼吸道黏膜上皮损伤与修复 慢性支气管炎时，支气管腔内炎性渗出物和黏液逐渐增加，使纤毛粘连，倒伏乃至脱失；纤毛杯状细胞变性、坏死脱落，黏液 - 纤毛排送系统受到损伤。上皮进行再修复时杯状细胞增多，并发生鳞状上皮化生（图 8-1）。

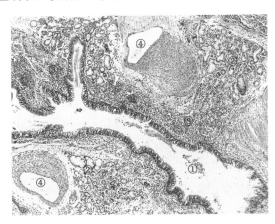

图 8-1 慢性支气管炎（低倍）
①支气管腔内见少量脱落的上皮和炎性渗出物；②管壁腺体增生、肥大；
③管周大量淋巴细胞浸润；④可伴有血管平滑肌增生、管腔狭窄

（2）黏液腺体增生肥大 各种有害刺激因素使支气管黏膜下黏液腺体增生肥大，浆液性腺体发生黏液腺化生，黏膜上皮杯状细胞增多（图 8-2），导致黏液分泌增加，是患者出现黏液性痰的病理学基础。分泌的黏液过多并潴留在支气管腔内造成气道的完全或不完全阻塞。

（3）支气管壁充血水肿，淋巴细胞、浆细胞浸润（图 8-2）。

（4）支气管壁平滑肌断裂、萎缩（图8-2），软骨发生变性、萎缩、钙化甚至骨化。喘息型支气管炎患者的平滑肌可增生、肥大。慢性支气管炎反复发作，是引起慢性阻塞性肺气肿的病变基础。

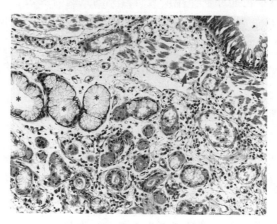

图8-2　慢性支气管炎（高倍）

支气管黏膜充血、水肿，管壁腺体增生、肥大，伴浆液性腺体黏液腺化生（＊）；

间质大量慢性炎细胞浸润；支气管平滑肌断裂（红色箭头）

2. 临床病理联系　患者因支气管黏膜受炎症刺激及分泌的黏液增多而出现咳嗽、咳痰和喘息症状。痰液一般为白色黏液泡沫状，合并感染时，咳嗽加剧并呈脓性痰。支气管痉挛、狭窄及黏液和渗出物阻塞管腔常导致喘息。

（三）结局与并发症

慢性支气管炎如早期加强身体锻炼、预防并及时控制感染，防止复发，预后良好。若反复发作，可引起肺气肿、支气管扩张和慢性肺源性心脏病等并发症。

💡 **素质提升**

慢性支气管炎健康宣教

慢性支气管炎常在冬季发作，中老年人多见。日久可导致肺源性心脏病（肺源性心脏病），严重发作可出现呼吸衰竭或右心衰竭。为了防止和减少肺源性心脏病、呼吸衰竭发生，提高中老年人的生活质量，日常生活应注意以下几点。

1. 注意气温变化，防止感冒。流行性感冒流行季节不到公共场所，以免感染。一旦被感染，应及时治疗。

2. 绝对要戒烟，并动员亲属、同事戒烟，以减少烟雾的吸入。

3. 经常开窗通风，保持室内空气新鲜，避免吸入煤油、油烟等各种刺激性气体。

4. 适当参与室外活动，如散步、做呼吸操（腹式呼吸和缩唇呼气）、吹气球等，有益健康。

6. 多饮水，有利于稀释痰液促进痰液排出。

7. 为避免肺内压力高，应张口咳嗽。

8. 为防止感染别人，咳嗽时应面向无人的方向，将痰吐到卫生纸上，尽量减少飞沫的播散，必要时使用痰盒。

二、肺气肿

肺气肿（pulmonary emphysema）指末梢肺组织（呼吸性细支气管、肺泡管、肺泡囊和肺泡）因含气量过多而呈持久性扩张，伴肺泡间隔破坏及肺组织弹性减弱，导致肺容积增大的一种病理状态。肺气肿是一种常见的慢性阻塞性肺疾病，也是支气管和其他肺疾病的常见合并症。

（一）病因与发病机制

肺气肿多继发于慢性支气管炎及反复发作的支气管哮喘等疾病。吸烟、空气污染、尘肺及小气道感染（尤其是慢性支气管炎）是引起肺气肿的重要原因。其发病机制与下列几个基本环节有关。

1. 阻塞性通气障碍 由于慢性支气管炎反复发作，使细支气管管壁增厚，管腔狭窄，气道不完全阻塞。吸气时细支气管扩张，气体容易进入肺泡；而呼气时由于胸腔内压增加、细支气管受压而进一步狭窄，气体不能充分排出，久之残留于肺泡内的气体过多，导致肺泡过度充气、膨胀，肺泡壁断裂，形成肺气肿。故又称为阻塞性肺气肿。

2. 细支气管壁和肺泡壁弹性降低 正常时细支气管壁的弹性纤维放射分布于周围的肺泡壁上，对维持细支气管的形态和管径大小起着支撑作用。当弹性纤维被炎症等因素破坏时，细支气管和肺泡的回缩力减弱，及细支气管因失去支撑而导致管腔塌陷，均可导致末梢肺组织内的气体增多，形成肺气肿。

3. α_1-抗胰蛋白酶（α_1-antitrypsin，AT）缺乏 α_1-AT是由肝细胞合成产生，并广泛存在于组织和体液之中。它能抑制弹性蛋白酶对肺组织中的弹性蛋白、胶原等的降解，减少肺组织的破坏。炎症时AT数量减少，活性降低，肺组织中的弹性纤维过多地被降解，肺组织的结构被破坏，引起肺泡回缩力减弱，肺残气量增多，导致肺气肿。

（二）病理变化与临床病理联系

1. 病理变化 肉眼观，肺体积增大、边缘钝圆，呈灰白色，柔软而弹性差，切面肺组织呈蜂窝状（图8-3），大者可超过1mm。镜下观，肺泡扩张，肺泡间隔变薄并断裂，相邻的肺泡融合成较大的囊腔（图8-4）。

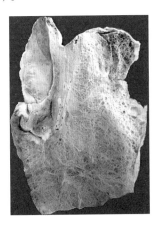

图8-3 肺气肿（肉眼观）

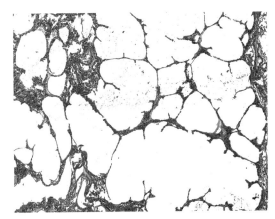

图8-4 肺气肿（镜下观）

肺泡腔扩大，肺泡间隔断裂，相邻的肺泡融合成较大的囊腔

2. 临床病理联系 患者除咳嗽、咳痰等慢性支气管炎的临床表现外，还可出现呼吸困难、气促、胸闷、发绀等，当合并感染时症状加重，并可出现缺氧、呼吸性酸中毒等症状。严重肺气肿患者，由于肺内残气量明显增多，肺容积增大，使患者胸廓前后径加大，肋间隙增宽，膈肌下降，形成桶状胸，叩诊呈过清音。心浊音界缩小或者消失，肝浊音界下降。触诊语音震颤减弱。听诊时呼吸音弱，呼气延长。X线检查显示病变肺部透明度增加。

（三）结局及并发症

肺气肿一旦形成难以恢复正常，最终会导致慢性肺源性心脏病。此外，在肺膜下有肺大疱形成者，在剧烈咳嗽或者用力过度时，肺大疱可破裂发生自发性气胸。

三、支气管哮喘

支气管哮喘是一种以支气管可逆性发作性痉挛为特征的过敏性疾病，常伴有反复发作的呼气性呼吸困难、喘息、胸闷和肺部哮鸣音，多数患者可以自行缓解或经治疗缓解。间歇期可完全无症状。本病多见于儿童和青年，秋冬季多发。严重者常伴有慢性支气管炎，并导致肺气肿和慢性肺源性心脏病。

（一）病因与发病机制

患者多具有特异性变态反应体质，易受各种过敏原诱发哮喘，如花粉、粉尘、尘螨、动物毛屑、某些药物或食物等，可通过吸入、接触或摄入机体而引起哮喘发作。大气污染、气候变化、吸烟、病毒感染和精神心理因素也可诱发哮喘的发生。

支气管哮喘的发病机制尚未完全阐明，目前多数学者认为哮喘主要与 I 型超敏反应、气道炎症、气道高反应性及精神因素等相互作用有关。过敏原进入体内后，激活 T 淋巴细胞并使其分化为 Th1、Th2，同时释放各种白介素，其中白介素 - 4 可激活 B 淋巴细胞并使之合成特异性 IgE，后者结合于肥大细胞、嗜碱性粒细胞等表面的 IgE 受体。若过敏原再次进入体内，可与结合在细胞表面的 IgE 交联，触发致敏细胞合成释放多种炎症介质，导致支气管平滑肌收缩、黏液分泌增加、血管通透性增强、嗜酸性粒细胞等炎细胞浸润。

（二）病理变化与临床病理联系

1. 病理变化 肉眼观，哮喘发作时肺组织因过度充气而膨胀，支气管腔内有黏稠的痰液及黏液栓，支气管壁增厚，黏膜充血肿胀，黏液栓阻塞处局部见灶状肺不张（图 8 - 5）。镜下观，支气管黏膜上皮水肿，部分上皮损伤脱落，上皮杯状细胞增多，基底膜显著增厚及玻璃样变，固有层黏液腺体增生，支气管平滑肌肥大，各层可见嗜酸性粒细胞、单核细胞、淋巴细胞及浆细胞浸润。

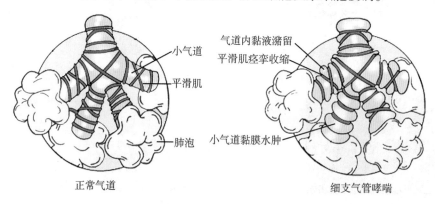

图 8 - 5　哮喘气道改变
细支气管平滑肌收缩痉挛，管腔狭窄，腔内有黏液潴留

2. 临床病理联系 哮喘发作时，由于支气管平滑肌痉挛和黏液栓阻塞，加之呼气时管腔自然收缩而变窄，导致呼气性呼吸困难、喘息、胸闷，并伴有哮鸣音。

（三）结局及并发症

上述症状可自行缓解或经治疗缓解，但是长期反复发作或严重者可引起肺气肿、胸廓变形、支气管扩张症和慢性肺源性心脏病等，偶可发生自发性气胸。

四、支气管扩张症

支气管扩张症是以肺内小支气管管腔持久性扩张伴管壁纤维性增厚为特征的慢性呼吸道疾病，是慢性支气管炎常见的并发症之一。扩张的支气管常因分泌物潴留继发化脓性细菌感染，临床上常表现为慢性咳嗽、大量脓痰及反复咯血等症状。

（一）病因与发病机制

支气管扩张症的发病多由于反复感染，特别是化脓性感染，常导致管壁平滑肌、弹力纤维和软骨等支撑结构破坏；同时受支气管壁外周肺组织慢性炎症所形成的纤维瘢痕组织的牵拉及咳嗽时支气管管腔内压的增高，最终导致支气管壁持久性扩张。

（二）病理变化与临床病理联系

1. 病理变化　肉眼观，扩张的支气管数目不等，呈囊状或者圆柱状扩张，扩张的腔内含有黏液脓性渗出物（图8-6）。镜下观，病变支气管扩张，腔内有黏液或者脓性分泌物，支气管壁的改变同慢性支气管炎的改变，并可见有不同程度的弹力纤维和平滑肌组织的破坏。

2. 临床病理联系　患者因支气管慢性及化脓性炎症渗出物的刺激，表现为长期咳嗽、咳脓痰。尤其在清晨或夜间体位改变时。当炎症损伤累及支气管壁血管则可引起痰中带血或者大量咯血，严重的大咯血可因失血过多或血块阻塞呼吸道造成窒息死亡。部分患者，由于长期呼吸困难、慢性缺氧，可发生杵状指（趾）。临床上可借助支气管造影或CT确诊。

（三）结局及并发症

晚期可并发慢性肺源性心脏病。

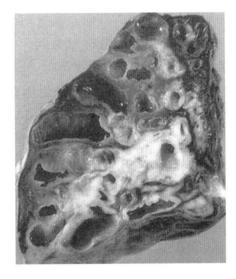

图8-6　支气管扩张

肺切面，可见多数支气管显著扩张

第二节　肺　炎

肺炎（pneumonia）是指肺部的急性渗出性炎症，为呼吸系统的常见病、多发病。根据病变范围将肺炎分为大叶性肺炎、小叶性肺炎（图8-7）和间质性肺炎；根据感染的病原体又可分为细菌性肺炎、病毒性肺炎、支原体性肺炎等。

一、细菌性肺炎

（一）大叶性肺炎

大叶性肺炎（lobar pneumonia）是发生于肺组织的急性纤维素渗出性炎症。病变可累及一个肺段乃至整个肺大叶。起病急骤，出现寒战、高热、咳嗽、咳铁锈色

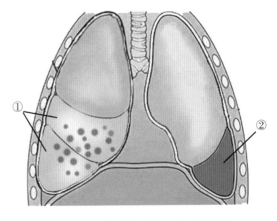

图8-7　大叶性肺炎与小叶性肺炎

①小叶性肺炎；②大叶性肺炎

痰、胸痛及呼吸困难等症状。多见于青壮年，常发生在冬春季节。

1. 病因与发病机制 本病绝大多数（＞90%）由肺炎链球菌感染引起，少数由肺炎杆菌、金黄色葡萄球菌、溶血性链球菌、流感嗜血杆菌等引起。在疲劳、受寒、醉酒、麻醉等诱因使呼吸道防御功能下降时，寄生在鼻咽部的细菌可从上呼吸道向下蔓延进入肺泡，并沿肺泡孔向周围肺泡扩散而引起整个肺大叶迅速发生炎性反应。

2. 病理变化及临床病理联系 大叶性肺炎病变主要累及一个肺段或肺叶，多发生于两肺下叶，以左肺多见。病变以大量纤维素渗出为特征。典型经过分四期。

（1）充血水肿期 此期为发病最初的第 1～2 天。

肉眼观，病变肺叶肿大，重量增加，呈暗红色，切面湿润，可挤出泡沫状血性浆液。

镜下观，肺泡壁毛细血管显著扩张充血，肺泡腔内可见大量浆液性渗出物，并混有少量的红细胞、中性粒细胞和巨噬细胞（图 8-8）。渗出物中可检出肺炎链球菌。

临床上，患者可出现高热、寒战、咳嗽、咳白色泡沫痰及外周血中性粒细胞增多等症状。X 线检查见病变肺叶呈大片淡薄而均匀的阴影。

（2）红色肝样变期（实变早期） 此期为发病的第 3～4 天。

肉眼观，病变肺叶更加肿胀，重量增加，呈暗红色，质地变实如肝，故有红色肝样变期之称。由于纤维素的渗出，切面呈粗颗粒状。病变部位的胸膜表面可见纤维蛋白性渗出物。

镜下观，肺泡壁毛细血管进一步扩张充血，通透性增强，大量红细胞渗出，肺泡腔内充满大量的红细胞、纤维蛋白及少量的中性粒细胞和巨噬细胞（图 8-9）。渗出的纤维蛋白交织成网，并穿过肺泡孔与相邻肺泡内的纤维蛋白网连接。此期渗出物中也可检出大量的肺炎链球菌。

临床上患者出现高热、咳嗽、咳铁锈色痰（由于肺泡腔内渗出的红细胞被巨噬细胞吞噬、崩解后，形成的含铁血黄素可使痰液呈铁锈色）、胸痛（病变波及胸膜）、呼吸困难及发绀等。临床上出现叩诊呈浊音、触觉语颤增强及支气管呼吸音等典型实变体征。X 线检查病变肺叶肺纹理增粗，并见大片均匀致密阴影。

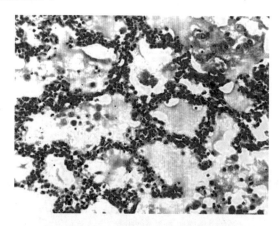

图 8-8 大叶性肺炎（充血水肿期）

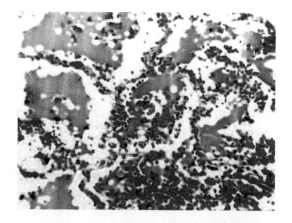

图 8-9 大叶性肺炎（红色肝样变期）

（3）灰色肝样变期（实变晚期） 此期为发病的第 5～6 天。

肉眼观，病变肺叶仍肿胀，重量增加，实变加重，呈灰白色，切面干燥呈颗粒状，质实如肝，故称灰色肝样变期。

镜下观，肺泡腔内纤维蛋白渗出物进一步增多，压迫肺泡壁毛细血管，使其管腔狭窄或闭塞，使病变肺组织呈贫血状态。肺泡腔内的纤维蛋白交织成网，网眼中有大量中性粒细胞（图 8-10）。此期渗出的红细胞大部分崩解消失，渗出物中的细菌也被吞噬而逐渐消失，故不易检出细菌。

此期的临床表现相似于红色肝样变期，但铁锈色痰变为黏液脓痰，发绀有所减轻。X线检查病变肺叶呈大片状均匀致密阴影。

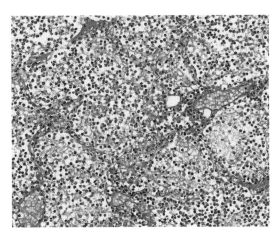

图8－10　大叶性肺炎（灰色肝样变期）

（4）溶解消散期　为发病的第7~10天。随着机体特异性抗体的形成和白细胞、巨噬细胞作用的增强，致使病原体逐渐被消灭，肺泡腔内的纤维素被中性粒细胞崩解释放的蛋白溶解酶溶解并经支气管咳出，或经淋巴管吸收，使病变肺组织逐渐恢复正常的结构和功能。

肉眼观，病变肺组织呈淡黄色并逐渐恢复正常，质地变软，挤压时可见脓性混浊液体流出。

镜下观，肺泡腔内的中性粒细胞变性坏死，释放大量蛋白水解酶将渗出物中的纤维蛋白溶解，溶解的渗出物部分由气道咳出，也可经淋巴管吸收或被巨噬细胞吞噬清除，肺内炎症消散，肺组织结构和功能恢复正常。胸膜渗出物被吸收或机化。本期由于炎性渗出物溶解液化，故患者可咳稀薄样痰，听诊可闻及湿啰音。毒血症症状和肺实变体征逐渐消失，体温恢复正常，X线胸片检查阴影密度降低，继而恢复正常。

临床上患者体温下降，咳痰减轻。X线检查可见肺部阴影逐渐减退，直至消失恢复正常。

以上是典型大叶性肺炎的经过，但由于抗生素的广泛应用，本病的病程有不同程度的缩短，病变亦可不典型。

3. 结局及并发症　多数大叶性肺炎及时治疗均可痊愈，仅有少数机体抵抗力低下，病情严重又未及时治疗者，可出现以下并发症。

（1）肺肉质实变　如果中性粒细胞渗出过少，释放的蛋白溶解酶量不足，渗出物中的纤维蛋白不能完全吸收而被肉芽组织取代机化，使病变肺组织实变，呈肉样外观，故称肺肉质变。

（2）肺脓肿及脓胸　当机体抵抗力低下，病原菌毒力过强，或合并金黄色葡萄球菌等细菌感染时，肺组织发生坏死液化，形成肺脓肿。若脓肿破入胸膜腔，则形成脓胸。

（3）败血症　见于严重感染时，细菌侵入血液循环、并大量繁殖所致。

（4）感染性休克　由严重的败血症或脓毒败血症所致，是大叶性肺炎最为严重的一种并发症，如抢救不及时，可导致死亡。

（二）小叶性肺炎

小叶性肺炎（lobular pneumonia）是以肺小叶为病变单位的急性化脓性炎症。病变常以细支气管为中心，并累及所属肺泡及周围肺组织，故又称支气管肺炎。主要临床表现为发热、咳嗽、咳痰、呼吸困难等。本病可发生在任何年龄，但以小儿及年老体弱等抵抗力低下者多见。

1. 病因与发病机制　常由多种细菌混合感染所致，常见的致病菌有肺炎链球菌、葡萄球菌、流感嗜血杆菌等。这些细菌通常是正常人体呼吸道内的常驻菌。在某些诱因影响下，机体抵抗力下降、呼吸系统的防御功能受损时，细菌可沿支气管侵入肺组织，引起小叶性肺炎。因此，小叶性肺炎常是某些疾病的并发症，如麻疹后肺炎、吸入性肺炎、手术后肺炎、坠积性肺炎等。

2. 病理变化及临床病理联系

（1）病理变化 病变特征是肺组织内散在的以细支气管为中心的化脓性炎症病灶。病变一般较小，形状不规则，散布于两肺各叶，尤以背侧和下叶最多。

肉眼观，两肺表面和切面上散在分布灰黄色实变病灶（图8-11），病灶大小不等，直径一般在0.5~1cm（相当于肺小叶范围），以下叶、背侧多见。严重者，病灶可相互融合或累及全叶，形成融合性支气管肺炎。一般不累及胸膜。

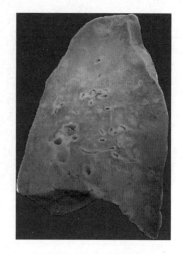

图8-11 小叶性肺炎
切面可见大小不等的病灶，形状不规则，色灰红或带黄色

镜下观，病变早期，细支气管黏膜充血、水肿，表面附着黏液性渗出物，周围肺组织无明显改变。病程进展期，细支气管管腔及其周围的肺泡腔内充满脓性分泌物，有较多的中性粒细胞（图8-12）、少量红细胞和脱落的肺泡上皮细胞，纤维素一般较少。病灶周围肺组织充血，可有浆液渗出，部分肺泡过度扩张形成代偿性肺气肿。当支气管和肺组织严重破坏时呈完全化脓性炎症改变。由于病变发展阶段的不同，各病灶的病变表现和严重程度也不一致。

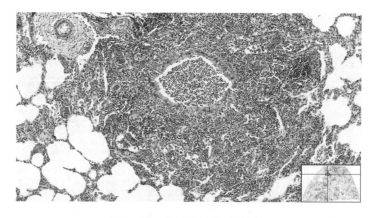

图8-12 小叶性肺炎（镜下）
以细支气管为中心，其周围的肺泡腔内充满多量中性粒细胞等炎性渗出物

（2）临床病理联系 小叶性肺炎的临床表现取决于发病的原因、肺组织损伤的程度和范围。临床上仍以急起的发热、咳嗽、咳痰为首发症状。由于支气管黏膜受炎症及渗出物的刺激常引起咳嗽，痰液呈黏液脓性。因病灶较小且散在分布，肺实变体征一般不明显。病变区细支气管和肺泡内含有渗出物，听诊可闻及湿啰音。X线检查，可见肺内散在小片状或斑点状模糊阴影。本病若发现及时，治疗得当，肺内渗出物可完全吸收而痊愈，但在儿童、年老体弱者，特别是并发其他重大疾病者，预后大多不良。

3. 并发症 本病通过积极治疗大多能治愈，少数患者可出现下列并发症。

（1）呼吸衰竭 炎症渗出物影响肺泡通气和换气功能，若病变范围广泛，则引起呼吸衰竭。

（2）心力衰竭 若肺部炎症广泛，肺循环阻力增加，加重右心负荷，又因缺氧和中毒使心肌细胞变性、坏死，心肌收缩力降低，导致右心衰竭，在幼儿常导致急性心力衰竭。

（3）肺脓肿、脓胸 多见于金黄色葡萄球菌引起的小叶性肺炎。

（4）支气管扩张 支气管破坏严重且病程较长者，可导致支气管扩张症。

大叶性肺炎与小叶性肺炎的区别见表 8 – 1。

表 8 – 1　大叶性肺炎与小叶性肺炎的区别

	大叶性肺炎	小叶性肺炎
病原菌	肺炎链球菌（90%），毒力较强的为 1、3、7、2 型	多种化脓性细菌：金黄色葡萄球菌、肺炎球菌、流感嗜血杆菌、克雷伯杆菌、链球菌、铜绿假单胞菌等
病变特点	肺泡的纤维素性炎	以细支气管为中心的肺组织的化脓性炎
病变范围	起始于肺泡→肺段或整个肺叶	起始于细支气管→以肺小叶为单位灶性散布
肉眼	单侧肺，左肺、右肺下叶	双肺下叶和背侧，黄白色病灶，斑片状分布
镜下	单侧肺受累，典型的四期表现，胸膜常受累，支气管不受累	化脓性支气管炎、肺泡腔内的渗出物成分多样化、肺泡壁破坏及小脓肿形成
并发症	肺肉质变、肺脓肿及脓胸、败血症、感染性休克	心衰、呼衰、肺脓肿、脓胸
好发人群	青壮年	小儿和年老体弱者，往往作为合并症出现
预后	好	差

二、病毒性肺炎

1. 病因与发病机制　常由上呼吸道病毒感染向下蔓延所致，常见的病毒有流感病毒、腺病毒、呼吸道合胞病毒、麻疹病毒和巨细胞病毒等。临床上以腺病毒性肺炎最常见，流感病毒性肺炎最严重。除流感病毒外，其余病毒性肺炎多见于儿童，症状轻重不等，但婴幼儿和老年患者病情较重，一般为散发，偶尔会造成流行。病毒性肺炎的病情、病变类型及其严重程度有很大差别。

2. 病理变化及临床病理联系　肉眼观，病变常不明显，病变肺充血、水肿，体积轻度肿大。镜下观，病毒性肺炎主要表现为肺间质的炎症，通常表现为肺泡间隔明显增宽，肺间质水肿及淋巴细胞、单核细胞浸润，肺泡腔一般无渗出物或仅有少量的浆液。有些病毒性肺炎（如流感病毒性肺炎、麻疹病毒性肺炎、腺病毒性肺炎）肺泡腔渗出较明显，渗出物凝结成一层红染的膜样物，贴附于肺泡内表面，即透明膜形成，支气管上皮和肺泡上皮也可增生，甚至出现多核巨细胞。麻疹病毒性肺炎的主要病变特点是在间质性肺炎的基础上，肺泡腔内有透明膜形成，并有较多的多核巨细胞。在增生的上皮细胞和多核巨细胞的胞质和胞核内可以见到病毒包涵体，这种病毒包涵体对于病毒性肺炎具有诊断意义。病毒包涵体常呈球形，约红细胞大小，嗜酸性染色，均质，呈细颗粒状，其周围常有一清晰的透明晕。其他一些病毒性肺炎，如巨细胞病毒性肺炎、腺病毒性肺炎等，也可在增生的支气管上皮、支气管黏液腺上皮或肺泡上皮内见到病毒包涵体。

临床上，患者除了发热和全身中毒症状外，还有剧烈咳嗽、呼吸困难、发绀等。一般病毒性肺炎预后良好，但重者可并发心力衰竭及中毒性脑炎，预后较差。

三、支原体性肺炎

支原体性肺炎（mycoplasmal pneumonia）由肺炎支原体感染引起的一种急性间质性肺炎。病变以淋巴细胞、单核细胞浸润于肺间质为特征。起病较急，伴有发热、剧烈咳嗽、咳痰等肺部感染症状。多见于 20 岁以下的青少年，发病率可随年龄的增大而降低，50 岁以上发病较少见。通常也为散发，偶尔构成流行。

1. 病因与发病机制　肺炎支原体是目前所知最小的能独立生活的病原微生物，仅对人体致病，对抗生素敏感。患者起病急，以发热、头痛、顽固剧烈的咳嗽、少痰、气促、胸痛为特征。支原体肺炎临床不易与病毒性肺炎鉴别，但可以从患者呼吸道分泌物中培养出肺炎支原体而诊断。

2. 病理变化及临床病理联系　肺炎支原体可侵犯整个呼吸道黏膜，引起上呼吸道感染、气管炎、支气管炎及肺炎。

肉眼观，病变常累及单侧肺组织，呈灶状或节段性分布，以下叶多见，偶尔也可波及两肺。病变部位无明显实变区，呈暗红色，胸膜光滑。切面可见少量泡沫状液体溢出，支气管及细支气管内有黏液性液体。

镜下观，病变肺泡间隔增宽，有淋巴细胞和单核细胞浸润。肺泡腔内无渗出物或仅有少量浆液及单核细胞渗出。在细小支气管及其周围的组织充血、水肿，并有淋巴细胞、单核细胞浸润。

临床上，患者可出现乏力、头痛、发热等一般症状。突出症状是支气管和细支气管的急性炎症所引起剧烈咳嗽，常无痰。X 线检查，肺部出现较浅的阴影，范围一般不超过一个肺叶，本病预后良好。

第三节　慢性肺源性心脏病

慢性肺源性心脏病（chronic cor pulmonale）简称肺心病，是由于慢性肺部疾病、胸廓畸形或肺血管等病变引起的肺动脉高压，最后导致以右心室肥大、扩张为主要特征的心脏病。本病在我国比较常见，多发生于寒冷地区，主要见于 40 岁以上的中、老年人。

一、病因与发病机制

本病发生的主要环节是各种原因引起的慢性肺循环阻力增大，导致肺动脉高压。因此，凡能够增加肺循环阻力而致肺动脉高压的因素，均可导致本病的发生。最常见的因素有以下几个方面。

1. 慢性肺部疾病　凡是能引起弥漫性肺气肿、肺间质纤维化的肺部疾病，都可引起肺源性心脏病。如慢性支气管炎、支气管哮喘、支气管扩张、肺尘埃沉着症、肺结核、弥漫性肺间质纤维化等。此类疾病能引起肺通气功能障碍，使有效呼吸面积减少而出现肺换气功能不足，使动脉血氧分压降低，反射性引起肺小动脉痉挛、肺毛细血管床减少，从而使肺循环阻力增加，形成肺动脉高压，造成右心室肥大。

2. 胸廓疾病　胸廓畸形、严重的脊柱弯曲、胸膜广泛纤维化等，可引起肺的限制性通气障碍及肺循环阻力加大，导致肺源性心脏病。

3. 肺血管病变　多发性肺小动脉栓塞、肺细动脉硬化等肺血管病变等也可引起肺动脉高压，导致肺源性心脏病。

二、病理变化

1. 肺部病变　除外肺原有病变，主要是肺小动脉的变化。镜下观察，肺肌型小动脉中膜增生肥厚，无肌型细动脉内膜下出现平滑肌束，肺小动脉内膜纤维组织增厚，肺小动脉炎及肺泡壁毛细血管数量和容积减少。

2. 心脏　主要是右心室的改变。肉眼观，心脏重量增加，右心室肥厚，心尖钝圆（图 8 - 13），肺动脉圆锥膨隆。通常以肺动脉瓣下 2cm 处右心室肌壁厚度大于 5mm（正常为 3 ~ 4mm）作为诊断肺源性心脏病的病理形态学标准。镜下观，心肌细胞肥大、增宽，核增大着色深，也可见因缺氧而出现肌纤维萎缩、肌浆溶解、横纹消失，间质水肿和胶原纤维增生等病变。

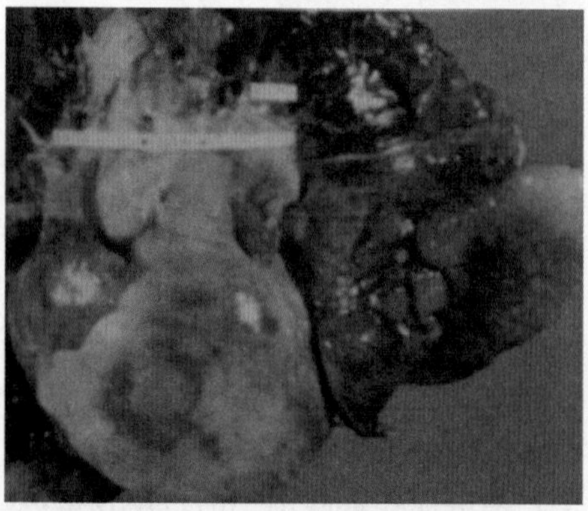

图 8 - 13　肺气肿、肺源性心脏病

三、临床病理联系

慢性肺源性心脏病发展缓慢。代偿期主要为原有肺、胸廓疾病的临床表现（如咳嗽、咳痰等）。可根据体力情况适当参加室内外活动，以不感到呼吸困难及心悸为宜。随病变发展，可逐渐出现呼吸功能不全、右心衰竭的症状和体征，主要有气急、呼吸困难、发绀、心悸、颈静脉怒张、肝肿大、腹腔积液、下肢水肿等表现。并发急性呼吸道感染常可以诱发呼吸衰竭。心肺功能失代偿期应绝对卧床休息，必要时协助患者取半卧位，以缓解胸闷、憋气等症状。病情严重时常伴中枢神经系统症状，如出现头痛、烦躁不安、抽搐，甚至嗜睡、昏迷等肺性脑病的表现。这主要是由于缺氧和二氧化碳潴留、呼吸性酸中毒引起脑水肿所致。此外，还可以并发水与电解质紊乱、酸碱平衡紊乱、心律失常、上消化道出血、弥散性血管内凝血及休克等。

目标检测

一、选择题

【A1/A2 型题】

1. 诊断肺源性心脏病的病理标准是（　　）

　　A. 右心房肥大　　　　　　　　B. 肺动脉瓣下 2cm 处右心室壁厚超过 5mm

　　C. 主动脉瓣狭窄　　　　　　　D. 左心室肥大

　　E. 肺动脉瓣狭窄

2. 根据临床表现有肺脏疾病和右心衰的症状和体征，可诊断为（　　）

　　A. 慢性支气管炎　　　　B. 阻塞性肺气肿　　　　C. 慢性肺源性心脏病

　　D. 硅肺　　　　　　　　E. 肺性脑病

3. 大叶性肺炎的病变性质是（　　）

　　A. 化脓性炎　　　　　　B. 出血性炎　　　　　　C. 纤维素性渗出炎

　　D. 增生性炎　　　　　　E. 变质性炎

4. 下列不属于慢性支气管炎典型病变的是（　　）

　　A. 黏膜腺体肥大增生　　　　B. 平滑肌肥大　　　　C. 杯状细胞增生

　　D. 支气管壁内大量嗜酸性粒细胞浸润　　　　　　E. 肺泡扩张、肺泡壁变薄

5. 大叶性肺炎最严重的并发症是（　　）

　　A. 脓毒症休克　　　　　B. 肺脓肿　　　　　　　C. 败血症

　　D. 肺肉质变　　　　　　E. 脓胸

6. 小叶性肺炎的病变分布通常以何处较重（　　）

　　A. 肺上叶　　　　　　　B. 两肺尖部　　　　　　C. 两肺下叶及背侧

　　D. 两肺下部　　　　　　E. 肺中部

7. 大叶性肺炎的灰色肝样变期，肺泡腔内的主要渗出物是（　　）

　　A. 大量浆液及粒细胞　　　B. 大量纤维素　　　　C. 大量纤维素与中性粒细胞

　　D. 大量纤维素与红细胞　　　E. 淋巴细胞

8. 大叶性肺炎肺泡腔内充满纤维素与红细胞是 （　　）

    A. 充血期　　　　　　　　B. 红色肝样变期　　　　　　C. 灰色肝样变期

    D. 消散期　　　　　　　　E. 水肿期

二、思考题

1. 简述大叶性肺炎的病理分期及各期病变特点。

2. 简述肺源性心脏病的病理诊断依据。

（李　正）

第九章　消化系统疾病

◉ 学习目标

　　1. 通过本章学习，重点把握消化性溃疡、桥接坏死、点状坏死、碎片状坏死、肝硬化、假小叶的概念；消化性溃疡的病理变化及并发症；病毒性肝炎的基本病变及各型病变特点；门脉性肝硬化的病理变化及临床病理联系；慢性胃炎的类型及病理变化；病毒性肝炎的病因及传播途径。

　　2. 学会结合病理学知识为患者制定临床诊疗计划。

》 情境导入

　　情境描述　患者，男性，55岁。主诉：乏力、消瘦3个月。14年前患"乙肝"，未规范治疗，近来消瘦明显，体重下降约10kg，乏力，食欲差。入院体检：皮肤黏膜、巩膜黄染，前胸部皮肤有出血点、蜘蛛痣，肝掌，肝在右肋缘下可触及。实验室检查：凝血时间（CT）3.5分钟。总蛋白（A＋G）63g/L，清蛋白（A）35g/L，球蛋白（G）30g/L，丙氨酸氨基转移酶（ALT）141U/L，HBsAg（＋），抗HBe（＋），AFP 831μg/L。入院后对症治疗，入院15天发现呕血，并出现发热、腹腔积液和嗜睡症状，经对症支持、抗感染治疗无效，入院后27天死亡。尸解：皮肤黄色，腹部膨隆。腹腔内有1500ml草黄色清亮液体，食管下段静脉曲张，肝脏表面布满绿豆至黄豆大小结节，膈面见12.0cm×7.0cm大小白色结节性肿物。脾脏体积增大，紫褐色，包膜紧张。镜下见肝脏部分区域假小叶形成，小叶中央静脉偏位、缺失或两个，部分区域异型肝细胞排列成不规则的梁索状、腺泡状或片块状，可见巨型核和怪异状核。

　　讨论　1. 该患者可能患有什么疾病？

　　　　　　2. 诊断依据是什么？

　　消化系统包括消化管和消化腺，其中消化管由口腔、食管、胃、肠及肛门构成连续性管道，消化腺包括涎腺、肝、胰及消化管的黏膜腺等。消化系统是机体的重要组成部分，主要功能是消化食物、吸收营养、排出食物残渣、解毒及内分泌等。消化系统的诸多疾病如胃炎、消化性溃疡、肝炎、肝硬化、食管癌、胃癌、大肠癌、肝癌等均属于临床常见病、多发病。

第一节　胃　炎

　　胃炎（gastritis）是指发生在胃黏膜的非特异性炎症，是一种常见病，临床可分为急性胃炎和慢性胃炎两类。

一、急性胃炎

　　急性胃炎（acute gastritis）是多种病因引起的胃黏膜急性炎症。多数急性胃炎病因明确，如过量服用阿司匹林等非甾体抗炎药物，过度饮酒、吸烟、尿毒症、全身感染、应激反应、强酸强碱刺激以及休克等。根据病因及病理变化的不同，可分为急性单纯性胃炎、急性出血性胃炎、急性腐蚀性胃炎、急性感染性胃炎等4种类型。

1. 急性单纯性胃炎 急性单纯性胃炎又称刺激性胃炎，多因暴饮暴食，食用过热或刺激性食物所致，病变多累及胃窦、胃体。胃镜可见黏膜潮红、充血、水肿，有时可见糜烂。黏膜黏液分泌亢进，有时可见黏液附着，故又称急性卡他性胃炎。

2. 急性出血性胃炎 急性出血性胃炎多因服药不当或过度饮酒所致。此外，创伤、手术等应激反应也可诱发该病。特征性病变为胃黏膜糜烂和出血，少数患者可出现多发灶状浅表性应激性溃疡。

3. 急性腐蚀性胃炎 急性腐蚀性胃炎多由吞服强酸强碱或其他腐蚀剂引起。病变较严重，胃黏膜坏死、脱落，严重者可累及深层组织甚至穿孔。

4. 急性感染性胃炎 由金黄色葡萄球菌、链球菌或大肠埃希菌等引起败血症和脓毒败血症后所致，也可因胃外伤直接感染所致。此型胃炎病情较重，表现为胃黏膜弥漫性化脓性炎，故又称急性蜂窝织炎性胃炎。

二、慢性胃炎

慢性胃炎是发生在胃黏膜的慢性非特异性炎症，发病率高，临床表现缺乏特异性，主要表现有胃部胀闷、胃痛、反酸、嗳气或食欲不振。

（一）病因与发病机制

1. 幽门螺杆菌（helicobacter pylori，Hp）感染 慢性胃炎是消化系统常见疾病，在Hp感染率高的地区，Hp阳性的慢性胃炎尤为多见。幽门螺杆菌是一种单极、多鞭毛、末端钝圆、螺旋形弯曲的细菌。1984年科学家Marshall和Warren从慢性胃炎患者胃黏膜组织中培养出Hp，并证实了Hp与慢性胃炎及消化性溃疡有密切关系。

2. 自身免疫性损伤 部分慢性胃炎患者血中抗壁细胞抗体和抗内因子抗体呈阳性。

3. 长期慢性刺激 长期吸烟、酗酒、辛辣饮食和滥用水杨酸类药物等。

4. 十二指肠液或胆汁反流 反流的十二指肠液或胆汁对胃黏膜有损伤破坏作用。

（二）类型及病理变化

1. 慢性浅表性胃炎 又称为慢性单纯性胃炎，是慢性胃炎中最常见类型。胃镜观，病变最常见于胃窦部，但也可累及胃的各部位，呈多灶性或弥漫性分布，病灶处胃黏膜充血、水肿，表面可有灰白或灰黄色渗出物，可见散在小灶性出血和糜烂，糜烂处黏膜缺损不穿透黏膜肌层。镜下观，黏膜浅层淋巴细胞和浆细胞浸润，多位于黏膜层的上1/3，腺体无明显破坏。活动期可见中性粒细胞浸润，表层黏膜糜烂、出血。大多经治疗和合理膳食而痊愈，少数转变为慢性萎缩性胃炎。

2. 慢性萎缩性胃炎（图9-1） 多由慢性浅表性胃炎发展而来，也主要累及胃窦部。胃黏膜萎缩变薄、黏膜腺体减少或消失并伴肠上皮化生。临床可分为A、B、C三型。A型胃炎，我国罕见，发病与自身免疫有关，又称自身免疫性胃炎，常伴发恶性贫血，主要累及胃体。B型胃炎，我国多见，主要累及胃窦，发生与幽门螺杆菌（Hp）感染有关。C型胃炎为化学物质刺激所致，尤其是胆汁反流，也可因酒精、药物和尿毒症等引起。

（1）病理变化 胃镜观：①黏膜变薄，皱襞变浅、变平或消失；②黏膜颜色由正常的橘红色变成浅红色，或灰白、灰黄色；③黏膜下血管清晰可见，偶有出血、渗出或糜烂。镜下观：①胃黏膜固有腺体萎缩、变小、变少，有时可见腺体囊性扩张；②黏膜全层均见淋巴细胞、浆细胞浸润及淋巴滤泡形成；③可见肠上皮化生和假幽门腺化生，肠上皮化生较为常见，主要表现为病灶处胃黏膜上皮被肠型腺上皮替代，出现分泌黏液的杯状细胞、有纹状缘的吸收上皮细胞和潘氏（Paneth）细胞等（图9-2）。

化生的肠上皮细胞可有异型性增生。化生的上皮中出现杯状细胞和吸收上皮细胞，称为完全化生；只有杯状细胞而无吸收上皮细胞，称为不完全化生；不完全化生与肠型胃癌的发生密切相关。在胃体和胃底部病变区，壁细胞和主细胞消失，被类似幽门腺的黏液分泌细胞替代，称为假幽门腺化生。

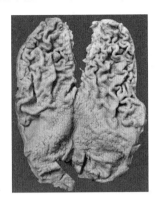

图 9-1 慢性萎缩性胃炎（肉眼）

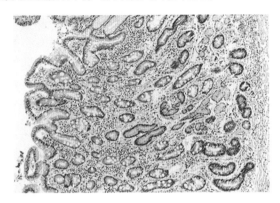

图 9-2 慢性萎缩性胃炎（镜下）

3. 慢性肥厚性胃炎 病变主要累及胃底及胃体部。胃镜观，黏膜层明显增厚，皱襞肥大、加深，状似脑回。镜下观，胃小凹高度伸长，黏液分泌细胞增多，腺体增生、肥大，有时穿过黏膜肌层，炎细胞浸润不明显。

4. 疣状胃炎 原因不明，病变以胃窦部多见。胃镜观，病变处胃黏膜表面出现痘疹样突起，中央多发性糜烂、凹陷。镜下观，病变活动期，可见病灶中心凹陷部胃黏膜坏死、脱落而出现糜烂，表面可有急性渗出物覆盖。

（二）临床病理联系

慢性萎缩性胃炎由于胃腺体萎缩，壁细胞及主细胞减少或消失，导致胃酸及胃蛋白酶分泌减少，患者常有食欲降低、消化不良、上腹部不适、腹胀和疼痛等症状。A 型患者因壁细胞破坏，内因子缺乏，维生素 B_{12} 吸收障碍，常有恶性贫血。肠上皮化生有发生癌变的可能。

第二节 消化性溃疡

消化性溃疡（peptic ulcer）又称溃疡病，是指以胃或十二指肠黏膜形成慢性溃疡为特征的一种慢性疾病。该病反复发作，发生与胃液自身消化有关。溃疡病是一种常见病、多发病，患者年龄多为 20~50 岁。胃溃疡约占 25%，十二指肠溃疡约 70%，胃溃疡和十二指肠溃疡并存时称为复合性溃疡，约占 5%。

一、病因与发病机制

溃疡病的病因与发病机制尚未完全阐明，目前认为主要与幽门螺杆菌（Hp）感染、胃液的消化作用、胃黏膜屏障破坏以及神经内分泌失调等因素有关。

1. Hp 感染 Hp 感染与溃疡病的发生关系密切，胃溃疡中 Hp 检出率达 70% 以上，十二指肠溃疡中达 100%。其引起溃疡病的机制如下：①Hp 感染促进 G 细胞增生和胃泌素分泌，使胃酸分泌上升。②Hp 分泌尿素酶使尿素分解成氨，破坏胃黏膜上皮屏障。同时，氨可以中和胃酸，使 Hp 在高酸环境下生存下来。③Hp 使胃黏膜分泌黏液减少，胃黏液屏障防御功能降低。④Hp 损伤血管内皮，影响黏膜血流，导致胃和十二指肠黏膜缺血、坏死。

2. 胃液的消化作用　研究证明，胃液自我消化作用是溃疡形成的直接原因，即溃疡的形成是胃或十二指肠局部黏膜组织被胃酸和胃蛋白酶消化的结果。临床上发现，胃酸分泌增加的患者易发生溃疡病，抑制胃酸分泌可控制溃疡病发展；胃 - 空肠吻合术后，吻合口处的空肠黏膜易形成溃疡。这些现象说明胃液的自我消化在溃疡形成过程中起着重要作用。

3. 胃黏膜屏障破坏　正常情况下，由于胃黏膜屏障的存在，胃和十二指肠黏膜不会被胃液消化。包括：①黏液 - 碳酸氢盐屏障，起隔离、中和作用，避免黏膜被胃液自身消化。②胃酸和胃蛋白酶是从腺体通过隐窝以喷射的方式排到胃的，不与胃黏膜上皮直接接触。③黏膜上皮具有快速再生能力，保证了黏膜表面的完整性和屏障功能。④胃黏膜中丰富的血液循环可提供营养物质并及时清除损伤因子，如氢离子，保持局部微环境稳定。当服用对胃黏膜有刺激性的药物（如水杨酸类药物）、吸烟、饮酒、胆汁反流以及 Hp 感染等，均可使胃黏膜屏障受到破坏，使分泌到胃腔内的胃酸中的 H^+ 逆向弥散至胃黏膜内，浓度过高可引起胃黏膜损伤，导致溃疡形成。

4. 神经 - 内分泌功能失调　溃疡病患者常有精神过度紧张、忧虑、迷走神经功能紊乱现象。精神因素刺激可造成皮层下中枢功能紊乱，自主神经的功能失调，引起胃壁血管痉挛及胃酸分泌增多，促进溃疡形成。

5. 其他因素　如长期使用肾上腺皮质激素可加重原有溃疡病变、复发或产生新的溃疡；O 型血的人，胃溃疡发病率比其他血型高 1.5～2 倍。

二、病理变化

1. 胃溃疡　肉眼观，胃溃疡好发于胃小弯近幽门部，尤多见于胃窦部。常单发，圆形或椭圆形，直径多在 2cm 以内；溃疡边缘整齐，状如刀切，底部平坦、无坏死组织，通常穿越黏膜下层深达肌层，甚至浆膜层（图 9 - 3）。溃疡附近的黏膜皱襞呈放射状向溃疡集中。镜下观，溃疡底部由内向外分为四层（图 9 - 4）：①炎性渗出层：主要为纤维素、中性粒细胞等炎性渗出物。②坏死组织层：主要为红染无结构的坏死组织、细胞核碎片及纤维素样物质。③肉芽组织层：由新生的肉芽组织构成，可见新生的毛细血管，增生的成纤维细胞，少量浸润的炎症细胞。④瘢痕组织层：由肉芽组织转化而来的陈旧瘢痕组织构成。瘢痕内的小动脉因受炎症刺激可发生增生性动脉内膜炎，导致管腔狭窄或血栓形成，不利于溃疡愈合，但对防止溃疡局部血管破裂出血有一定作用。溃疡底部神经纤维受局部刺激常发生扭曲、断裂、变性及增生，形成创伤性神经瘤，这也是患者产生疼痛的主要原因之一。

2. 十二指肠溃疡　多发生于十二指肠球部前壁或后壁，其病理变化与胃溃疡相似，但溃疡一般小而浅，直径多在 1cm 以内，容易愈合。

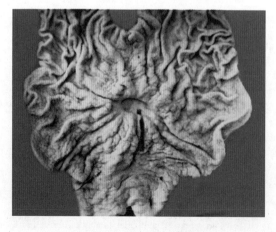

图 9 - 3　胃溃疡（肉眼）

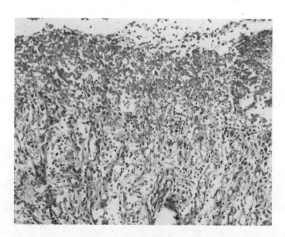

图 9 - 4　胃溃疡（镜下）

三、临床病理联系

1. 周期性上腹部疼痛　周期性和节律性上腹疼痛是溃疡病的主要临床表现。胃溃疡的疼痛出现在餐后 0.5~2 小时，下次餐前消失；由于进食后促使胃泌素、胃酸分泌增多，刺激创面及局部神经末梢而引起疼痛。十二指肠溃疡疼痛常发生在空腹或夜间，这是因为空腹或夜间迷走神经兴奋性增高，胃酸分泌增多，溃疡局部神经末梢受刺激引起疼痛，进食后胃酸被稀释，疼痛即缓解。剧烈疼痛常提示发生穿孔。

2. 反酸、嗳气　由于幽门括约肌痉挛及胃逆蠕动，使酸性胃内容物向上反流引起反酸、呕吐。胃内容物排空延缓，滞留在胃内的食物发酵产气，出现嗳气和上腹部饱胀感。

3. X 线检查　胃溃疡做 X 线钡餐检查，在溃疡处可见有突向胃壁的龛影。

四、结局及并发症

（一）愈合

绝大多数患者经合理治疗和调理，局部组织抗消化能力和修复作用较强，渗出物和坏死组织逐渐被吸收、排出，底部的肉芽组织增生，填充溃疡，形成瘢痕，溃疡周围黏膜再生，覆盖创面而愈合。

（二）并发症

若治疗不及时、不彻底或病情较重，可发生以下并发症。

1. 出血　出血是溃疡病最常见的并发症，发生率约为 35%。溃疡底部毛细血管破裂时患者出血较少，大便潜血试验阳性；少数患者溃疡底部较大的血管破裂引起上消化道大出血，表现为呕血和黑便，严重时可因出血较多发生失血性休克。

2. 穿孔　溃疡穿透胃或十二指肠浆膜时可发生穿孔，发生率约为 5%。急性时引起急性弥漫性腹膜炎，患者多突然出现剧烈腹痛、板状腹，严重者可引起休克。如穿孔前已与邻近器官粘连、包裹，溃疡穿孔较慢，称为慢性穿孔，形成局限性腹膜炎，这种溃疡又称穿透性溃疡。

3. 幽门梗阻　溃疡底部瘢痕组织形成、溃疡周围充血水肿以及幽门括约肌痉挛等可导致幽门狭窄、梗阻。临床上出现胃内容物潴留、反复呕吐及水、电解质和酸碱平衡紊乱等。

4. 癌变　长期不愈合的溃疡由于上皮反复再生修复可引起癌变，胃溃疡癌变率不超过 1%，十二指肠溃疡几乎不发生癌变。

第三节　病毒性肝炎

病毒性肝炎（viral hepatitis）是一组由肝炎病毒引起的以肝细胞变性、坏死为主要病变的传染病。根据肝炎病毒类型的不同，可将病毒性肝炎分为甲、乙、丙、丁、戊、庚等六型，以甲、乙两型最为多见。我国病毒性肝炎发病率高，乙型肝炎表面抗原携带者人数众多，对我国人口健康威胁极大，是我国重点防治的传染病。

一、病因与发病机制

1. 病因和传播途径　肝炎病毒有 6 种，分别是甲型肝炎病毒（HAV）、乙型肝炎病毒（HBV）、丙型肝炎病毒（HCV）、丁型肝炎病毒（HDV）、戊型肝炎病毒（HEV）和庚型肝炎病毒（HGV）。各型肝炎病毒特点见表 9-1。

表 9 – 1　各型肝炎病毒特点

肝炎病毒	病毒大小、性质	潜伏期	传播途径	转成慢性肝炎	暴发型肝炎
HAV	27nm，单链 RNA	2~6 周	肠道	无	0.1%~0.4%
HBV	43nm，DNA	4~26 周	输血、注射，密切接触	5%~10%	>1%
HCV	30~60nm，单链 RNA	2~26 周	输血、注射，密切接触	>70%	极少
HDV	缺陷性 RNA	4~7 周	输血、注射，密切接触	共同感染<5%	共同感染3%~4%，重叠感染80%
HEV	32~34nm，单链 RNA	2~8 周	肠道	无	合并妊娠20%
HGV	单链 RNA	不详	输血、注射	无	不详

2. 发病机制　不同类型的肝炎病毒导致肝损害的机制不尽相同。甲型、丁型病毒性肝炎是由于病毒在肝细胞内聚集、复制，直接导致肝细胞受损。乙型病毒性肝炎是由于免疫损伤所致。乙型肝炎病毒在肝细胞内复制后释放入血，在肝细胞表面留下病毒抗原成分，与肝细胞膜结合，改变了肝细胞表面的抗原性，遭受致敏 T 淋巴细胞的攻击，引起肝细胞变性、坏死；此外，还与自身免疫反应和免疫复合物沉积有关。

由于机体的免疫反应和病毒数量、毒力不同，引起的肝细胞受损程度也不一样，因而，病毒性肝炎有不同的临床病理类型：①机体免疫功能正常，病毒数量较少，毒力较弱，表现为急性（普通型）肝炎。②机体免疫功能过强，病毒数量多、毒力强，表现为重型肝炎。③机体免疫功能不足，病毒数量少，毒力弱，表现为慢性（普通型）肝炎。④机体免疫功能耐受或缺陷，表现为无症状的病毒携带者。

为了成功地克服 HBV 诱发的传染性疾病，机体投入细胞性及体液性免疫反应，产生中和 HBV 的抗体，将感染病毒的肝细胞破坏。这在多数病例是成功的，也提示乙型病毒性肝炎可不留遗患地恢复。但仍有 10% 的患者可能因机体的免疫应答缺陷和（或）HBV 发生突变呈慢性经过。不规范的治疗可能使得这一比例逐渐升高。

二、基本病理变化

各种类型病毒性肝炎的病理变化基本相同，均以肝细胞的变性、坏死为主，同时伴有不同程度的炎细胞浸润、肝细胞再生和纤维组织增生。

（一）肝细胞变性、坏死

1. 肝细胞变性

（1）细胞水肿　为最常见的病变，表现为肝细胞内水分较正常明显增多，肝细胞体积明显肿大，胞质疏松网状、半透明，称为胞质疏松化；病变进一步发展，肝细胞肿大更为明显，呈球形，胞质几乎完全透明，状如气球，称为气球样变（图 9 – 5）。高度气球样变的肝细胞最终可发生溶解坏死。

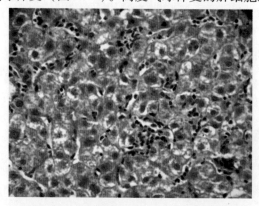

图 9 – 5　病毒性肝炎肝细胞气球样变

（2）嗜酸性变 多累及单个或几个肝细胞，散布于肝小叶内。镜下观，肝细胞胞质浓缩、颗粒性消失，呈强嗜酸性，胞核浓缩以至消失。剩下深红色均一浓染的圆形小体，与相邻的肝细胞脱离，称为嗜酸性小体。

2. 肝细胞坏死

（1）依据坏死的性质不同分为以下两类。①嗜酸性坏死：为单个肝细胞的死亡，由嗜酸性变发展而来。胞质进一步浓缩，核固缩或消失，最终形成深红色浓染的圆形小体，称为嗜酸性小体。目前认为肝细胞嗜酸性变为肝细胞凋亡的早期改变，而嗜酸性小体即为凋亡小体。②溶解性坏死：气球样变进一步发展，细胞极度肿胀，进而崩解、破裂，发生坏死。

（2）按照坏死的范围和程度不同，有以下几种类型。①点状坏死：是指小叶内散在的肝细胞坏死，常累及几个或几十个肝细胞，同时伴炎细胞浸润，常见于急性普通型肝炎。②碎片状坏死：是指肝小叶周边界板处的少数肝细胞的小片状溶解坏死，小叶周边常出现缺损，伴炎细胞浸润，常见于慢性肝炎。③桥接坏死：是指中央静脉与中央静脉之间、中央静脉与汇管区之间，或两个汇管区之间肝细胞的桥状连接的坏死带，常见于中、重度慢性肝炎。④大片状坏死：是指多个小叶的大片融合性溶解坏死，常见于急性重型肝炎。

（二）炎细胞浸润

在肝小叶内或汇管区处常有程度不等的炎细胞浸润，主要是淋巴细胞和巨噬细胞，有时也可见少量中性粒细胞。

（三）间质反应性增生和肝细胞再生

1. 肝细胞再生 肝细胞坏死时，邻近的肝细胞可通过分裂而再生修复。再生的肝细胞体积较大，核大染色较深，可为双核。坏死范围较大时，再生的肝细胞可排列成团块状。

2. Kupffer 细胞增生 这是肝内单核 - 吞噬细胞系统的炎性反应，Kupffer 细胞反应性增生，突出于窦壁或脱入肝窦内成为游走的吞噬细胞。

3. 间叶细胞和成纤维细胞增生 肝炎时间叶细胞可分化为组织细胞参与炎症反应，合成并分泌胶原纤维，反复发生后大量纤维组织增生可发展成肝硬化。

4. 小胆管增生 慢性者在门管区尚可见细小胆管的增生。

三、临床病理类型

病毒性肝炎除按病原学分类外，还可根据病程、病变程度和临床表现的不同进行分类。

（一）急性（普通型）肝炎

急性（普通型）肝炎是最常见的一种肝炎类型，临床上根据有无黄疸分为黄疸型和无黄疸型两种，我国多为无黄疸型，多见于乙型病毒性肝炎。

1. 病理变化 肉眼观，肝脏体积增大、包膜紧张。镜下观，肝细胞广泛变性，以胞质疏松化和气球样变最多见。肝小叶内可见散在的点状坏死灶和嗜酸性小体。门管区及肝小叶内有少量炎细胞浸润。黄疸型与无黄疸型病变基本相同，黄疸型坏死灶稍多、稍重，毛细胆管管腔中可见胆栓。

2. 临床病理联系 由于肝细胞广泛水肿，使肝体积增大，包膜紧张，临床表现为肝肿大、肝区疼痛或压痛。由于肝细胞发生坏死，细胞内的酶类释出入血，出现血清谷丙转氨酶等升高，导致多种肝功能异常。较多的肝细胞变性坏死使胆红素代谢障碍，患者的皮肤、黏膜尤其是巩膜黄染，称为黄疸。由于肝细胞变性坏死，胆汁代谢障碍，患者出现食欲减退、厌油腻等症状。

3. 结局 本型肝炎多在6个月内治愈，肝细胞点状坏死可完全再生修复。但部分肝炎恢复较慢，且可能会转变为慢性肝炎，极少数可发展为重型肝炎。

（二）慢性（普通型）肝炎

病毒性肝炎的病程持续6个月以上即为慢性肝炎，大多由急性转变而来。根据肝细胞坏死、纤维组织增生的程度不同，将慢性肝炎分为轻度、中度、重度三种。

1. 类型及病理变化特点

（1）轻度慢性肝炎　肉眼观，肝体积略增大，表面光滑。镜下观，肝细胞出现点状坏死，偶见轻度碎片状坏死，汇管区可见慢性炎细胞浸润，少量纤维组织增生，肝小叶结构完整。

（2）中度慢性肝炎　肉眼观，肝体积略增大，表面仍光滑。镜下观，肝细胞坏死较明显，出现中度碎片状坏死以及特征性桥接坏死。汇管区及小叶内慢性炎细胞浸润明显。肝小叶内可见纤维间隔形成，但小叶结构尚存。

（3）重度慢性肝炎　肉眼观，肝脏体积正常或略大，表面散在细小颗粒。镜下观，出现重度碎片状坏死和大范围桥接坏死，肝细胞结节状再生，大量纤维间隔形成，导致小叶结构紊乱，形成早期肝硬化。

2. 临床病理联系 患者除肝肿大、肝区疼痛外，还可伴有脾大。ALT、胆红素、丙种球蛋白可有不同程度的升高，白蛋白降低等。轻度慢性肝炎可以痊愈或相对静止，如病变继续加重，最终导致肝硬化。

（三）重型肝炎

本型患者病情严重。根据起病急缓及病变程度，可分为急性重型和亚急性重型两种。

1. 急性重型肝炎 临床上又称为暴发性、电击性或恶性肝炎，少见，起病急，病程短，大多为10天左右，病变严重，死亡率高。

（1）病理变化　肉眼观：肝脏体积明显缩小，以左叶为甚，包膜皱缩，质地柔软，重量减轻，可轻至600~800g；切面呈黄色或红褐色，称为急性黄色肝萎缩或急性红色肝萎缩。镜下观：①肝细胞坏死广泛而严重，肝细胞索解离，出现弥漫性大片状坏死，仅在小叶周边残存少量肝细胞。②肝细胞再生不明显，Kupffer细胞增生、肥大，吞噬活跃。③肝窦扩张充血、出血。④坏死灶及汇管区大量淋巴细胞、巨噬细胞浸润。

（2）临床病理联系　①黄疸：肝细胞大量溶解破坏，导致胆红素代谢障碍，大量进入血液，引起严重的肝细胞性黄疸。②出血倾向：肝细胞大量溶解破坏，凝血因子合成减少，导致皮肤、黏膜出血。③肝衰竭：由于肝细胞大量溶解破坏，肝脏功能极度损坏，不能对各种代谢产物进行解毒，可导致肝性脑病。④肝肾综合征：由于胆红素代谢障碍和肾脏血液供应严重不足，可诱发肾衰竭，称为肝肾综合征。

（3）结局　急性重型肝炎患者大多在短期内死于肝性脑病、消化道大出血、肾衰竭和弥散性血管内凝血，少数迁延为亚急性重型肝炎。

2. 亚急性重型肝炎 多由急性重型肝炎迁延而来，少数由急性普通型肝炎恶化而来。

本型病变较急性重型肝炎稍轻，病程较长达一至数月。

（1）病理变化　镜下观：本型肝炎既有肝细胞大片状坏死，也有肝细胞的结节状再生（因网状支架塌陷，再生的肝细胞呈不规则的结节状）；坏死区纤维组织增生，有淋巴细胞和单核细胞浸润；小叶周边小胆管增生，并有淤胆和胆栓形成。肉眼观：肝脏体积缩小，包膜皱缩，重量减轻，表面见粟粒大小结节，质较硬，切面坏死区呈土黄色或红褐色，称为亚急性黄色肝萎缩或亚急性红色肝萎缩。

（2）结局　治疗及时、得当，可阻止病情恶化并有治愈的可能，但多数发展为坏死后性肝硬化。

素质提升

加强乙肝预防知识宣传

目前我国乙肝病毒携带者的数量已经增至了 1.2 亿，在乙肝病毒携带者中，有 2000 万～3000 万是慢性乙肝患者。每年大约有 30 万人死于与乙肝病毒感染有关的肝病，如重症肝炎、肝硬化和肝细胞癌。乙肝病毒的传染源主要来自乙肝急、慢性患者及乙肝病毒携带者。而大部分民众对于乙肝相关的预防知识并不了解，在日常生活中并不重视。有的民众又对乙肝过于敏感，对乙肝病毒携带者会感到恐惧、排斥。因此，乙肝相关预防知识的普及教育非常重要。

接种乙肝疫苗是预防乙肝最有效的方法。在平时的生活当中，应避免不必要的输血、注射和使用血液制品；进行正确的性教育，性交时应用安全套；不通过任何方式吸毒；不与他人共用牙刷、剃须刀等物品。在饮食方面，应忌食油腻、辛辣刺激、生冷食物，并少食甜食。肝硬化患者，应忌食坚硬、粗糙的食物，多吃新鲜蔬菜和水果。坚持锻炼，适度娱乐，保证充足的睡眠及休息时间。

第四节　肝硬化

肝硬化（liver cirrhosis）是由多种病因长期反复作用而引起肝细胞弥漫性变性、坏死，同时伴有不同程度的纤维组织增生和肝细胞结节状再生，这三种病变反复交错进行，导致肝小叶结构破坏和肝内血液循环途径被改建，最终导致肝脏变形、变硬的一种常见慢性肝病。

肝硬化按病因分为肝炎后肝硬化、酒精性肝硬化、胆汁性肝硬化、心源性肝硬化等；按形态分为小结节型、大结节型、大小结节混合型及不全分隔型肝硬化。我国常采用结合病因、病变特点和临床表现的综合分类，即门脉性、坏死后性、胆汁性、淤血性、寄生虫性和色素性肝硬化等。本节着重介绍门脉性肝硬化和坏死后性肝硬化。

一、门脉性肝硬化

门脉性肝硬化是最常见的肝硬化类型，在形态分类中属于小结节型肝硬化，男女发病率无明显差异，临床上患者常有门脉高压症和肝功能障碍两大系列临床表现。

（一）病因与发病机制

1. 病毒性肝炎　乙型和丙型慢性病毒性肝炎是我国门脉性肝硬化的主要原因。门脉性肝硬化患者常检测到 HBsAg 阳性，其阳性率可高达 76.7%。

2. 慢性酒精中毒　长期酗酒是欧美一些国家发生门脉性肝硬化的主要原因。乙醇的代谢产物乙醛可通过直接损伤导致肝细胞变性、坏死；另外，酗酒者因饮食不平衡导致的营养不良和维生素缺乏促进了肝硬化的发生。

3. 营养缺乏　动物实验表明，食物中长期缺乏胆碱或蛋氨酸类物质，可妨碍肝脏合成磷脂，导致肝细胞脂肪变性、坏死，进一步发展为肝硬化。

4. 毒物中毒　三氯甲烷、四氯化碳、砷、磷以及黄曲霉毒素等化学物质具有肝毒性作用。这些物质的长期作用可致肝细胞变性、坏死及肝硬化。

上述各种因素首先引起肝细胞变性、坏死，之后肝内坏死区出现胶原纤维增生和肝细胞的结节状再生。增生的胶原纤维来自于肝小叶间的成纤维细胞、窦周间隙的贮脂细胞及肝细胞坏死后局部网状纤维支架塌陷、融合而形成的胶原纤维。随着疾病进展，这些胶原纤维相互连接，形成纤维间隔，使肝小叶结构破坏和肝内血液循环途径被改建而最终形成肝硬化。

（二）病理变化

1. 肉眼观 在早、中期，肝脏体积正常或略增大，重量增加，质地正常或者稍硬。在后期，肝体积显著缩小，重量减轻，可减至 1000g 以下（正常肝脏约 1500g），质地明显变硬，表面呈颗粒状或小结节状，结节大小较一致，结节直径最大不超过 1.0cm（图 9 - 6）。切面见圆形或卵圆形的结节，呈弥漫分布，可呈黄褐色（脂肪变）或黄绿色（淤胆），大小与表面结节一致。结节周围由包绕的纤维组织条索形成纤维间隔，这些纤维间隔较窄且宽窄较一致。

2. 镜下观 肝小叶的正常结构被破坏，纤维组织广泛增生。肝细胞再生结节或肝小叶被增生的纤维结缔组织分割包绕形成大小不等、圆形或卵圆形的肝细胞团，称为假小叶，是肝硬化的病变特征（图 9 - 7）。假小叶内肝细胞索排列紊乱，可有不同程度的变性和坏死，伴肝细胞再生。中央静脉缺如、偏位或出现两个以上，可见汇管区包绕其内。假小叶周围有纤维组织增生，形成宽窄较一致的纤维间隔，内有数量不等的淋巴细胞和巨噬细胞等慢性炎细胞浸润，并可见新生的小胆管和没有管腔的假胆管。

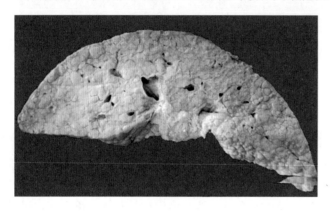

图 9 - 6 门脉性肝硬化

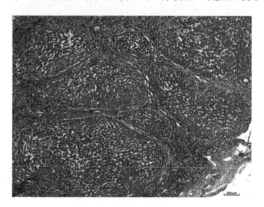

图 9 - 7 门脉性肝硬化假小叶

（三）临床病理联系

正常肝的血液供应主要来源于肝固有动脉和肝门静脉，肝固有动脉为营养性血管，肝门静脉为功能性血管。肝动脉与门静脉入肝以后发出分支，形成小叶间动脉和小叶间静脉，血液进入肝血窦内混合，由肝小叶周边向中央汇入中央静脉，多个中央静脉汇合成小叶下静脉，小叶下静脉汇合成肝静脉出肝。

1. 门脉高压症 其发生原因包括如下。①窦性阻塞：小叶中央静脉及肝窦周围广泛纤维化，引起肝窦阻塞，妨碍门静脉血的回流。②窦后性阻塞：假小叶压迫小叶下静脉，使肝窦内血液流出受阻，致门静脉血不能流入肝窦。③窦前性阻塞：肝动脉分支与门静脉分支在汇入肝窦前形成异常吻合支，使高压力的动脉血流入门静脉。

门静脉压力升高后，胃、肠、脾等器官因静脉回流受阻发生淤血，早期由于代偿作用可无明显临床表现。后期因失代偿，患者可出现一系列临床症状和体征。

（1）脾大 70% ~85% 的患者出现脾大，因脾脏长期慢性淤血所致。肉眼观：脾体积增大，重量增加至 400~500g，质韧。脾窦扩张，脾窦内皮细胞增生、肥大，脾小体萎缩，红髓内纤维组织增生，可见含铁结节。肿大的脾脏常有功能亢进，导致外周血液中红细胞、白细胞和血小板减少，患者出现贫血和出血倾向。

（2）胃肠道淤血、水肿 由于门静脉压力升高，使胃肠静脉回流受阻所致。患者常有消化、吸收功能障碍，出现食欲不振、消化不良、腹胀等症状。

（3）腹腔积液　肝硬化晚期患者常出现腹腔积液，量大时腹部膨隆似蛙腹。腹腔积液为漏出液，呈淡黄色透明状。其机制是：①门静脉压升高，胃肠道淤血，毛细血管内压增高，液体漏入腹腔。②小叶下静脉受压及中央静脉与肝窦周围纤维化，使肝窦内压升高，液体漏出，部分经淋巴管吸收，部分经肝被膜漏入腹腔。③肝细胞受损，白蛋白的合成减少，以及胃肠消化、吸收功能障碍，从而导致低蛋白血症，使血浆胶体渗透压降低。④腹腔积液形成后，有效循环血量减少，反射性引起醛固酮分泌和抗利尿激素释放增多，同时肝脏对这两种激素的灭活作用减弱，因而血中水平升高而致钠水潴留，进一步促进腹腔积液形成。

（4）侧支循环形成　门静脉压升高后，门 – 腔静脉吻合支开放，部分门静脉血经吻合支绕过肝脏直接回到右心，可起到降低门静脉压的作用，但同时也会引起一些并发症。主要的侧支循环及并发症有：①食管静脉丛曲张：最常见，门静脉压升高后，门静脉血经胃冠状静脉、食管下段静脉丛、奇静脉注入上腔静脉而回右心，导致食管下段静脉明显曲张而隆起，在腹压升高或粗糙食物磨损时，极易发生破裂，引起致命性的上消化道大出血，是肝硬化患者常见的死因之一。②直肠静脉丛曲张：门静脉血经肠系膜下静脉、直肠上静脉、直肠静脉丛、直肠下静脉、髂内静脉注入下腔静脉而回右心，患者可有痔核形成，破裂时出现便血。③脐周静脉曲张：门静脉血经脐静脉、脐周静脉网，向上经胸腹壁静脉和腹壁上静脉至上腔静脉，向下经腹壁下静脉和腹壁浅静脉至下腔静脉，曲张的脐周静脉及腹壁浅静脉形成"海蛇头"现象。

2. 肝功能障碍　由于肝细胞长期反复受到损伤，导致肝功能障碍。

（1）蛋白合成障碍　因肝细胞合成白蛋白减少，使血浆白蛋白减少，导致 A/G 缩小甚至倒置。

（2）出血倾向　由于肝合成凝血酶原和其他凝血因子减少，以及脾功能亢进血小板破坏增多，患者可有鼻衄、牙龈出血、皮下出血等。

（3）雌激素灭活功能降低　肝脏对雌激素的灭活作用减弱，体内雌激素过多，可表现为：①睾丸萎缩、男性乳腺发育症。②女性出现月经紊乱。③雌激素过多还可使小动脉末梢扩张，出现肝掌、蜘蛛痣。蜘蛛痣多出现在面、颈、胸部等处。

（4）黄疸　肝硬化晚期肝细胞坏死、肝细胞内胆汁淤积及毛细胆管内胆栓形成等，致血中胆红素含量增多，患者可出现黄疸，多为肝细胞性黄疸。

（5）肝性脑病　肝性脑病是以意识障碍为主的神经精神综合征，是肝衰竭所致。肝性脑病是肝硬化患者最严重的并发症，也是常见的死亡原因。

（四）结局及并发症

门脉性肝硬化早期，如能消除病因并积极治疗，病变可逐渐消退，肝功能得以改善。但当发展到晚期，患者则常死于肝性脑病、食管下段静脉曲张破裂引起的上消化道大出血、继发感染或合并肝癌（癌变率为 2.4%）等。

二、坏死后性肝硬化

坏死后性肝硬化是在肝细胞发生大片坏死的基础上形成的。相当于形态分类中的大结节型和大小结节混合型。

（一）病因与发病机制

1. 病毒性肝炎　多由亚急性重型肝炎迁延而来，在病程迁延数月至 1 年以后逐渐发展为坏死后性肝硬化。慢性肝炎反复发作且坏死严重时，也可发展为本型肝硬化。

2. 药物及化学物质中毒　某些药物或化学物质可引起肝细胞弥漫性坏死，继而出现结节状再生而发展为坏死后性肝硬化。

（二）病理变化

1. 肉眼观　肝脏体积缩小（尤以左叶为甚），重量减轻，质地变硬。与门脉性肝硬化不同之处在于肝脏明显变形，结节较大且大小不等，通常为 $1 \sim 5cm$，切面纤维结缔组织间隔较宽，且宽窄不一。

2. 镜下观　坏死后性肝硬化具有以下特点：①可见灶状、带状甚至整个肝小叶的坏死。②假小叶大小、形态不一，可呈半月形、地图形、圆形及卵圆形。③有时在较大的假小叶内可见数个完整的肝小叶。④相邻几个肝小叶的肝细胞坏死、消失，可致残存的汇管区呈现集中现象。⑤假小叶内的肝细胞有不同程度的变性、坏死。⑥纤维间隔较宽，其内有多量炎细胞浸润及小胆管增生。

（三）临床病理联系

临床表现与门脉性肝硬化相似，由于坏死后性肝硬化的肝细胞坏死较严重，故肝功能障碍较门脉性肝硬化明显且出现较早，而门脉高压症的临床表现较轻且出现晚。

（四）结局

本型肝硬化的病程较门脉性肝硬化短，若病程较长，也可转变为门脉性肝硬化。癌变率也较门脉性肝硬化高，为 13.1% 。

三、胆汁性肝硬化

胆汁性肝硬化是因胆道阻塞，胆汁淤积而引起的肝硬化，较少见，分为继发性与原发性两类。原发性者更为少见。

1. 原发性胆汁性肝硬化　又称慢性非化脓性破坏性胆管炎，病因不明，可能与自身免疫反应有关。我国少见，多见于中年以上妇女。主要病变为门管区小叶间胆管上皮发生空泡变性、坏死，伴淋巴细胞浸润，进而小胆管被破坏并出现淤胆，纤维组织增生并侵入、分隔肝小叶，最终发展成肝硬化。临床表现多为慢性梗阻性黄疸、肝脏肿大和皮肤瘙痒等。

2. 继发性胆汁性肝硬化

（1）病因　胆道系统的阻塞，如胆结石、肿瘤（胰头癌、壶腹癌）等对肝外胆道的直接阻塞或压迫，引起胆管腔闭锁或狭窄。儿童患者原因多为肝外胆道先天闭锁、胆总管囊肿等。

（2）病理变化　早期肝体积常轻度增大，表面平滑或呈细颗粒状，硬度中等。肝外观常被胆汁染成深绿或绿褐色。镜下观，肝细胞胞质内胆色素沉积，肝细胞体积增大，胞质疏松呈网状、核消失，称为网状或羽毛状坏死。坏死区胆管破裂，胆汁外溢，形成"胆汁湖"。门管区胆管扩张及小胆管增生，纤维组织增生及小叶的改建远较门脉性及坏死后性肝硬化为轻。

目标检测

一、选择题

【A1/A2 型题】

1. 胃溃疡的好发部位为（　　）

　　A. 胃前壁　　　　　　B. 胃大弯及胃底　　　　　　C. 胃后壁

　　D. 胃小弯近贲门处　　E. 胃小弯近幽门处

2. 胃溃疡底部镜下所见为（ ）

    A. 渗出层   B. 坏死层   C. 肉芽组织层

    D. 瘢痕组织层   E. 以上都是

3. 下列不属于病毒性肝炎基本病变的是（ ）

    A. 胞质疏松化和气球样变   B. 脂肪变性   C. 溶解坏死

    D. 嗜酸性变   E. 肝细胞再生

4. 下列属于急性普通型肝炎病变特点的是（ ）

    A. 肝细胞广泛变性，碎片状坏死   B. 肝细胞广泛变性，点灶状坏死

    C. 肝细胞广泛变性，桥接坏死   D. 肝细胞大片状坏死

    E. 肝细胞广泛变性，库普弗细胞增生活跃

5. 下列不属于肝硬化引起门脉高压原因的是（ ）

    A. 假小叶压迫中央静脉   B. 假小叶压迫小叶下静脉

    C. 肝动脉与肝静脉之间形成异常吻合支   D. 门静脉与肝动脉之间形成异常吻合支

    E. 肝窦与中央静脉血管床减少

6. 下列不属于门脉高压症表现的是（ ）

    A. 脾大   B. 肝大   C. 腹腔积液

    D. 胃肠淤血   E. 食管静脉曲张

7. 消化性溃疡并发症包括（ ）

    A. 出血   B. 穿孔   C. 幽门梗阻

    D. 癌变   E. 以上都是

8. 患者，男，46 岁。发现乙型肝炎 20 余年。超声检查：肝回声不均匀，脾大，门静脉增宽，腹水。肝穿刺病理学检查的特征性发现是（ ）

    A. 肝细胞气球样变   B. 假小叶形成   C. 弥漫性肝纤维化

    D. 肝细胞变性、坏死   E. 毛细胆管内胆汁淤积

二、思考题

1. 简述消化性溃疡组织学病理变化特点。

2. 试述门脉性肝硬化晚期出现门脉高压和腹腔积液的发生机制。

（张 艺）

第十章　泌尿系统疾病

◎ 学习目标

1. 通过本章学习，重点掌握肾小球肾炎、肾盂肾炎的类型；病理变化和临床病理联系；肾小球肾炎和肾盂肾炎的病因和发病机制。

2. 学会正确认识和判断泌尿系统疾病，具备整体看待疾病的意识。

≫ 情境导入

情境描述　患儿，男，7岁。家长诉其颜面和四肢明显水肿3天。患儿于3周前出现咽喉肿痛，自服感冒药对症治疗后好转。3天前晨起床时发现两眼睑开始出现轻度水肿，后逐渐加重，同时尿量逐渐减少，无尿频、尿急和尿痛。查体：体温（T）38.5℃，脉搏（P）124次/分，呼吸（R）26次/分，血压（BP）160/105mmHg，患儿烦躁不安，神志清楚，急性病容，双眼睑及颜面部水肿，四肢有凹陷性水肿，双肾区叩击痛，肝脾肋下未触及，心肺腹部检查无异常。血常规：血红蛋白（Hb）105g/L，白细胞（WBC）9.6×10^9/L，中性粒细胞0.68。尿常规：尿蛋白（＋＋），红细胞（＋＋）。24小时尿量380ml。血液生化：ASO 575IU/ml。

讨论　1. 本病的病理诊断是什么？

2. 根据病理变化解释其临床表现。

3. 临床上还有哪些疾病在早期表现为类上呼吸道感染症状？

泌尿系统由肾脏、输尿管、膀胱和尿道四部分构成。肾脏是泌尿系统最重要的器官，其最主要的功能是形成尿液，将代谢产物和毒物排出体外，同时维持体内水、电解质和酸碱平衡。此外还具有内分泌功能，参与血压调节、红细胞生成等生理过程。肾脏具有强大的代偿储备能力，只有发生严重损伤，才会出现肾功能障碍及一系列病理生理过程。

肾脏结构精密而复杂，其基本结构和功能单位是肾单位，人体约有200万个肾单位，保障了肾脏强大的代偿能力。肾单位由肾小球和与其相连的肾小管组成。肾小球由血管球和肾小囊两部分构成。血管球由盘曲的毛细血管、系膜细胞和系膜基质构成（图10-1）。入球小动脉于血管极处进入血管球后反复发出分支，形成呈网状吻合的毛细血管袢，最后在血管极处汇合成出球小动脉，离开肾小球。肾小囊是一个双层囊，由肾小管盲端凹陷而成，其内层为脏层上皮细胞，外层为壁层上皮细胞，两层之间为肾小囊腔，于尿极处与近曲小管相连，毛细血管袢之间为系膜，内有系膜细胞及系膜基质，构成毛细血管袢的轴心，系膜基质是系膜细胞的产物。

肾小球毛细血管壁包含三层结构，内层为内皮细胞，中层为基底膜，外层为肾小囊脏层上皮细胞，又称足细胞，三者共同构成滤过屏障，血液中液体成分经此滤过形成进入肾小囊（图10-1）。继而进入各级肾小管，大部分被重吸收进入血液循环，剩余水、离子、尿素、肌酐等代谢产物随终尿液排出。肾脏病变影响尿液的滤过和重吸收过程，进而出现相应的临床表现。

泌尿系统疾病中肾小球肾炎与肾盂肾炎最具代表性，从病理及功能改变角度，肾小球肾炎的典型病理改变表现为滤过受损，肾盂肾炎尤其是慢性肾盂肾炎典型的病理改变表现为重吸收受损。从发病机制的角度看，肾小球肾炎主要的发病机制为免疫损伤，肾盂肾炎主要的发病机制为细菌感染。

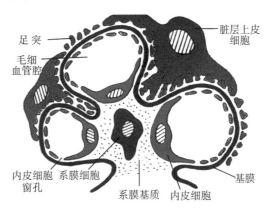

图 10 – 1　肾小球血管球结构

第一节　肾小球肾炎

肾小球肾炎（glomerulonephritis）是以肾小球损害及改变为主的一组疾病，主要表现为尿的变化、水肿和高血压等，是一种比较常见的疾病。一般早期症状不明显，容易被忽略，部分病例发展到晚期可出现肾功能衰竭，严重威胁患者的健康和生命。

肾小球肾炎分为原发性、继发性及遗传性。原发性肾小球肾炎指原发于肾脏的独立性疾病，多数为抗原－抗体反应导致的免疫性疾病。继发性肾小球肾炎的肾脏病变是继发于其他疾病，如糖尿病肾病、高血压肾病、红斑狼疮性肾炎、过敏性紫癜性肾炎等。遗传性肾小球肾炎较为罕见，如 Alport 综合征。本节主要介绍原发性肾小球肾炎。

一、病因与发病机制

肾小球肾炎的病因未明，大量研究表明，多数肾小球肾炎与体液免疫有关，是由免疫复合物沉积诱发变态反应引起的损伤性病变。

（一）循环免疫复合物沉积

来源于体内外的抗原刺激机体产生相应抗体，二者在血液循环中特异性结合形成抗原－抗体复合物，其随血液流经肾脏时，沉积于肾小球内，同时抗原－抗体复合物激活补体系统，引起免疫系统对肾小球攻击进而导致损伤性改变。

通常抗原－抗体复合物在肾小球沉积后被巨噬细胞和系膜细胞降解，引起一过性炎症。持续、大量的抗原－抗体复合物沉积可引起肾小球慢性损伤。

抗原－抗体复合物能否在肾小球内沉积并引起损伤还取决于复合物的大小、溶解度和携带电荷的种类等。通常认为大分子不溶性免疫复合物常被吞噬细胞所清除，不引起肾小球损伤。小分子可溶性免疫复合物不能结合补体，且易通过肾小球滤出，也不引起损伤。只有中等分子免疫复合物可随血液循环沉积于肾小球而引起肾小球肾炎。免疫荧光检查显示不连续的颗粒状荧光沿

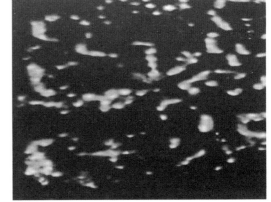

图 10 – 2　循环免疫复合物（免疫荧光染色）

基底膜或在系膜区分布，进而证实循环免疫复合物分布的时空特性（图10-2）。

（二）原位免疫复合物形成

肾小球自身的固有成分，尤其是肾小球基膜由于某种原因成为抗原，刺激免疫系统产生自身抗体；或非肾小球抗原进入肾小球后与其某一组分结合而形成植入性抗原，刺激机体产生相应抗体。抗原与抗体在肾小球局部特异性结合，形成原位抗原-抗体复合物。抗原-抗体复合物诱发免疫系统对局部组织损伤。

1. 肾小球固有成分　肾小球毛细血管基底膜在感染或某些因素的作用下，结构发生改变产生自身抗原。

2. 植入性抗原　内源性和外源性非肾小球抗原（如免疫球蛋白，聚合的IgG等大分子物质）进入肾小球内可与肾小球内的某种成分结合，形成植入性抗原，抗体与植入抗原在肾小球内原位结合形成免疫复合物，引起肾小球肾炎。

无论是肾小球原位免疫复合物形成还是循环免疫复合物沉积，引起肾小球的损伤的主要机制是通过激活各种炎症介质实现的，其中补体起着重要作用。如补体成分C3a和C5a具有过敏毒素作用，可使肥大细胞脱颗粒释放组胺，使血管通透性增加；C5a具有化学趋化性，可吸引中性粒细胞积聚在肾小球内，中性粒细胞又可释放其溶酶体内的蛋白酶，损伤内皮细胞和基底膜；C5b~C9可直接使基底膜溶解，内皮细胞及基底膜损伤，胶原暴露，使血小板黏附、集聚，促进毛细血管内血栓形成，促进内皮细胞、系膜细胞和上皮细胞增生，导致肾小球的炎症反应和相应病理改变。

二、基本病理变化

肾小球肾炎是以增生为主的变态反应性疾病。

（一）增生性病变

1. 细胞增生性病变　主要指肾小球固有细胞数目增多，一般以基底膜为界分为两种。

（1）毛细血管内增生　指内皮细胞和系膜细胞增生，可使毛细血管腔受压狭窄或闭塞。

（2）毛细血管外增生　肾小球囊壁层上皮细胞增生，可形成细胞性新月体（见于急进性肾小球肾炎）。

2. 毛细血管壁增厚　主要是由于基底膜增生以及免疫复合物在毛细血管壁基膜内沉积所致。

3. 硬化性病变　主要包含系膜基质增生、基底膜增厚、毛细血管祥塌陷和闭塞，进而发生肾小球纤维化和玻璃样变性。

（二）渗出性病变

肾小球肾炎渗出性改变无特异性，主要表现为中性粒细胞、单核-巨噬细胞等炎细胞渗出，血浆蛋白和纤维素也可渗出，渗出物可浸润于肾小球和肾间质内，也可渗入球囊腔随尿排出。

（三）变质性病变

因蛋白溶解酶和细胞因子的作用使基底膜通透性升高，肾小球肾炎可见毛细血管壁发生纤维素样坏死，常伴微血栓形成和红细胞漏出，肾小球的硬化性病变最终可发生玻璃样变性。

（四）肾小管和肾间质的改变

由于肾小球血流和滤过性状的改变，肾小管上皮细胞常发生变性，管腔内可出现蛋白质、细胞或细胞碎片浓集形成管型。肾间质可充血、水肿和炎细胞浸润。肾小球发生玻璃样变和硬化时相应肾小管萎缩或消失，间质发生纤维化。

（五）病变分布特点

肾小球病变的分布特点分为弥漫性和局灶性、球性和节段性。弥漫性和局灶性是指病变累及的肾小球占全部肾小球的比例，若累及 50% 以上肾小球称为弥漫性，仅累及部分肾小球则称为局灶性。球性和节段性是指病变侵犯一个肾小球的程度，若累及整个或几乎整个肾小球称为球性，仅累及肾小球的一部分称为节段性。

三、临床表现

（一）尿的变化

1. **少尿或无尿**　主要由于内皮细胞及系膜细胞的增生肿胀，压迫肾小球毛细血管，使肾小球的血流量减少，滤过率降低，而肾小管的重吸收功能基本正常，出现少尿或无尿。少数严重患者，因含氮代谢产物在血液中潴留形成氮质血症。24 小时尿量少于 400ml，称为少尿，少于 100ml，称为无尿。

2. **多尿、夜尿和低比重尿**　由于部分肾单位破坏，有效肾单位减少，而部分肾单位代偿，但代偿肾单位的滤过率虽增加，其重吸收功能和尿液浓缩功能下降，使尿量增多、夜间排尿增多和尿比重降低。24 小时尿量超过 2500ml 称为多尿。

3. **血尿**　是由于肾小球滤过膜严重损伤和断裂造成的，因裂口对细胞的挤压和肾小管中渗透压的影响，红细胞呈奇形怪状，与非肾性血尿不同。尿沉渣镜检，每个高倍视野超过 1 个红细胞则为血尿。尿中混有 0.1% 以上的血液，尿呈红色或洗肉水样，称为肉眼血尿。肉眼未见尿呈红色，光镜下才见有血尿，称为镜下血尿。

4. **蛋白尿**　是由于肾小球毛细血管损伤以后通透性增高引起的。24 小时尿中蛋白含量大于 150mg 为蛋白尿，大于 3.5g 则称大量蛋白尿，提示肾小球有严重损伤。

5. **管型尿**　由蛋白质、细胞或细胞碎片等在肾小管内凝聚而成，为肾小管铸型。管型包括透明管型（白蛋白构成）、颗粒管型（细胞碎片构成）、上皮细胞管型、红细胞管型、白细胞管型、脂肪管型等。

（二）系统性改变

1. **肾性水肿**　因肾小球滤过率降低，而肾小管的重吸收功能相对正常，使钠、水潴留。此外，由于变态反应使全身毛细血管的通透性增强，导致患者出现轻中度的水肿。主要表现为眼睑及颜面等组织疏松部位水肿，重者可表现为腹腔积液、胸腔积液等。

2. **高血压**　各种原因导致肾小球内皮细胞和系膜细胞严重增生，肾小球结构破坏和硬化，肾小球毛细血管受压闭塞乃至消失，导致肾小球缺血，肾素分泌增多，可引起肾素依赖性肾性高血压。此外，肾功能下降导致体内水钠潴留，有效循环血量增多，进而导致钠依赖性肾性高血压。

3. **肾性贫血**　肾功能严重损伤时，促红细胞生成素合成分泌减少，从而导致肾性贫血。

4. **低蛋白血症**　长期大量蛋白尿使血浆蛋白含量减少所致。

5. **高脂血症**　高脂血症可能与低蛋白水平刺激肝脏脂蛋白合成有关，还可能与血液循环中脂质颗粒运送障碍和外周脂蛋白分解障碍有关。

（三）临床综合征

根据肾小球肾炎典型临床表现，结合其他检查结果、病程经过及预后特点等，临床上可将肾小球肾炎分为以下临床类型。临床综合征与病理分型有区别亦有一定对应关系。因肾脏病理活检开展具有一定风险和难度，故临床上主要采用临床综合征进行分类诊断和治疗。

1. **急性肾炎综合征（acute nephritic syndrome）**　多见于急性弥漫性增生性肾小球肾炎，起病急，明显血尿，轻中度蛋白尿、水肿及高血压，严重者可出现氮质血症或肾功能不全。

2. 急进性肾炎综合征（rapidly progressive nephritic syndrome）　多见于新月体性（快速进行性）肾小球肾炎；起病急，进展快。出现水肿、血尿和蛋白尿后，迅速发展为少尿甚至无尿，伴氮质血症，并发生急性肾功能衰竭。

3. 肾病综合征（nephrotic syndrome）　主要表现为大量蛋白尿、严重水肿、低蛋白血症及高脂血症。这些表现之间具有内在的联系。引起综合征的关键性病变是免疫复合物沉积，损伤滤过膜，使其通透性显著增高，血浆蛋白滤过增加，出现大量蛋白尿。长期大量蛋白尿使血浆蛋白减少，形成低蛋白血症。低蛋白血症可刺激肝脏合成更多脂蛋白，从而出现高脂血症。低蛋白血症可引起血浆胶体渗透压降低，进而引起全身性水肿。由于水肿组织间液增多，血容量减少，肾小球血流量和肾小球滤过减少，使醛固酮及抗利尿激素分泌增加引起水钠潴留，进一步加重水肿。多种类型的肾小球肾炎均可出现肾病综合征。

4. 慢性肾炎综合征（chronic nephrotic syndrome）　一般为各型肾小球肾炎慢性进展阶段的表现。主要表现为多尿、夜尿、低比重尿、高血压、贫血、氮质血症和尿毒症。肾小球病变可使肾小球滤过率降低，血尿素氮和血浆肌酐水平增高，形成氮质血症。尿毒症发生于急性和慢性肾功能衰竭晚期，除了氮质血症的表现外，还具有一系列自体中毒的症状和体征，常出现胃肠道、神经、肌肉和心血管等系统的病理改变，如尿毒症性胃肠炎、周围神经病变、纤维素性心外膜炎等。

5. 无症状性血尿和蛋白尿　起病急或缓，常表现为无症状性血尿或轻度蛋白尿，一般无其他症状。主要病理类型是 IgA 肾病。

四、肾小球肾炎的病理类型

（一）急性弥漫性增生性肾小球肾炎

急性弥漫性增生性肾小球肾炎（acute diffuse proliferative glomerulonephritis）以毛细血管丛的内皮细胞及系膜细胞增生为特征，是临床最常见的肾炎类型，又称毛细血管内增生性肾小球肾炎。大多数病例与链球菌感染有关，又有感染后肾小球肾炎之称。好发于 5 ~ 14 岁儿童，起病急，预后好，成人亦可发生，但预后比儿童差。

1. 病理变化　肉眼观，双侧肾脏轻度或中度肿大，被膜紧张、表面光滑充血，故称大红肾（图10－3）。如果肾小球毛细血管破裂出血，肾表面和切面均可见散在的小出血点，如蚤咬状，称蚤咬肾。切面见肾皮质增厚。

镜下观，病变为弥漫性，两侧肾脏同时受累，肾小球体积增大。肾小球内细胞数目增多（图 10－4），内皮细胞和系膜细胞增生，并有少量中性粒细胞及单核细胞浸润。病变严重时，毛细血管壁可发生纤维素样坏死，导致血管襻破裂出血。近曲小管上皮细胞可见细胞水肿、脂肪变性等，管腔内含有蛋白管型。肾间质常有不同程度的充血、水肿和炎细胞浸润。

电镜观，可见肾小球血管内皮细胞和系膜细胞增生，基底膜和脏层上皮细胞间有致密物沉积，呈驼峰状或小丘状。

免疫荧光检查：在肾小球毛细血管壁表面免疫球蛋白和补体沉积（主要为 IgG 和 C3），呈颗粒状荧光。

2. 临床表现　临床主要表现为急性肾炎综合征。

（1）尿的改变　①少尿甚至无尿：主要由于内皮细胞及系膜细胞的增生肿胀，压迫肾小球毛细血管，使肾小球的血流量减少，滤过率降低，而肾小管的重吸收功能基本正常，出现少尿或无尿。少数严重患者，因含氮代谢产物在血液中潴留形成氮质血症。②血尿、蛋白尿和各种管型尿：由于肾小球毛细血管壁的损伤，滤过膜通透性增强引起。一般蛋白尿较轻，血尿症状突出，严重者表现为肉眼血尿，呈洗肉水样。

（2）水肿 因肾小球滤过率降低，而肾小管的重吸收功能相对正常，使钠、水潴留；另外，由于变态反应使全身毛细血管的通透性增强，导致患者出现轻中度的水肿。典型病例首先出现组织疏松部位如眼睑，严重时可遍及全身。

（3）高血压 由于水、钠的潴留，引起血容量增加，多数患者表现为轻中度高血压。

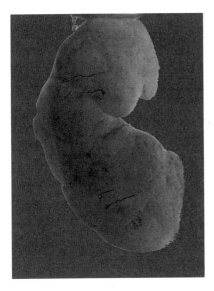

图10-3 急性弥漫性增生性肾小球肾炎（肉眼）

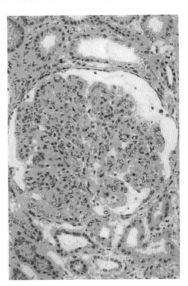

图10-4 急性弥漫性增生性肾小球肾炎（镜下）

3. 预后 儿童链球菌感染后肾小球肾炎的预后很好，95%以上可在数周或数月内症状消失，肾功能完全恢复。少数患者逐渐发展为慢性硬化性肾小球肾炎。极少数转为新月体性肾小球肾炎。成人患者预后较差。

 素质提升

警惕感冒症状 早期诊断肾炎

感冒患者通常会发生一些症状，诸如鼻涕、发热、全身乏力、咽喉肿痛等不良症状。出现感冒症状，一定就是感冒吗？在临床工作中有很多疾病都出现过类似感冒的症状，比如流行性腮腺炎、流行性脑炎、呼吸道感染、肾炎等。特别是在肾炎早期，患者出现发热、乏力的症状，患者通常误以为是感冒，采用自服感冒药治疗，此期就诊时由于患者症状不突出，医务人员亦可能漏诊或者误诊，直到出现严重水肿、血尿等症状时才规范就医，以至延误错过了疾病诊治的最佳时机，甚至留下了不可逆的肾功能损害，给患者健康带来了巨大危害。作为医务工作者，应该系统、全面地看待感冒症状，警惕隐藏在感冒症状后面的肾炎、腮腺炎等疾病。

（二）新月体性肾小球肾炎

新月体性肾小球肾炎（cresentic glomerulonephritis）又称为快速进行性肾小球肾炎，以肾小球囊壁层上皮细胞增生，形成新月体为主要病变特点。较为少见，多数原因不明。临床上，大多见于青年人和中年人，起病急骤，病变严重，进展迅速，又称为快速进行性肾小球肾炎、急进性肾小球肾炎，如不及时治疗，患者常在数周至数月内发生肾功能衰竭，死于尿毒症。

根据不同病因分为：Ⅰ型，抗基底膜型，患者体内有抗肾小球基底膜抗体；Ⅱ型，免疫复合物介导型，病变肾小球内有免疫复合物沉积；Ⅲ型，免疫反应缺乏型或血管炎型，患者血内有中性粒细胞胞质抗体。

1. 病理变化 肉眼观，可见双侧肾脏对称性体积增大，颜色苍白，肾脏表面可见散在的点状出血。镜下观，病变呈弥漫分布，大部分肾小球内形成具有特征性的新月体（图 10-5），即由增生的肾囊壁层上皮细胞和渗出的单核细胞，有时可见中性粒细胞、纤维素渗出等在球囊的一侧形成月牙状或环状，称其为新月体或环状体。纤维素渗出是刺激新月体形成的主要因素。早期的新月体以细胞成分为主，称其为细胞性新月体；病变发展纤维成分逐渐增多，称其为纤维-细胞性新月体；最后新月体纤维化，成为纤维性新月体。新月体形成后，可压迫毛细血管丛，又可与毛细血管丛粘连，使肾球囊腔闭塞，肾小球的结构和功能严重破坏，最后整个肾小球纤维化玻璃样变，功能丧失。

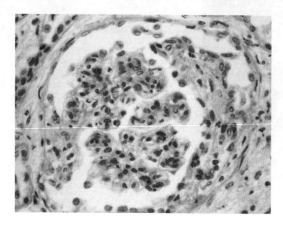

图 10-5 新月体性肾小球肾炎

电镜观，Ⅱ型新月体性肾小球肾炎可见电子致密物沉积。部分病例无电子致密物沉积。

免疫荧光检查：有些病例在肾小球毛细血管基底膜下呈连续的线性荧光；有些在肾小球基底膜上出现不规则的粗颗粒状荧光；但约半数病例免疫荧光检测阴性，免疫荧光的检测与新月体性肾小球肾炎分型有关。

2. 临床表现 临床主要表现为快速进行性肾炎综合征。

（1）尿的改变 肾小球毛细血管纤维素性坏死，基底膜出现缺损和裂孔，因此血尿常比较明显，蛋白尿相对较轻，水肿不明显。大量新月体形成后，阻塞肾小球囊腔，出现少尿甚至无尿。

（2）氮质血症及肾功能衰竭 代谢废物不能排出，在体内潴留引起氮质血症，血清尿素氮、肌酐等持续快速升高，水、电解质和酸碱平衡紊乱，最后发展为不同程度的肾功能衰竭。

（3）高血压 晚期大量肾单位纤维化、玻璃样变，肾组织缺血，通过肾素-血管紧张素的作用，出现高血压的临床表现。

3. 预后 新月体性肾小球肾炎，由于病变广泛，发展迅速，预后较差，多数患者于数周至数月内死于尿毒症。血液透析或肾移植为临床采取的主要治疗措施。

（三）膜性肾小球肾炎

膜性肾小球肾炎（membranous glomerulonephritis）是以肾小球毛细血管基底膜弥漫性增厚为特征。多见于中老年，临床上是引起成人肾病综合征的最常见病理类型。由于肾小球无明显炎症性反应，且肾小球毛细血管基底膜弥漫性增厚，故又称为膜性肾病。大多数患者原因不明，起病缓慢，病程长。

1. 病理变化 肉眼观，双侧肾脏明显肿胀，色苍白，故称大白肾。镜下观，早期病变不明显，HE染色显示大多数肾小球毛细血管壁增厚并逐渐加重，毛细血管腔变狭窄（图 10-6）。用镀银染色显示毛细血管基底膜上有许多与基底膜表面垂直的黑色钉状突起，钉突逐渐增粗、相互融合，致使基底膜高度增厚，通透性显著增高。

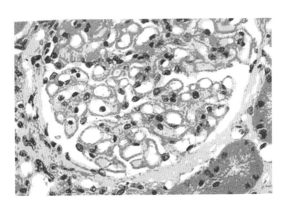

图 10 - 6 膜性肾小球肾炎

电镜观，上皮下有大量电子致密物沉积，基底膜增生伸出许多钉突，深入沉积物之间。逐渐将沉积物包埋于基底膜内，使基底膜显著增厚、不规则。而后沉积物逐渐溶解，基底膜出现虫蚀状空隙。空隙又被基底膜样物质充填，使基底膜极度增厚。

免疫荧光检查：病变各期均有 IgG 和补体 C3 沿肾小球基底膜外侧沉积，呈不连续的颗粒荧光。

2. 临床表现 主要表现为肾病综合征（nephrotic syndrome）。

（1）大量蛋白尿 由于基底膜损伤严重，通透性显著增加，大量血浆蛋白滤出，主要为小分子蛋白，严重时大分子蛋白也可滤出而表现为非选择性蛋白尿。

（2）低蛋白血症 因大量血浆蛋白随尿排出所致。

（3）明显水肿 主要是低蛋白血症使血浆胶体渗透压降低所致；同时因组织间液增多，引起血容量减少，刺激醛固酮和抗利尿激素分泌增多，导致钠、水潴留进而加重水肿。

（4）高脂血症 目前认为可能是低蛋白血症可刺激肝脏合成更多脂蛋白，从而出现高脂血症。血脂过高可使血浆脂蛋白由肾小球滤出而继发脂尿症。

3. 预后 膜性肾小球肾炎是一种慢性进行性疾病，起病缓慢，病程较长。经过数年甚至 10 年逐渐发展为肾功能衰竭，部分病变轻者，症状可消退或部分缓解。

（四）膜增生性肾小球肾炎

膜增生性肾小球肾炎的病变特点是有系膜细胞增生和系膜基质增多，同时又有基底膜不规则增厚。根据超微结构和免疫荧光分为两个亚型，Ⅰ型较多见，又称为系膜毛细血管性肾小球肾炎，Ⅱ型少见，又称为致密沉积物病。

1. 病理变化 肉眼观，早期肾脏无明显改变，晚期缩小。镜下观，肾小球体积增大，弥漫性系膜细胞和内皮细胞增生，系膜基质明显增多，沿内皮细胞和基底膜之间插入，使毛细血管壁增厚，镀银染色或 PAS 染色基底膜呈双轨状或多层状改变，这是由于系膜基质或系膜细胞的突起插入造成的。由于系膜细胞重度增生和系膜基质增多，系膜增大使肾小球呈明显的分叶状。

免疫荧光显示，Ⅰ型膜增生性肾小球肾炎表现为 IgG 和补体 C3 呈颗粒状和团块状沉积于毛细血管壁和系膜区，Ⅱ型膜增生性肾小球肾炎显示大量补体 C3 沉积于毛细血管壁和系膜区，通常无 IgG 和 C4 沉积。

电镜观，增生的系膜细胞和系膜基质插入到基底膜和内皮细胞之间。肾小球内可见电子致密物。Ⅰ型表现为内皮细胞下及系膜区电子致密物沉积；Ⅱ型表现为大量块状电子密度极高的沉积物沿基底膜致密层呈带状沉积。

2. 临床表现 本病多见于儿童和青少年。多表现为肾病综合征，也可仅表现为无症状性血尿或蛋白尿。常呈慢性进行性经过，多数患者在 10 年内进展至慢性肾衰竭。皮质类固醇和免疫抑制剂治疗效果常不明显，整体预后较差。

（五）系膜增生性肾小球肾炎

系膜增生性肾小球肾炎的病变特点是弥漫性系膜细胞增生，系膜基质增多。本病好发于我国和亚太地区，欧美国家较少见。

1. 病理变化　光镜下，表现以弥漫性系膜细胞增生和系膜基质逐渐增多为主，系膜基质增多导致系膜区加宽。毛细血管壁无明显变化。部分病例出现局灶性节段性肾小球硬化。

免疫荧光显示在我国主要是 IgG 和 C3 在系膜区沉积，而欧美国家则主要是 IgM 和 C3 沉积。

电镜下，弥漫性系膜细胞增生和系膜基质增多，部分病例出现低密度电子致密物沉积于系膜区表现。

2. 临床表现　系膜增生性肾小球肾炎多见于青少年，男性多于女性。临床主要表现为肾病综合征和无症状性血尿或蛋白尿。

（六）IgA 肾病

IgA 肾病（IgA nephropathy）亦称 IgA 肾炎。病变特点是免疫荧光显示系膜区有 IgA 沉积。临床主要表现反复发作的血尿。分为原发性和继发性，过敏性紫癜、肝脏和肠道疾病可引起继发性 IgA 肾病。

IgA 肾病的发病机制尚未完全阐明，可能与先天性或获得性免疫调节异常有关，部分患者血清中 IgA 含量增高，并可出现 IgA 免疫复合物，具有清除 IgA 或免疫复合物作用的单核 – 吞噬细胞系统的功能受到抑制，在呼吸道感染时产生聚合 IgA 或免疫复合物沉积在系膜区，并启动补体替代途径，引起肾小球损伤。

1. 病理变化　镜下观，病变呈多样性，最常见的病变是系膜增生性病变，病变程度也轻重不等。亦可表现为微小病变性、毛细血管内皮增生、系膜增生性、膜性增生性、新月体性肾小球肾炎等多种类型。电镜观，系膜区有电子致密物沉积。免疫荧光检查，在系膜区有 IgA、备解素和补体 C3 沉积。

2. 临床表现　IgA 肾病临床呈慢性经过，主要表现为反复发作血尿，有时伴有轻度蛋白尿，部分患者出现肾病综合征。本病预后与病变类型有关，有多数肾小球硬化、肾小球系膜弥漫而严重增生及较多新月体形成者，预后较差。

（七）微小病变性肾小球肾炎

微小病变性肾小球肾炎是引起儿童肾病综合征的最常见原因。病变特征是电镜下弥漫性脏层上皮细胞足突融合，光镜下肾小球无明显病变或病变轻微，而肾小管上皮细胞内大量脂质沉积，故又称脂性肾病。

1. 病理变化　肉眼观，双侧肾脏肿胀，颜色苍白，切面肾皮质因肾小管上皮细胞内大量脂质沉积而增厚，并出现黄白色条纹。镜下观，肾小球结构基本正常或仅出现局灶节段性轻度系膜增生。近端肾小管上皮细胞内可见大量脂滴空泡和蛋白小滴。免疫荧光显示肾小球内无免疫球蛋白和补体沉积。电镜下肾小球基底膜和系膜区无显著变化，主要病变是弥漫性肾小球脏层上皮细胞足突融合、消失。

2. 临床表现　本病好发于儿童，是引起儿童肾病综合征最常见的病因，可发生于呼吸道感染或免疫接种之后。皮质类固醇对 90% 以上的患儿治疗效果显著，可复发，少部分病例出现皮质内固醇依赖或者抵抗现象。

（八）局灶性节段性肾小球硬化

局灶性节段性肾小球硬化症的病变特征是脏层上皮细胞损伤导致部分肾小球出现局灶性或节段性硬化，临床主要表现为肾病综合征。

1. 病理变化 光镜下病变呈局灶性分布，早期主要累及皮髓质交界处的肾小球，后期逐渐累及皮质全层。病变肾小球的部分小叶和毛细血管祥内系膜基质增多，基膜塌陷，玻璃样物质或脂质沉积，病变持续发展可导致肾小球硬化，并出现肾小管萎缩和间质纤维化。

免疫荧光显示肾小球硬化区可见 IgM 和 C3 沉积。电镜下弥漫性脏层上皮细胞足突融合。部分上皮细胞从肾小球基膜剥脱。

2. 临床表现 大多数患者主要表现为肾病综合征，伴血尿和高血压，少数仅表现为非选择性蛋白尿。该病对皮质类固醇治疗不敏感。病变呈进行性加重，多发展为慢性肾小球肾炎。

（九）慢性肾小球肾炎

慢性肾小球肾炎（chronic glomerulonephritis）是各种肾小球肾炎发展到晚期的终末阶段。多见于成人，是引起慢性肾功能衰竭的最常见病理类型。

1. 病理变化 肉眼观，两侧肾脏对称性缩小，苍白，质地变硬，表面呈较均匀的细颗粒状。切面见肾皮质变薄，皮髓质界限不清。肾盂周围脂肪组织增多（图 10 - 7）。

镜下观，病变弥漫分布，多数肾小球纤维化、玻璃样变，相应肾小管萎缩消失；间质的纤维组织增生、收缩使病变肾小球相互集中；残存的相对正常的肾小球代偿性肥大，肾小管扩张，肾内细小动脉硬化，管腔狭窄（图 10 - 8）。

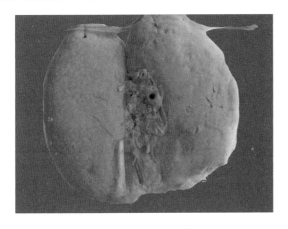

图 10 - 7 慢性肾小球肾炎（肉眼）

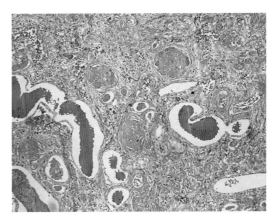

图 10 - 8 慢性肾小球肾炎（镜下）

2. 临床表现 临床主要表现为慢性肾炎综合征。

（1）尿液改变 多尿、夜尿、低比重尿，随着肾功能逐渐恶化，尿路减少甚至少尿和无尿。

（2）高血压 水钠潴留，有效循环血量增多，进而导致钠依赖性肾性高血压。

（3）贫血 肾功能严重损伤时，促红细胞生成素合成分泌减少，从而导致肾性贫血。

（4）氮质血症 含氮的代谢产物在血液中潴留形成氮质血症。

早期进行合理治疗控制疾病发展，可取得较好的治疗效果。病变进行性发展到晚期，常因肾功能衰竭、心力衰竭、高血压脑出血或继发感染而死亡。

第二节 肾盂肾炎

尿路感染是各种病原微生物引起的尿路炎症，最常见的病原微生物为革兰阴性杆菌。临床工作中将尿路感染分为上尿路感染（主要是肾盂肾炎）和下尿路感染（主要是膀胱炎）。女性下尿道的解剖特点决定了尿路感染的发病率女性多于男性。

一、急性肾盂肾炎

急性肾盂肾炎是由细菌感染引起的肾盂、肾小管和肾间质的急性化脓性炎症，是泌尿系统常见的感染性疾病，可发生于任何年龄，女性发病率为男性的 9~10 倍。典型临床表现主要有发热、腰部酸痛、菌尿和脓尿以及膀胱刺激症状等症状。

1. 病因与发病机制　肾盂肾炎是细菌直接感染引起的，感染途径主要有以下两种。

（1）上行性感染　又称逆行性感染，是最主要的感染途径。指病原菌从尿道或膀胱通过输尿管管腔或输尿管周围的淋巴管上行到肾盂、肾盏及肾间质引起的炎症，病变常累及单侧。主要的致病菌是大肠埃希菌，因女性泌尿道的特点，多见于女性。

（2）下行性感染　又称血源性感染，较为少见。指病原菌从体内某感染灶侵入血流，并随血流到达肾组织引起的炎症，逐渐可蔓延到肾盏、肾盂等，又称为下行性感染。患者常合并败血症、脓毒败血症等合并症，病原菌以葡萄球菌为多见，病变常累及双侧肾脏。

正常情况下，排尿对泌尿道有自洁作用，膀胱黏膜的白细胞及其产生的抗体具有抗菌作用，细菌不易在泌尿道繁殖，膀胱内尿液呈无菌状态。细菌能否引起肾盂肾炎还取决于机体的防御能力及是否存在诱因。

常见诱因如下。

（1）尿路完全或不完全阻塞　是肾盂肾炎的主要诱发因素。如泌尿道结石、肿瘤压迫、前列腺增生等均可引起尿路的阻塞，病菌不易被冲走而引起肾盂肾炎。因女性尿道短而宽以及妊娠子宫压迫输尿管引起不完全梗阻等因素，故本病女性发病率高于男性。

（2）医源性逆行操作　如导尿、膀胱镜检查、逆行肾盂造影检查等医疗操作在无菌执行不严格情况下可将细菌带入膀胱，并易损伤尿路黏膜，导致细菌感染诱发肾盂肾炎。

（3）慢性消耗性疾病　如糖尿病和截瘫等全身抵抗力低下时常并发肾盂肾炎。

2. 病理变化　肉眼观，单肾脏肿大，质软。表面充血，可见散在、大小不等的稍隆起黄白色脓肿，脓肿周围见充血带。病灶可呈弥漫分布或较局限。切面见髓质内有黄色条纹状病灶向皮质延伸，或呈楔形分布，可见脓肿不规则地分布于肾皮质和髓质各处。肾盂黏膜充血，水肿，表面有脓性渗出物，有时可见小出血点。镜下观，病变特征为肾间质的化脓性炎、肾脓肿形成、肾小管内中性粒细胞聚集和肾小管坏死。上行性感染与血源性感染病变特点不同，前者通常肾小球较少受累，肾盂炎症明显，从肾乳头部向皮质形成索状或不规则脓肿。后者常先累及肾皮质的肾小球及肾间质，在肾皮质内形成散在小脓肿，并逐渐向肾盂延伸。

3. 临床表现　急性肾盂肾炎发病急，典型表现为：①寒战、高热、白细胞增多等毒血症症状；②肾肿大后包膜紧张引起腰痛和肾区叩痛；③上行性感染引起者由于炎症对膀胱和尿道黏膜的刺激，还出现尿频、尿急、尿痛等膀胱和尿道刺激征；④尿液典型改变为脓尿、蛋白尿、菌尿和管型尿，尿液检查应该避免细菌污染。

4. 预后　急性肾盂肾炎如能及时彻底治疗，大多数可在短期内治愈；如治疗不彻底或尿路梗阻等诱因未消除，可反复发作进而转为慢性肾盂肾炎。

二、慢性肾盂肾炎

慢性肾盂肾炎（chronic pyelonephritis）是各种肾脏感染性疾病的终末阶段，通常由急性肾盂肾炎反复发作转变而来，以慢性肾间质炎症、纤维化和瘢痕形成为特征。是慢性肾功能衰竭的常见原因之一。

1. 病理变化　肉眼观，病变肾脏体积缩小，变硬，表面高低不平，有不规则的凹陷性瘢痕。切面见肾脏被膜增厚，皮髓质界限不清，肾乳头萎缩，肾盂和肾盏变形，肾盂黏膜增厚、粗糙。镜下观，病变散在分布，肾间质大量淋巴细胞和巨噬细胞等慢性炎细胞浸润，淋巴滤泡形成，间质纤维组织增生。部分肾小管萎缩、消失。部分残存肾单位代偿性肥大，肾小管扩张，管腔内充满均质红染的胶样管型，形似甲状腺滤泡。肾内细小动脉发生玻璃样变和硬化。活动期可见大量中性粒细胞浸润及小脓肿形成。早期，肾小球因较少受累，常无明显改变，仅见其周围纤维化。晚期，肾小球发生萎缩、玻璃样变、纤维化。

2. 临床表现 病程较长，反复发作。临床表现为腰痛、发热、间歇性脓尿和菌尿等。因肾小管病变损伤重，其浓缩功能明显降低，导致多尿、夜尿症状。因滤过功能受损不明显，故蛋白尿较轻。因电解质丧失过多，可有缺钾、缺钠和酸中毒。晚期肾组织纤维化和小血管硬化，导致肾缺血而引起高血压。最后可出现肾衰竭。

3. 预后 慢性肾盂肾炎病程长，常反复发作，及时去除诱因可控制其病变的发展，残存肾单位能够代偿。病变频繁发作，晚期可出现尿毒症等严重后果，需要进行替代治疗。

目标检测

一、选择题

【A1/A2】

1. 下列不属于肾病综合征临床特征的是（　　）
   A. 蛋白尿　　　　　　　　B. 低蛋白血症　　　　　　C. 红细胞管型
   D. 高脂血症　　　　　　　E. 水肿

2. 下列属于快速进行性肾小球肾炎病理特征的是（　　）
   A. 系膜细胞和系膜基质显著增生　　　　B. 肾小囊壁层上皮细胞增生形成新月体
   C. 基底膜弥漫性显著增厚　　　　　　　D. 肾小球大量纤维化、玻璃样变
   E. 基底膜外侧有驼峰状免疫复合物沉积

3. 引起儿童期肾病综合征最常见的肾炎类型是（　　）
   A. 急性弥漫性增生性肾小球肾炎　　　　B. 膜性肾小球肾炎
   C. 轻微病变性肾小球肾炎　　　　　　　D. 新月体性肾小球肾炎
   E. 膜性增生性肾小球肾炎

4. 引起成人肾病综合征最常见的肾炎类型是（　　）
   A. 急性弥漫性增生性肾小球肾炎　　　　B. 膜性肾小球肾炎
   C. 轻微病变性肾小球肾炎　　　　　　　D. 新月体性肾小球肾炎
   E. 膜性增生性肾小球肾炎

5. 关于急性肾小球肾炎的基本病变性质，说法正确的是（　　）
   A. 纤维素性炎　　　　　　B. 卡他性炎　　　　　　　C. 浆液性炎
   D. 肉芽肿性炎　　　　　　E. 变态反应

6. "大红肾" 主要见于（　　）
   A. 急性弥漫性增生性肾小球肾炎　　　　B. 膜性肾小球肾炎
   C. 轻微病变性肾小球肾炎　　　　　　　D. 新月体性肾小球肾炎
   E. 膜性增生性肾小球肾炎

7. "大白肾" 主要见于 （　）

    A. 急性弥漫性增生性肾小球肾炎　　　　B. 膜性肾小球肾炎

    C. 轻微病变性肾小球肾炎　　　　　　　D. 新月体性肾小球肾炎

    E. 膜性增生性肾小球肾炎

8. 急性肾盂肾炎最常见的感染方式为 （　）

    A. 上行性感染　　　　　B. 下行性感染　　　　　C. 血源性感染

    D. 种植性转移　　　　　E. 血道转移

9. 肾盂肾炎具有特征性的尿液改变是 （　）

    A. 血尿　　　　　　　　B. 菌尿　　　　　　　　C. 蛋白尿

    D. 低比重尿　　　　　　E. 少尿

二、思考题

简述循环免疫复合物导致肾小球损伤的主要过程。

（唐　君）

第十一章 女性生殖系统疾病及乳腺疾病

◎ 学习目标

1. 通过本章学习，重点掌握子宫颈上皮内瘤变的病理特点、分级；子宫颈癌的病理变化、扩散与转移及临床病理联系；乳腺癌的常见组织学类型、扩散与转移；葡萄胎、侵袭性葡萄胎和绒毛膜癌的主要病变及临床病理联系。

2. 学会识别子宫颈上皮内瘤变镜下分级；解读本章疾病相关病理报告单；运用临床思维对疾病发生发展及预后做出初步分析和判断。

>> 情境导入

情境描述 患者，女性，53岁。同房后阴道出血3个月。3个月前无明显诱因出现同房后阴道流血，无腹痛，未在意。1周前体检发现宫颈新生物，遂来就诊。平素月经规律，周期28～30天，经量中，无痛经。自然绝经2年。生育史：孕3产2。妇科检查：宫颈后唇可见约1cm×1.5cm菜花状新生物，质脆，接触出血阳性，宫旁无增厚，子宫前位，正常大小，质韧，活动度良好，双附件区未触及明显异常。宫颈活检，病理结果回报：宫颈鳞状细胞癌。

讨论 1. 根据外观形态，子宫颈癌可分为哪几种类型？该患者属于何种？

2. 用病理学知识，解释患者出现的一系列症状和体征。

第一节　子宫颈疾病

一、慢性子宫颈炎

慢性子宫颈炎（chronic cervicitis）是育龄妇女中最为常见的妇科疾病。可由多种病原微生物感染引起，常见的有葡萄球菌、链球菌、大肠埃希菌、肠球菌等，沙眼衣原体、淋球菌、单纯疱疹病毒（HSV）或人类乳头状瘤病毒（HPV）等也与本病发生有关。另外分娩、流产以及手术造成的子宫颈损伤、阴道酸性环境的改变、经期卫生不良等因素也可促使慢性子宫颈炎的发生。

根据病变特点，可将慢性子宫颈炎分为以下四种类型。

1. 子宫颈糜烂 临床上极为常见，包括两种类型。①真性糜烂：炎性刺激导致子宫颈阴道部表面的鳞状上皮细胞变性坏死脱落，形成浅表的缺损，称为真性糜烂，临床少见。②假性糜烂：又称"宫颈柱状上皮异位"，鳞状上皮脱落后被增生的子宫颈管黏膜上皮取代，是一种生理现象。由于颈管黏膜上皮单层排列，较薄，其下小血管易暴露，颜色鲜红，肉眼似糜烂状，但其本质非真正的糜烂，因此称假性糜烂。临床上常见的"子宫颈糜烂"实际上多为假性糜烂。

镜下观，糜烂处被颈管黏膜单层柱状上皮所覆盖，上皮下可有充血、水肿，大量淋巴细胞和浆细胞等浸润。糜烂修复时，柱状上皮下的储备细胞增生，可发生鳞状上皮化生，鳞状上皮也可向腺体内延伸并取代腺上皮，称为腺体鳞状上皮化生（图11-1）。

2. 子宫颈息肉 慢性子宫颈炎时，子宫颈管黏膜上皮、腺体及间质呈增生，向黏膜表面突起形成带蒂的小肿物，形成单个或多个带蒂的肿块突出于黏膜表面，称为子宫颈息肉。肉眼观，肿块数毫米至数厘米不等，红色，质软，易出血。镜下观，息肉表面被覆单层柱状上皮或鳞状上皮，上皮下由增生的腺体、纤维结缔组织及毛细血管构成，伴有充血、水肿及以淋巴细胞为主的炎细胞浸润，蒂为纤维组织和血管。子宫颈息肉一般为良性，极少数患者（1%以下）可异常增生发展为癌。

3. 子宫颈腺体囊肿 炎性刺激导致子宫颈腺体开口受阻，腺体分泌物排泄障碍致腺体扩大成囊状，称为子宫颈腺体囊肿，又称纳博特囊肿。肉眼观，子宫颈外口处有单个或多个透明的囊泡，大小不等，内含黏液。镜下观，腺体扩张呈囊状，囊内含黏液（图11-2）。

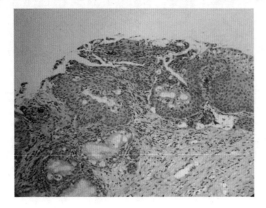

图 11-1　子宫颈腺体鳞状上皮化生

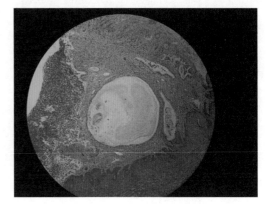

图 11-2　子宫颈腺体囊肿

4. 子宫颈肥大 长期慢性炎症刺激引起子宫颈腺体和结缔组织增生，导致子宫颈肥大。肉眼观，宫颈体积均匀增大，表面光滑、色苍白，质较硬。镜下观，宫颈表面鳞状上皮增厚，间质纤维组织增生，血管充血，淋巴细胞浸润，腺体增生。

二、子宫颈上皮内瘤变

子宫颈上皮内瘤变（cervical intraepithelial neoplasia，CIN）是指子宫颈鳞状上皮呈不同程度的异型性增生。表现为细胞大小形态不一，核大深染，核浆比例增大，核分裂相增多。若上皮全层均为异型细胞所取代，但尚未突破基底膜者，则称为原位癌。

病变由基底层向表层发展，依据其病变程度不同分为三级（图11-3）：Ⅰ级，异型细胞局限于上皮的下1/3；Ⅱ级，异型细胞累及上皮层的下1/3至2/3；Ⅲ级，异型细胞超过全层的2/3，包括原位癌。新近的分类将CIN Ⅰ级归入低级别鳞状上皮内病变，大多数患者经适当治疗可以逆转或治愈。CIN Ⅱ级和Ⅲ级归入高级别鳞状上皮内病变，属于癌前病变，可发展为子宫颈癌。

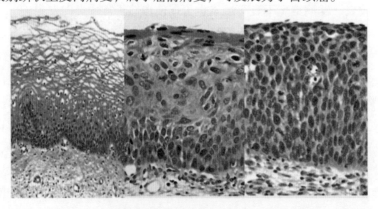

图 11-3　子宫颈上皮内瘤变（CIN）Ⅰ，Ⅱ，Ⅲ级

三、子宫颈癌

子宫颈癌是发生在子宫颈上皮的恶性肿瘤，是女性生殖系统中常见的恶性肿瘤，发病年龄以40～60岁居多。目前普遍认为子宫颈癌的发生与人乳头状瘤病毒（HPV）感染有关，此外，还与早婚、早育、多产、宫颈裂伤、性生活紊乱、包皮垢刺激等因素有关。近年来宫颈的脱落细胞学普查，使子宫颈癌的早期发现、早期诊断率明显提高，5年存活率和治愈率也显著增加。

（一）病理变化

子宫颈癌的发生多来源于子宫颈管的柱状上皮与宫颈外口鳞状上皮交界处。

肉眼观，子宫颈癌分为以下四种类型。

1. 糜烂型　病变处黏膜变红，颗粒状，质脆，触之易出血。临床需与子宫颈糜烂鉴别。

2. 外生菜花型　癌组织主要向子宫颈表面生长，形成乳头状、菜花状突起，表面常因感染而发生坏死，形成浅表溃疡（图11-4）。

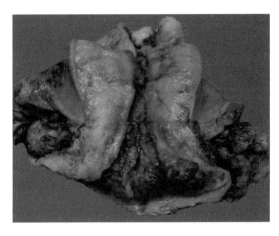

图11-4　子宫颈癌（外生菜花型）

3. 内生浸润型　癌组织沿宫颈壁向子宫颈深部浸润生长，临床可见宫颈前后唇增厚变硬，但表面仍光滑，表现如慢性宫颈肥厚，易漏诊。

4. 溃疡型　癌组织向深部浸润生长，同时表面出现大块坏死、脱落，形成明显溃疡，似火山口状。

镜下观，子宫颈癌可分为鳞状细胞癌和腺癌，其中多数为鳞状细胞癌，约占90%。鳞状细胞癌可分为原位癌、早期浸润癌和浸润癌。子宫颈腺癌较鳞状细胞癌少见，约占10%，近年来其发病率有上升趋势，且对放疗和化学药物疗法均不敏感，预后较差。

（二）扩散

1. 直接蔓延　癌组织向上侵犯整段子宫颈，很少累及子宫体；向下可累及阴道穹窿及阴道壁；向两侧可侵犯宫旁及盆壁组织，侵及输尿管时可引起肾盂积水。晚期向前可侵及膀胱，向后可累及直肠。

2. 淋巴道转移　是子宫颈癌最常见和最重要的转移途径。最先累及的为子宫颈旁淋巴结，然后可依次转移至闭孔、髂内、髂外、髂总、腹股沟及骶前淋巴结，晚期可转移至锁骨上淋巴结。

3. 血道转移　少见，多见于晚期患者，常转移至肺、骨及肝等。

（三）临床病理联系

早期常无自觉症状。病变逐渐进展，癌组织破坏血管，患者可出现不规则阴道流血或接触性出血。如癌组织坏死并继发感染，则白带增多，同时伴有特殊腥臭味。晚期如癌组织侵犯盆腔神经，可出现下腹部及腰骶部疼痛，侵犯膀胱或直肠时，可引起子宫膀胱瘘或子宫直肠瘘。

加强健康科普宣教，应对"红颜杀手"子宫颈癌

子宫颈癌是严重威胁全球女性健康的恶性肿瘤之一，也是目前唯一病因明确、通过早期预防和治疗，可以彻底根除的恶性肿瘤。世界卫生组织于2020年发布《加速消除子宫颈癌全球战略》，这一具有历史里程碑意义的举动，标志全球194个国家首次一致承诺消除子宫颈癌。

中华预防医学会妇女保健分会制定的《子宫颈癌综合防控指南》明确子宫颈癌三级预防策略：一级预防，包括开展健康教育和HPV预防性疫苗；二级预防（主要针对所有适龄女性），包括HPV疫苗接种者与非接种者定期筛查，确保对筛查结果阳性或异常人群进行相应随访和治疗；三级预防为根据临床分期开展适宜的手术、放疗、化疗以及姑息疗法。

开展预防子宫颈癌知识宣教，建立健康的生活方式，从你我做起，向身边的人传递健康知识，希望广大女性都能重视子宫颈癌的预防、筛查和治疗！

第二节　子宫体疾病

一、子宫内膜异位症

子宫内膜异位症是指子宫内膜以外的部位出现子宫内膜腺体及间质，多见于卵巢，约占80%，其余依次发生于子宫阔韧带、子宫直肠陷凹、盆腔腹膜、腹部手术瘢痕、脐部、阴道、外阴和阑尾等。如子宫内膜腺体及间质异位于子宫肌层中（距子宫内膜基底层2~3mm），则称作子宫腺肌病。

受卵巢分泌激素影响，异位子宫内膜周期性反复出血、坏死。肉眼观，可呈紫红或棕黄色结节，也可因机化与周围组织粘连。如发生在卵巢，反复出血、坏死而形成囊腔，内含黏稠的咖啡色液体，称为巧克力囊肿。镜下观，可见与正常子宫内膜相似的腺体、间质、含铁血黄素以及含有含铁血黄素的巨噬细胞（图11-5）。

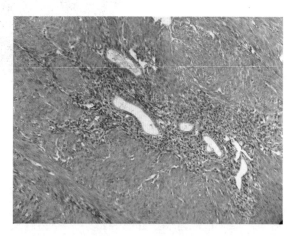

图11-5　子宫腺肌病

二、子宫内膜增生症

子宫内膜增生症是指由于雌激素增高而引起的子宫内膜腺体和间质增生，多见于青春期或围绝经期妇女。临床主要表现功能性子宫出血，即不规则阴道出血和经量过多。

肉眼观，子宫内膜弥漫性增厚，厚度达0.5cm以上，严重者可达1cm，甚至形成息肉状突起，质地较软。

镜下观，基于细胞形态和腺体结构增生及分化程度的不同，分为三种类型。

1. 单纯性增生　腺体数量增加，大小较一致，部分腺体扩张成囊状。腺上皮细胞一般为单层或假复层，无异型性，细胞形态和排列与增生期子宫内膜相似。较为常见，约1%的患者可发展为子宫内膜癌。

2. 复杂性增生 腺体明显增生，大小不一，相互拥挤，腺上皮复层，可向腺腔内呈乳头状突起，腺体结构复杂且不规则，但无异型性，间质明显少。约3%可发展为子宫内膜腺癌。

3. 非典型增生 在复杂性增生的基础上出现异型上皮细胞，表现为极性紊乱，核大、深染，并可出现核分裂象。重度非典型增生有时和子宫内膜癌较难区别，若有间质浸润则归属为癌，需经子宫切除后全面检查才能确诊。约有1/3的患者可演变为子宫内膜腺癌。

三、子宫内膜癌

子宫内膜癌是由子宫内膜上皮细胞发生的恶性肿瘤，多与正常子宫内膜相似，又称为子宫内膜样腺癌或子宫体癌。多见于50岁以上绝经期和绝经期后妇女，以55~65岁为高峰。近年来我国发病率呈上升趋势，多与人口平均寿命延长，以及更年期激素替代疗法有关。

子宫内膜增生、非典型增生和子宫内膜癌，无论是形态学还是生物学都为一连续的演变过程，病因和发生机制也极为相似。子宫内膜癌的病因尚未明了，一般认为与过量雌激素长期持续作用有关，肥胖、糖尿病、高血压和不孕是其高危因素。

（一）病理变化

肉眼观，子宫内膜癌分为弥漫型和局限型。局限型多位于子宫底或子宫角，常呈息肉或乳头状突向宫腔，多为早期病变。弥漫型表现为子宫内膜弥漫性增厚，表面粗糙不平，灰白质脆，常有出血坏死或溃疡形成，并不同程度地浸润子宫肌层。

镜下观，根据癌组织分化程度可分为三级。

Ⅰ级为高分化腺癌（图11-6），Ⅱ级为中分化腺癌，Ⅲ级为低分化腺癌。其中以高分化腺癌较多，部分伴有化生的良性鳞状细胞巢，称为子宫内膜样腺癌伴鳞状细胞化生。

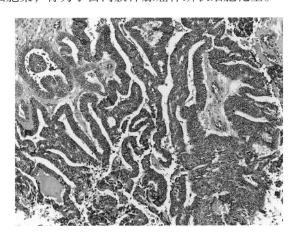

图 11-6 高分化子宫内膜样腺癌

（二）扩散

子宫内膜癌一般生长缓慢，转移发生较晚。扩散途径以直接蔓延和淋巴道转移多见，血道转移多发生在晚期。

（三）临床病理联系

早期，患者可无症状，最常见的临床表现是阴道不规则出血，部分伴阴道分泌物增多，继发感染时则呈脓性，伴腥臭味。晚期，癌组织侵犯盆腔神经，可引起下腹部及腰骶部疼痛等症状。

第三节　滋养层细胞疾病

滋养层细胞疾病是一组以胎盘绒毛滋养层细胞异常增生和成熟异常为特征的疾病，包括葡萄胎、侵袭性葡萄胎和绒毛膜癌。

一、葡萄胎

葡萄胎又称水疱状胎块，是胎盘绒毛的一种良性病变。其主要特征是绒毛间质高度水肿和滋养层细胞不同程度增生，形成许多串状水疱，状如葡萄。与妊娠有关，经产妇多于初产妇，曾患过葡萄胎的女性再发的风险显著增加。

（一）病理变化

肉眼观，病变多局限于宫腔内，不侵入肌层。胎盘绒毛肿大，形成透明或半透明、大小不等的薄壁水疱，有蒂相连，形似葡萄（图11-7）。若所有绒毛都呈葡萄状，称为完全性葡萄胎；若部分绒毛呈葡萄状，部分绒毛正常，伴有或不伴有胎儿及其附属物者，称为不完全性葡萄胎。

镜下观，葡萄胎有三个特点：①绒毛因间质高度水肿而明显增大；②绒毛间质内血管消失，或见少量无功能的毛细血管，内无红细胞；③滋养层细胞不同程度增生，并有轻度异型性，这也是葡萄胎的最重要的特征。

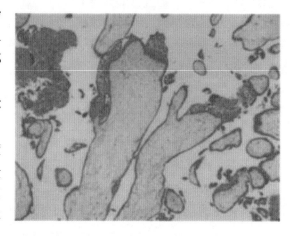

图11-7　葡萄胎

（二）临床病理联系

增生的滋养层细胞有较强的侵袭血管的能力，故子宫反复不规则出血，偶有葡萄状物流出，多见于停经后2~3个月。胎盘绒毛水肿致使子宫体积明显增大，超过同月份正常妊娠子宫的大小。因胚胎早期死亡，故临床检查听不到胎心，摸不到胎体，也无胎动。增生的滋养层细胞分泌大量HCG，导致患者血、尿HCG显著增高。

绝大多数葡萄胎患者彻底刮宫后可痊愈，有10%~15%可转变为侵袭性葡萄胎，2%~3%可发展为绒癌。

二、侵袭性葡萄胎

侵袭性葡萄胎又称恶性葡萄胎，大多数继发于葡萄胎，也可起病即为侵袭性葡萄胎。侵袭性葡萄胎和良性葡萄胎的主要区别是水疱状绒毛侵入子宫肌层内。

（一）病理变化

肉眼观，子宫肌层内有侵入的水疱状绒毛。镜下观，子宫肌层中有水肿的绒毛，且常见出血坏死，滋养层细胞增生和异型性较良性葡萄胎更为明显。在子宫壁肌层内找到完整的水疱状绒毛结构是病理学的诊断依据，这也是侵袭性葡萄胎与绒毛膜上皮癌最重要的区别点。

（二）临床病理联系

患者血、尿HCG持续阳性。如侵袭并破坏血管，可使阴道持续或间断性不规则出血。侵袭性葡萄胎可经血道栓塞阴道、肺、脑等器官。和转移不同，绒毛不会在栓塞部位继续生长，并可自然消退。

三、绒毛膜上皮癌

绒毛膜上皮癌简称绒癌，是发生于滋养层细胞的高度恶性肿瘤。发病年龄以 20～30 岁多见，绝大多数与妊娠相关，尤其是与异常妊娠有关，约 50% 继发于葡萄胎后，25% 继发于流产后，20% 发生于正常分娩后，5% 发生于早产和异位妊娠，易发生血道转移。

（一）病理变化

肉眼观，肿瘤单个或多个，结节状，位于子宫的不同部位，大者可突入宫腔内，也可达子宫深肌层甚至穿透宫壁而突出于浆膜下。由于坏死明显，因而肿块呈暗红或紫蓝色。

镜下观，绒癌具有以下特点：①癌组织由分化不良的细胞滋养层和合体细胞滋养层两种瘤细胞组成，细胞异型性明显，核分裂象易见。②癌细胞不形成绒毛和水疱状结构，这一点和侵袭性葡萄胎明显不同。③无血管和间质。④常有明显的出血和坏死（图 11-8）。

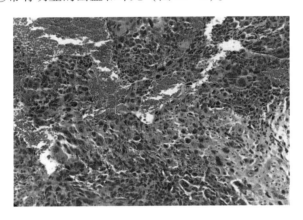

图 11-8　绒毛膜上皮癌

（二）扩散与转移

绒癌侵袭破坏血管能力很强，除在局部破坏蔓延外，早期就极易经血道转移，以肺和阴道壁最常见，其次为脑、肝、脾、肾和肠等。少数病例在原发灶切除后，转移灶可自行消退。

（三）临床病理联系

临床主要表现为葡萄胎流产和妊娠数月甚至数年后，出现持续性阴道不规则出血，子宫增大且软。血或尿 HCG 水平显著升高。血道转移是绒癌的显著特点，转移到肺可出现咯血，转移到脑可出现头痛、抽搐、瘫痪等。

绒癌是恶性度很高的肿瘤，过去多以手术治疗为主，患者多在一年内死亡。自应用化疗后，生存时间明显延长，死亡率降至 20% 以下。

第四节　乳腺疾病

一、乳腺增生性病变

（一）乳腺纤维囊性变

乳腺纤维囊性变是最常见的乳腺疾病，好发于 25～45 岁的女性，极少在青春期前发病，绝经前达发病高峰，绝经后一般不再进展。其确切发病机制仍不十分清楚，可能与雌激素分泌过多有关。

根据乳腺纤维囊性变的病理变化，可分为非增生型和增生型纤维囊性变两种。

1. 非增生型纤维囊性变 肉眼观，常为双侧，多发，小结节状分布，边界不清。囊肿大小不一，多少不等，大的囊肿因含有半透明的浑浊液体，外观呈蓝色，称为蓝顶囊肿。镜下观，囊肿被覆的上皮多为扁平上皮，也可为柱状或立方上皮，有时囊壁上皮也可完全缺如，仅见纤维性囊壁。常可见大汗腺化生，有时可见囊肿周围纤维化、玻璃样变。

2. 增生型纤维囊性变 除了囊肿形成和间质纤维增生外，同时伴有末梢导管和腺泡上皮的增生。上皮增生呈乳头状，乳头顶部相互吻合，构成筛状结构。如上皮异型增生，有演化为乳腺癌的可能，应视为癌前病变。

（二）硬化性腺病

硬化性腺病是指乳腺纤维间质和腺体明显增生，纤维组织增生使小叶腺泡受压而扭曲变形。

肉眼观，病变灰白，质硬，与周围乳腺界限不清。镜下观，每一终末导管的腺泡数目增加，小叶体积增大，轮廓尚存。病灶中央部位纤维组织呈程度不等的增生，腺泡受压而扭曲，病灶周围的腺泡扩张。腺泡外层的肌上皮细胞明显可见。

二、乳腺肿瘤

（一）乳腺纤维腺瘤

纤维腺瘤是乳腺最常见的良性肿瘤，好发于青春期，尤其是 20～30 岁的青年女性。一般为单发，也可多发，可累及一侧或双侧乳腺。

肉眼观，肿瘤呈圆形或卵圆形结节状，质韧，包膜完整，与周围组织分界清楚。切面灰白色，略呈分叶状，可见散在的细小裂隙。镜下观，肿瘤主要由增生的纤维间质和腺体组成，腺体呈圆形或卵圆形，或被周围的纤维结缔组织挤压呈裂隙状（图11-9）。

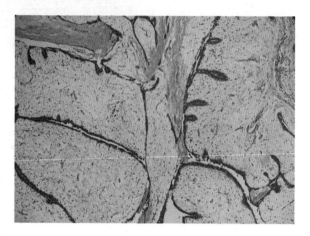

图 11-9 乳腺纤维腺瘤

（二）乳腺癌

乳腺癌是来自乳腺终末导管上皮及小叶上皮的恶性肿瘤。近年发病率逐渐上升，目前已超越子宫颈癌跃居我国女性恶性肿瘤首位。好发年龄为 40～60 岁，近年发病年龄年轻化。

乳腺癌的发病机制尚未完全阐明，雌激素长期作用、家族遗传倾向、环境因素、长时间大剂量接触放射线均与乳腺癌发病有关。临床上，乳腺癌早期除有乳腺内硬结外，无其他不适症状，常在体检时或无意中发现。

1. 病理变化 肿瘤主要发生于乳腺外上象限，其次为乳腺中央区和其他象限。肉眼观，肿瘤呈灰白色，质硬，与周围组织分界不清（图 11-10）。

根据形态特征，乳腺癌可分为导管癌和小叶癌，每类又可分为非浸润性癌和浸润性癌两大类。

（1）非浸润性癌（原位癌） 分为导管内原位癌和小叶原位癌。①导管内原位癌：又称导管内癌，多发生于乳腺小叶的终末导管，导管明显扩张，癌细胞局限于扩张的导管内，但导管基底膜完整（图11-11）。如癌组织发生坏死，切面可见扩张的导管内含灰黄色软膏样坏死物质，挤压时可由导管内溢出，状如皮肤粉刺，故称为粉刺癌。②小叶原位癌：发生于乳腺小叶的末梢导管上皮和腺泡上皮，约

30%累及双侧乳腺，常为多中心性，因肿块小，临床上一般触不到。镜下观，癌细胞充满扩张的乳腺小叶末梢导管和腺泡，呈实体排列，大小形态较为一致，核圆形或卵圆形，核分裂象罕见，癌细胞未突破基底膜，乳腺小叶结构尚存。

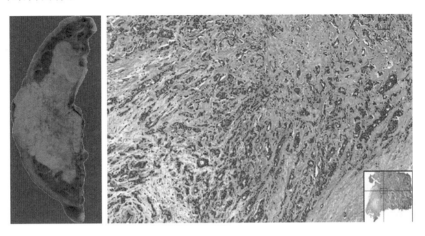

图 11-10　乳腺癌

（2）浸润性癌　包括浸润性导管癌、浸润性小叶癌和特殊类型癌。①浸润性导管癌：多由导管内癌发展而来，是最常见的乳腺癌类型，约占70%。镜下观，导管内的癌细胞突破基底膜向间质浸润，细胞大小、形态各异，核分裂象多见，呈巢状、团索状，有时可伴有腺样结构，肿瘤间质有致密的纤维组织增生。根据癌细胞与纤维间质的比例不同，可将其分为单纯癌、硬癌和不典型髓样癌三种。②浸润性小叶癌：由小叶原位癌发展而来，占乳腺癌5%～10%。镜下观，癌细胞穿透基底膜，呈单行串珠状或细条索状浸润于纤维间质之间，或环行排列在正常导管周围。细胞小，大小一致，核分裂象少

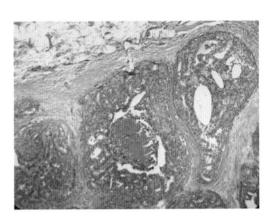

图 11-11　乳腺导管内原位癌

见。③乳腺特殊类型癌：包括髓样癌、Paget病、黏液癌和乳腺炎性癌等。

2. 扩散

（1）直接蔓延　癌细胞可沿乳腺导管或导管周围间隙直接蔓延至乳腺小叶腺泡、周围脂肪组织、乳头、胸肌及胸壁等。

（2）淋巴道转移　是乳腺癌最常见的转移途径。首先转移至同侧腋窝淋巴结，晚期可转移至锁骨下淋巴结或锁骨上淋巴结。内上象限的乳腺癌常转移至乳内动脉旁淋巴结，进一步至纵隔淋巴结。偶尔也可转移至对侧腋窝淋巴结。

（3）血道转移　晚期乳腺癌可经血道转移至肺、肝、脑、骨等组织或器官。

3. 临床病理联系　乳腺癌早期常为无痛性肿块，不易发现。随肿瘤增大并浸润周围组织，乳腺内出现质硬、固定、边界不清的肿块，约50%的病例有同侧腋窝淋巴结转移。癌肿侵及乳头时周围纤维组织增生收缩，可导致乳头内陷或倾斜。癌组织压迫或阻塞真皮内淋巴管，可致皮肤水肿，毛囊处皮肤相对下陷，导致病变区皮肤呈橘皮样外观。

目标检测

一、选择题

【A1/A2 型题】

1. 生育期妇女最常见的疾病是（　）
   A. 外阴尖锐湿疣　　　　　B. 子宫内膜增生症　　　　C. 子宫颈癌
   D. 慢性子宫颈炎　　　　　E. 子宫内膜异位症

2. 宫颈糜烂时，由鳞状上皮增生延伸并取代腺体的现象，称为（　）
   A. 鳞状上皮不典型增生　　B. 宫颈糜烂愈合　　　　　C. 宫颈腺体鳞状上皮化生
   D. 宫颈单纯性糜烂　　　　E. 假性糜烂

3. 下列关于侵袭性葡萄胎与绒癌主要不同点正确的是（　）
   A. 浸润肌层　　　　　　　B. 细胞明显增生和具异型性　C. 转移的阴道结节
   D. 有绒毛结构　　　　　　E. 有出血坏死

4. 乳腺癌时局部皮肤橘皮样外观主要是由于癌细胞（　）
   A. 阻塞淋巴管，皮肤水肿，毛囊汗腺处皮肤相对下陷
   B. 压迫局部静脉，造成淤血水肿
   C. 引起局部组织炎性渗出，水肿
   D. 阻塞乳腺导管，造成乳汁淤积
   E. 迅速，向皮肤表面突出形成结节

5. 下列属于子宫颈癌好发部位的是（　）
   A. 宫颈外口鳞状上皮　　　　　　　　B. 宫颈外口柱状上皮
   C. 宫颈外口鳞柱上皮交界处　　　　　D. 子宫颈管的黏膜上皮
   E. 宫颈内口

6. 子宫颈癌发生和进展阶段的正确顺序是（　）
   A. 非典型增生—浸润癌—原位癌—早期浸润癌
   B. 原位癌—浸润癌—非典型增生—早期浸润癌
   C. 非典型增生—原位癌—早期浸润癌—浸润癌
   D. 原位癌—非典型增生—浸润癌—早期浸润癌
   E. 非典型增生—原位癌—浸润癌—早期浸润癌

【A3/A4 型题】

(7~8 题共用题干)

患者，女，52 岁。阴道不规则出血、分泌物带血，阴道镜检查见子宫颈有菜花样肿物，表面出血、坏死。活检病理检查见肿瘤细胞与间质分界清，呈巢状、条索状、团块状，可见病理性核分裂、细胞间桥及层状角化物质，光镜下见部分癌细胞已突破基膜 2.5cm。

7. 肉眼观察，最可能的诊断是（　）
   A. 宫颈糜烂　　　　　　　B. 子宫颈癌　　　　　　　C. 宫颈息肉
   D. 宫颈囊肿　　　　　　　E. 宫颈肥大

8. 镜下观察，肿瘤属于（　　）

　A. 原位癌　　　　　　　　B. CIN Ⅲ 级　　　　　　　　C. 浸润性癌

　D. 早期浸润癌　　　　　　E. 内生浸润性癌

二、思考题

1. 请简述子宫颈癌的临床类型及扩散途径。

2. 简述乳腺癌的主要组织学类型。

（邓之婧）

第十二章 内分泌系统疾病

◎ 学习目标

1. 通过本章学习，重点掌握非毒性甲状腺肿和毒性甲状腺肿的病理变化；甲状腺癌的分类和病理特点；糖尿病的概念、类型、病因及病理变化。

2. 学会运用所学的知识，解决临床常见甲状腺肿、甲状腺癌、糖尿病等疾病实际问题，以达到治疗疾病的目的。

>> 情境导入

情境描述 患者，女，35岁。主诉：8个月前颈前触及一肿块，颈部无疼痛，无声音嘶哑，无吞咽和呼吸困难。肿块生长缓慢，无明显不适感。近2个月来饮食逐渐增多，但渐感身体消瘦，全身乏力，皮肤潮湿，怕热多汗。

今入院治疗，入院后行颈前肿物切除术。病理检查：肉眼见甲状腺弥漫性肿大，表面光滑，切面灰红色，分叶状，胶质棕红色，质实肌肉样。镜下见：甲状腺滤泡上皮高柱状增生，有乳头和小滤泡形成。滤泡腔内胶质少，其周边胶质有大小不等的上皮细胞吸收空泡。间质血管丰富，淋巴组织增生。术后康复出院，随访健在。

讨论 1. 该患者的病理诊断是什么？

2. 该病理诊断的依据是什么？

内分泌系统包括内分泌腺、内分泌组织和弥散分布在各器官、系统或组织内的内分泌细胞。内分泌系统与神经系统共同调节机体组织细胞的生长、发育和代谢，维持体内平衡或稳定。内分泌系统通过激素（hormone）发挥其调节作用，激素是由内分泌腺或散在的内分泌细胞分泌的高效能的生物活性物质。内分泌器官发生增生、肿瘤、炎症、血液循环障碍、遗传疾病等均可引起该器官激素分泌增多或减少，导致器官功能亢进或减退，使相应靶器官发生增生、肥大或萎缩。内分泌系统疾病较多，本章主要介绍甲状腺疾病和胰岛疾病。

第一节 甲状腺疾病

一、甲状腺炎

根据病程及临床病变特点不同，可将甲状腺炎分为急性，亚急性和慢性三种。急性甲状腺炎是细菌感染引起的化脓性炎症，较少见；亚急性甲状腺炎认为是与病毒感染有关的炎症；慢性淋巴细胞性甲状腺炎是一种自身免疫性疾病；纤维性甲状腺炎病因暂不明确。

（一）亚急性甲状腺炎

亚急性甲状腺炎（subacute thyroiditis）是一种与病毒感染有关的肉芽肿性炎症，又称肉芽肿性甲状腺炎（granulomatous thyroiditis）。起病急，病程短，伴有发热不适，颈部压痛，常在数月内恢复正常。

女性多于男性，中青年多见。

病理变化：肉眼观，甲状腺呈不均匀结节状，质实，橡皮样，轻至中度增大。切面见病变组织呈灰白或淡黄色，可见坏死或瘢痕形成，常与周围组织粘连。镜下观，病变呈灶性分布，大小不一，部分滤泡被破坏，胶质外溢，伴有大量的中性粒细胞及多少不等的嗜酸性粒细胞、淋巴细胞和浆细胞浸润，以及异物巨细胞反应，形似结核结节的肉芽肿。愈复期巨噬细胞消失，滤泡上皮细胞再生、间质纤维化、瘢痕形成。

亚急性甲状腺炎的肉芽肿内可有胶样物质，无干酪样坏死和结核杆菌，需与结核和结节病等其他肉芽肿性炎鉴别。

（二）慢性甲状腺炎

1. 慢性淋巴细胞性甲状腺炎（chronic lymphocytic thyroiditis）　又称桥本甲状腺炎、自身免疫性甲状腺炎，是一种自身免疫性疾病。多见于中年女性，临床表现为甲状腺无痛性弥漫性肿大，晚期常有TSH较高，T_3、T_4低等甲状腺功能低下的表现，患者血液中可出现多种抗体。

病理变化：肉眼观，甲状腺弥漫性对称性肿大，质较韧，重量一般为60~200g，被膜轻度增厚，与周围组织无粘连，切面呈分叶状，色灰白灰黄。镜下观，甲状腺广泛破坏、萎缩、大量淋巴细胞及不等量的嗜酸性粒细胞浸润、淋巴滤泡形成，纤维组织增生。

2. 纤维性甲状腺炎（fibrous thyroiditis）　又称Riedel甲状腺肿或慢性木样甲状腺炎（chronic woody thyroiditis），病因不明，非常少见。以30~60岁女性多见，早期症状不明显，晚期甲状腺功能低下，由于增生的纤维瘢痕组织压迫可出现声音嘶哑、呼吸困难、吞咽困难等症状。

病理变化：肉眼观，甲状腺中度肿大，呈结节状，质硬似木样，组织明显粘连，切面呈灰白色。镜下观，滤泡萎缩，大量纤维组织增生、玻璃样变及淋巴细胞浸润。

二、甲状腺肿

甲状腺肿（goiter）是由于甲状腺增生和胶质储存伴甲状腺激素异常分泌而产生的甲状腺肿大。根据是否伴有甲状腺功能亢进，可分为弥漫性非毒性甲状腺肿和弥漫性毒性甲状腺肿两类。

（一）弥漫性非毒性甲状腺肿

弥漫性非毒性甲状腺肿又称单纯性甲状腺肿，是由于甲状腺素分泌不足，促甲状腺素（TSH）分泌增多，使甲状腺滤泡上皮增生，滤泡内胶质堆积而引起的甲状腺肿大。少数患者可伴有甲状腺功能亢进或减退，本病常是地方性分布，亦称地方性甲状腺肿，也可为散发的。主要表现为甲状腺肿大，多无临床症状，后期部分患者可出现呼吸、吞咽困难，少数可伴甲状腺功能亢进或低下等，极少数可癌变。

1. 病因与发病机制

（1）缺碘　是地方性甲状腺肿主要病因。因地方土壤、饮水及食物中缺碘，或青春期、妊娠期和哺乳期对碘需求量增加而相对缺碘，甲状腺素合成减少，通过反馈机制使垂体TSH分泌增多，甲状腺滤泡上皮细胞增生、肥大，摄碘功能增强，从而可以缓解。若持续长期缺碘，一方面滤泡上皮持续增生，另一方面所合成的甲状腺球蛋白未能充分碘化而不能被上皮细胞吸收利用，使滤泡腔内充满胶质，甲状腺肿大。

（2）致甲状腺肿因子　有的地区饮用水中含大量钙和氟，可影响肠道吸收碘，并使滤泡上皮细胞质内钙离子增多，从而抑制甲状腺素分泌，可引起甲状腺肿；某些食物，如木薯内的氰化物可抑制碘化物在甲状腺内运送，卷心菜内的硫氰酸盐和有机氯酸盐可妨碍碘向甲状腺聚集；某些药物，如硫脲类药、磺胺类等，可抑制碘离子的浓集或碘离子有机化，均可致甲状腺肿。

（3）高碘　常年摄入过多的碘，导致碘的有机化过程受阻，使甲状腺呈代偿性肿大。

（4）遗传 过氧化物酶、去卤化酶的缺陷及碘酪氨酸偶联缺陷等可致家族性甲状腺肿。

2. 病理变化 根据其发展过程和病变特点，可分为三个时期。

（1）增生期 肉眼观，甲状腺弥漫性对称性增大，一般不超过 150g（正常为 20~40g），表面光滑。镜下观，滤泡上皮增生，呈立方形或低柱状，有小滤泡形成，胶质少，间质充血。此期又称弥漫性增生性甲状腺肿。

（2）胶质贮积期 因持续缺碘，胶质大量蓄积。肉眼观，甲状腺弥漫性对称性显著增大，重达 200~300g，表面光滑，切面呈淡褐色，半透明胶冻状。镜下观，部分上皮增生，可有小滤泡或假乳头形成，大部分滤泡上皮复旧变扁平，滤泡腔高度扩张，腔内充满胶质。此期又称弥漫性胶样甲状腺肿。

（3）结节期 随着病程的进展，本病后期由于滤泡上皮局灶性增生与复旧不一致，分布不均，形成结节。肉眼观，甲状腺增大，呈不对称结节状，结节大小不一，有的境界清楚，但多无包膜或包膜不完整，切面见出血、坏死、钙化、囊性变和瘢痕形成。镜下观，部分滤泡上皮呈柱状或乳头状增生，有的在增生的结节内形成"Sanderson 小膨出"（图 12-1）；部分滤泡上皮复旧或萎缩，胶质贮积，间质纤维组织增生并有间隔包绕，形成大小不一的结节状病灶。此期又称结节性甲状腺肿。

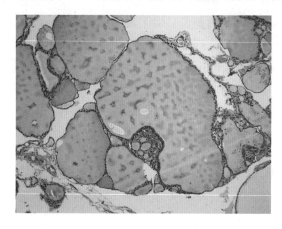

图 12-1 结节性甲状腺肿

（二）弥漫性毒性甲状腺肿

弥漫性毒性甲状腺肿是指血液循环中甲状腺素过多，作用于全身各种组织引起的临床综合征。临床上统称为甲状腺功能亢进症，简称"甲亢"，约 1/3 患者眼球突出，故又称为突眼性甲状腺肿（图 12-2）。多见于 20~40 岁女性，起病较缓慢，少数可因应激、创伤或感染急性起病。

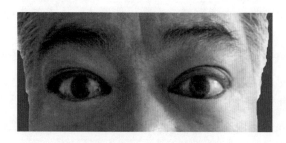

图 12-2 突眼性甲状腺肿

1. 病因与发病机制 本病的发病可能与以下因素有关：①免疫因素，本病是一种自身免疫性疾病，其根据一是血液中球蛋白增高，并有多种抗甲状腺自身抗体，且常与如重症肌无力等其他自身免疫性疾病并存，二是血液中存在与 TSH 受体结合的抗体，具有类似 TSH 的作用；②遗传因素，在一个家族中发现某些患者亲属也患有此病或其他自身免疫性疾病；③精神创伤，各种原因引起的精神过度兴奋或过度抑制可能干扰了免疫系统而促进自身免疫疾病的发生。

2. 病理变化 肉眼观，甲状腺弥漫性对称性增大，一般可达正常的 2~4 倍，质较软，表面光滑，血管充血，切面灰红分叶状，胶质少，棕红色，质实如肌肉样。镜下观：①滤泡上皮增生呈高柱状，常向腔内形成乳头状突起，并有小滤泡形成。②滤泡腔内胶质稀薄，滤泡周边胶质出现许多大小不等的上皮细胞的吸收空泡，有的滤泡内甚至不见胶质。③间质血管丰富，充血显著，多量淋巴细胞浸润及淋巴组织增生。电镜下，滤泡上皮细胞胞质内质网丰富、扩张，高尔基复合体肥大、核糖体增多，分泌活跃。

除甲状腺病变外，还可有全身淋巴组织增生，胸腺和脾脏增大，心脏肥大、扩张，心肌、肝细胞变性、坏死及纤维化。眼球外肌水肿、球后纤维脂肪组织增生、淋巴细胞浸润和黏液水肿，向前推压眼球，使眼球外突。

3. 临床病理联系 临床上主要表现为甲状腺肿大，基础代谢率和神经兴奋性升高等出现一系列症状和体征。甲状腺肿大为弥漫性，质较软，可随吞咽进行上下移动。患者对儿茶酚胺敏感性增强，出现高代谢症候群和交感神经兴奋的表现如烦热、心悸、多汗、手震颤、脉搏快、多食、消瘦、乏力、焦躁易怒、紧张多疑等。部分患者可出现突眼症状。甲状腺激素增多，使血中 T_3、T_4 增高，吸碘率高。

三、甲状腺肿瘤

（一）甲状腺腺瘤

甲状腺腺瘤是甲状腺滤泡上皮发生的常见良性肿瘤，多见于中青年女性。肉眼观，肿瘤多为单发，圆形或类圆形，包膜完整，常压迫周围组织，直径从数毫米到 3~5cm，切面多为实性，色暗红或棕黄，可见出血、囊性变、纤维化和钙化。根据肿瘤组织形态学特点可分为单纯型腺瘤、胶样型腺瘤、胎儿型腺瘤、胚胎型腺瘤、嗜酸细胞型腺瘤和非典型腺瘤。

甲状腺腺瘤与结节性甲状腺肿有明显区别，表现在：①甲状腺腺瘤一般单发，包膜完整；结节性甲状腺肿常为多发结节、包膜不完整；②甲状腺腺瘤滤泡大小比较一致；结节性甲状腺肿滤泡大小不一致；③甲状腺腺瘤周围甲状腺有肿瘤压迫现象，相邻及周围的甲状腺组织正常；结节性甲状腺肿周围甲状腺组织无肿瘤压迫现象，相邻甲状腺内与结节内病变相似。

（二）甲状腺癌

甲状腺癌是一种较常见的恶性肿瘤，以 40~50 岁多见，男女之比约 2：3，各类型的甲状腺癌生物学特征差异很大，有的生长缓慢；有的原发灶很小，却发生转移；有的短期内生长很快，浸润周围组织引起症状。多数患者甲状腺功能正常，少数可引起内分泌紊乱。常见的甲状腺癌主要如下。

1. 乳头状癌 是甲状腺癌中最常见的类型，约占 60%，多见于青年女性，可能与接触放射线有关。肿瘤生长慢，早期即有局部淋巴结转移，恶性程度较低，预后较好，10 年生存率达 80% 以上，其生存率与肿瘤大小和是否有远处转移有关。

病理变化：肉眼观，肿瘤多呈圆形，直径 2~3cm，无包膜，质地较硬，切面灰白，常伴出血、坏死、纤维化、钙化和囊性变，囊性变者，囊内可见颗粒状细乳头结构（图 12-3），又称乳头状囊腺癌。镜下观，癌细胞呈乳头状排列，乳头分支较多，中心血管丰富，乳头中心有纤维血管间质，间质内常见同心圆状钙化小体，即砂粒体（图 12-4），有助于诊断。乳头上皮呈单层或多层，癌细胞分化程度不一，细胞核大，核染色质少，常呈透明或毛玻璃状，无核仁，可见核沟和核内假包涵体（图 12-5）。直径小于 1cm 时，称之为微小癌，预后较好，远处转移少见。

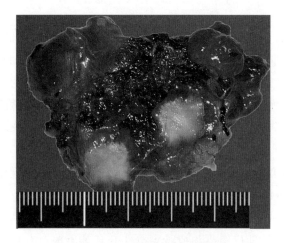

图 12 – 3　甲状腺乳头状癌（肉眼）

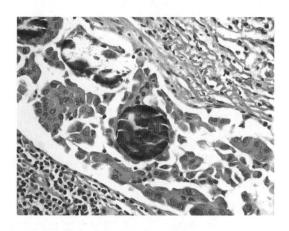

图 12 – 4　砂粒体

2. 滤泡癌　恶性程度比乳头状癌高，预后差。见于 40 岁以上女性，早期易发生血道转移，癌组织侵犯周围组织或器官时可引起相应症状。肉眼观，肿瘤一般呈结节状，有不完整包膜，境界较清楚，切面灰白色，质较软。有的在甲状腺内广泛浸润，并可进一步侵犯气管、肌肉等（图 12 – 6）。镜下观，可见分化程度不同的滤泡，有包膜浸润、血管内癌栓形成（图 12 – 7）。有时分化好的滤泡癌与腺瘤难以区别，需多处取材、切片，并注意是否有包膜和血管侵犯加以鉴别。分化差者为实性巢状、片状，癌细胞有明显异型性，滤泡较少，且不完整。

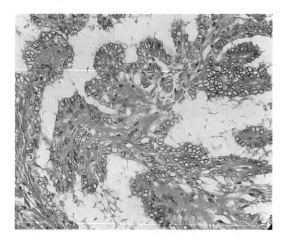

图 12 – 5　甲状腺乳头状癌（镜下）

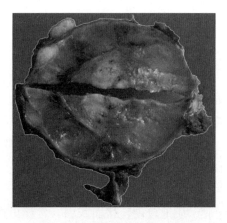

图 12 – 6　甲状腺滤泡癌（肉眼）

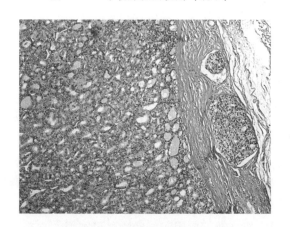

图 12 – 7　甲状腺滤泡癌（镜下）

3. 髓样癌　是由甲状腺滤泡旁细胞（即 C 细胞）发生的恶性肿瘤，又称 C 细胞癌，属 APUD 瘤。40~60 岁多见，有的为家族性常染色体显性遗传。90% 的肿瘤分泌降钙素，产生严重腹泻和低钙血症，有的还同时分泌生长抑素等多种激素和物质，产生相应的临床表现。肉眼观，肿瘤单发或多发，有假包膜，直径 1~11cm，切面灰白或黄褐色，质实而软（图 12 – 8）。镜下观，癌细胞为圆形、多角形或梭形，核圆或卵圆，核仁不明显。癌细胞常呈实性巢状或乳头状、滤泡状，间质内常有淀粉样物质和钙盐沉着（图 12 – 9）。电镜下，癌细胞胞质中可见大小一致的神经内分泌颗粒。

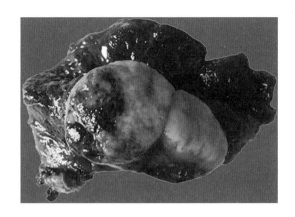

图 12 - 8　甲状腺髓样癌（肉眼）

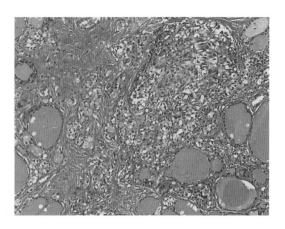

图 12 - 9　甲状腺髓样癌（镜下）

免疫组织化学染色降钙素阳性（图 12 - 10），甲状腺球蛋白阴性，滤泡癌、乳头状癌和未分化癌甲状腺球蛋白均为阳性，而降钙素均为阴性。

4. 未分化癌　约占甲状腺癌的 5% ~ 10%，恶性程度极高，预后极差，又称间变性癌或肉瘤样癌。较少见，多发生于 50 岁以上，生长快，早期即可发生浸润和转移。肉眼观，肿块较大，形状不规则，无包膜，广泛浸润、破坏。切面灰白色，常有出血、坏死。镜下观，癌细胞大小、形态、染色深浅不一，核分裂象多见。根据组织形态可分为小细胞型、梭形细胞型、巨细胞型和混合细胞型。

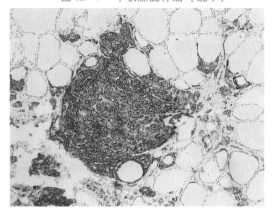

图 12 - 10　甲状腺髓样癌（免疫组化）

第二节　胰岛疾病

一、糖尿病

糖尿病（diabetes mellitus）是一种体内胰岛素相对或绝对不足或靶细胞对胰岛素敏感性降低，或胰岛素本身存在结构上的缺陷而引起的碳水化合物、脂肪和蛋白质代谢紊乱的慢性代谢性疾病。其主要特点是高血糖和糖尿。临床上表现为多饮、多食、多尿和体重减轻（即"三多一少"），及酮症酸中毒、肢体坏疽、多发性神经炎、失明和肾衰竭等多种并发症。糖尿病已成为世界性的多发病和常见病。

（一）分类、病因及发病机制

糖尿病可分为原发性糖尿病和继发性糖尿病。原发性糖尿病，即日常所称糖尿病，又分为胰岛素依赖型糖尿病（insulin - dependent diabetes mellitus，IDDM）和非胰岛素依赖型糖尿病（non - insulin - dependent diabetes mellitus，NIDDM）两种。

1. 原发性糖尿病

（1）胰岛素依赖型糖尿病　又称 1 型或幼年型糖尿病，约占糖尿病的 10%。主要见于青少年，起病急，病情重，发展快，"三多一少"症状明显。胰岛 B 细胞数目明显减少，胰岛素绝对不足，血中胰岛素降低，引起糖尿病，易出现酮症，治疗依赖胰岛素。目前认为本病是在遗传易感性的基础上，由病毒感染等诱发的针对 B 细胞的一种自身免疫性疾病。

（2）非胰岛素依赖型糖尿病　又称 2 型或成年型糖尿病，约占糖尿病的 90%。主要见于成年人，起病慢，病情较轻，进展缓慢，"三多一少"症状不明显。胰岛数目正常或轻度减少，血中胰岛素可正常、增多或降低，多见于肥胖者，酮症较少出现，不依赖胰岛素。其病因、发病机制不清，认为可能是胰岛素相对不足和组织对胰岛素敏感性降低所致。

2. 继发性糖尿病　指炎症、肿瘤、手术等损伤和某些内分泌疾病等已知原因造成胰岛内分泌功能不足所致的糖尿病。

（二）病理变化

1. 胰岛病变　1 型糖尿病早期为非特异性胰岛炎，随后胰岛 B 细胞颗粒脱失、空泡变性、坏死、消失，胰岛体积变小、数量减少，纤维组织增生和玻璃样变；2 型糖尿病早期病变不明显，后期常见胰岛淀粉样变性，B 细胞数量减少。

2. 血管病变　糖尿病血管病变非常广泛，从毛细血管到大中动脉均有不同程度的累及。毛细血管和细小动脉内皮细胞增生，基底膜明显增厚，有的血管壁增厚变硬、玻璃样变，血压增高，与良性高血压相同；有的血管发生纤维素样变性和脂肪变性，通透性升高；有的有血栓形成或管腔狭窄，使血液供应发生障碍，引起相应组织或器官缺血、功能障碍和病变。大、中动脉有中层钙化或较重的动脉粥样硬化，可引起冠心病、心肌梗死、脑萎缩、肢体坏疽等。

3. 肾脏病变　肾脏病变是糖尿病的严重并发症，糖尿病时的损害表现如下。①肾脏体积增大：早期因肾血流增大，肾小球滤过率增加，使肾脏体积增大，治疗后可恢复正常；②结节性肾小球硬化：肾小球系膜内有结节状玻璃样物质沉积，结节增大使毛细血管腔阻塞。③弥漫性肾小球硬化：在肾小球内有弥漫分布的玻璃样物质沉积，损害肾小球毛细血管壁和系膜，使基底膜增厚，毛细血管腔狭窄或闭塞，最终导致肾小球缺血和玻璃样变。④肾小管 - 间质损害：肾小管上皮细胞出现颗粒样和空泡样变性，晚期肾小管萎缩。肾间质出现纤维化、水肿和多种炎细胞浸润。⑤血管损害：可累及所有的肾血管，主要是肾动脉，引起动脉硬化，尤其是入球和出球小动脉硬化。⑥肾乳头坏死：常见于糖尿病患者并发急性肾盂肾炎时，因缺血和感染导致肾乳头坏死。

4. 视网膜病变　可导致患者出现白内障或失明。早期表现为微小动脉瘤和视网膜小静脉扩张、渗出、水肿、微血栓形成和出血等非增生性视网膜病变；血栓形成可引起缺氧，刺激纤维组织增生、新生血管形成等增生性视网膜性病变。

5. 神经系统病变　血管病变可引起肢体疼痛、麻木、感觉丧失、肌肉麻痹等周围神经缺血性损伤的表现，脑细胞也可发生广泛变性。

6. 糖尿病与癌症　糖尿病能增加乳腺癌、子宫内膜癌、膀胱癌、肝癌、结肠癌、胰腺癌等肿瘤的患病风险，但可降低前列腺癌的风险。

7. 其他组织或器官病变　如出现皮肤黄色瘤、肝脂肪变和糖原沉积、骨质疏松、糖尿病性外阴炎及真菌感染等。

健康中国行——糖尿病防治任重而道远

2016 年 10 月 25 日，中共中央、国务院印发《"健康中国 2030"规划纲要》，提出以健康促进和疾病防控为重点。而糖尿病是重点防控的四大慢性病之一。我国成人糖尿病发病率为 11.2%，患病人数约 1.3 亿，而处于糖尿病前期人群比例更高。我国糖尿病患者常合并有神经病变、高血压、心脑血管病、眼及肾等并发症。糖尿病已成为威胁人类健康的重要慢性疾病。因此，糖尿病及其并发症的预防与治疗是我们面临的一个重大社会卫生问题。作为新时期医学生应当积极宣传糖尿病知识，助力健康中国行动；同时，发挥积极进取、刻苦钻研的精神，探索预防和治疗糖尿病的方法，攻克科研难题，共筑健康明天。

二、胰岛细胞瘤

胰岛细胞瘤又称胰岛细胞腺瘤，依次好发于胰尾、体、头部，也可发生于异位胰腺。肉眼观，肿瘤多为单个，体积较小，重量增加，圆形或椭圆形，边界清晰，包膜有的完整有的不完整，色浅灰红或暗红，均质，质软。镜下观，瘤细胞似胰岛细胞，呈小圆形、短梭形或多角形，形态较一致，细胞核圆形或椭圆形、短梭形，染色质细颗粒状，可见小核仁，核分裂象少见，偶见巨核细胞。

瘤细胞排列形式多样，或呈岛片状或团块状排列，或呈梁状、索带状、脑回状、腺管和腺泡状，也可呈菊形团样结构，还可呈实性、弥漫、不规则排列及各种结构混合或单独排列（图 12 – 11）。其间为毛细血管，可见多少不等的胶原纤维分隔瘤组织，并可见黏液、淀粉样变、钙化等继发性改变。胰岛细胞瘤多数具有内分泌功能，目前已知有 6 种功能性胰岛细胞瘤，包括胰岛素瘤、胃泌素瘤、高血糖素瘤、生长抑素瘤、VIP 瘤和 PP 瘤。胰岛细胞瘤在 HE 染色切片上难以区别细胞种类，常需特殊染色、电镜及免疫组织化学加以鉴别。

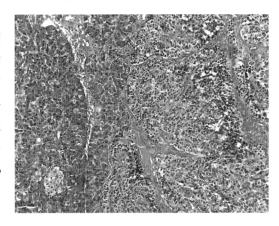

图 12 – 11　胰岛细胞瘤

目标检测

一、选择题

【A1/A2 型题】

1. 关于慢性淋巴性甲状腺炎，叙述错误的是（　　）

　　A. 多见于中年女性　　　　　　　　　B. 是一种自身免疫性疾病

　　C. 临床表现为甲状腺无痛性弥漫性肿大　　D. 呈结节状，质硬似木样

　　E. 甲状腺广泛破坏、萎缩

2. 关于弥漫性非毒性甲状腺肿的特点，叙述错误的是（　　）

　　A. 可伴有甲状腺功能亢进　　　　　　B. 主要表现为甲状腺肿大

　　C. 又称为突眼性甲状腺肿　　　　　　D. 后期患者可出现呼吸、吞咽困难

    E. 可伴甲状腺功能亢进或低下等，极少癌变

3. 由甲状腺滤泡旁细胞发生的甲状腺癌是（　　）

    A. 乳头状癌   B. 未分化癌   C. 滤泡性癌

    D. 髓样癌   E. 鳞状细胞癌

4. 关于甲状腺乳头状癌，叙述错误的是（　　）

    A. 是原发性甲状腺癌中最常见类型   B. 青少年女性多见

    C. 生长缓慢，预后较好   D. 局部淋巴结转移较早

    E. 发现时常有颈淋巴结转移，预后很差

【A3/A4 型题】

（5～6 题共用题干）

患者，女，28 岁。2 个月前发现右颈部肿块。肿块生长缓慢，表面不平，边界不清，固定，有压痛。行手术治疗，术中见肿块位于右侧甲状腺内，无包膜，质地较硬，可见有囊形成，周围局部淋巴结肿大。镜下见细胞分化程度不一，透明毛玻璃样，核染色质少，纤维血管间质内见呈同心圆状的钙化小体。免疫组织化学显示，甲状腺球蛋白阳性。

5. 该患者的病理学诊断是（　　）

    A. 未分化癌   B. 滤泡性癌   C. 乳头状癌

    D. 髓样癌   E. 鳞状细胞癌

6. 该患者肿块间质内所见呈同心圆状的钙化小体是（　　）

    A. Rusell 小体   B. 玻璃样小滴   C. 砂粒体

    D. 淀粉样物质   E. Malloy 小体

二、思考题

1. 简述弥漫性非毒性甲状腺肿的病理变化。

2. 简述糖尿病时肾脏的病理变化。

（刘昌明）

第十三章 传染病与寄生虫病

◎ 学习目标

　　1. 通过本章学习，重点掌握结核病的基本病理变化及转归，原发性肺结核的病变特点、发展和结局，继发性肺结核的类型和病变特点；伤寒、细菌性痢疾、流行性脑脊髓膜炎、流行性乙型脑炎、手足口病、血吸虫病的基本病理变化和临床病理联系；结核病、细菌性痢疾、伤寒、流行性脑脊髓膜炎、流行性乙型脑炎的病因和传播途径；淋病、梅毒、尖锐湿疣、艾滋病的病因和基本病变。

　　2. 学会对传染病与寄生虫病的正确认识和判断，具有防治传染病的职业理念，能开展相关宣传和教育。

》 情境导入

　　情境描述　患者，男，26 岁。儿童时期曾患过结核病，主诉咳嗽、潮热、乏力盗汗 1 月余，咯血 3 天入院。查体：体温/T 38.8℃，双肺呼吸音粗，可闻及少许湿啰音。影像学检查：CT 提示右肺上叶边缘模糊，中央密度增高，呈片状致密阴影及纤维条索状阴影。痰结核杆菌培养（+）。

　　讨论　1. 该患者应诊断为哪种类型的肺结核病？诊断依据有哪些？

　　　　　2. 该患者的治疗原则是什么？

　　传染病是指由病原微生物感染人体引起的具有传染性、流行性，并出现临床症状的一类炎症性疾病。传染病的发生或流行过程复杂，必须具备三个基本环节，分别是传染源、传播途径和易感人群。历史上，传染病曾广泛流行于世界各地，严重威胁着人类健康。根据我国传染病防治法，把传染病分为甲、乙、丙三类，共 40 种，实行分类管理。其中甲类传染病有两种，为鼠疫和霍乱。乙类传染病 27 种，包括传染性非典型肺炎、人感染高致病性禽流感、艾滋病、肺结核等。丙类传染病 11 种，常见的有流行性感冒、流行性腮腺炎、风疹、手足口病等。

　　随着医学诊疗水平的提高和抗生素的有效使用，传染病已得到很好地控制甚至部分传染病被消灭了。疫苗的研发和广泛接种能保护易感人群，有效降低传染病的发病率和死亡率。本章主要介绍结核病、伤寒、细菌性痢疾、流行性脑脊髓膜炎、流行性乙型脑炎、手足口病、性传播疾病以及血吸虫病。

第一节　结核病

一、概述

　　结核病（tuberculosis）是由结核分枝杆菌引起的一种慢性肉芽肿性炎症，可见于全身各器官，其中以肺结核最常见。典型病变为形成结核结节，并伴有不同程度的干酪样坏死。

　　（一）病因与发病机制

　　结核病的致病菌是结核分枝杆菌，引起人类感染的菌群主要是人型，少数为牛型。结核病最常见、最重要的传播途径是呼吸道传染，结核病患者从呼吸道排出大量带菌的微滴，当易感人群吸入这些带菌的微滴即可造成感染。直径 <5μm 的微滴能直接到达肺泡，其致病性最强，也可在食入带菌的食物后经消化道感染，少数经皮肤伤口感染。

结核分枝杆菌无侵袭性酶，不产生内外毒素，其引起人体发病的机制与菌体成分密切相关：①菌体脂质可直接损伤人体细胞，保护菌体不易被巨噬细胞消化，刺激巨噬细胞转化为上皮样细胞，形成结核结节。脂质是结核分枝杆菌的主要致病物。②结核菌素蛋白与糖肽脂（蜡质 D）结合具有抗原性，引起人体变态反应，组织发生干酪样坏死。③菌体多糖类成分引起中性粒细胞浸润。

结核杆菌的数量、毒力、机体免疫力以及变态反应的强弱影响结核病的发生、发展过程（图 13 - 1）。结核杆菌感染后，在有效细胞免疫形成前，巨噬细胞杀灭细菌的能力有限，结核杆菌在细胞内繁殖，引起局部炎症或全身血源性播散，人体形成特异性细胞免疫一般需 30 ~ 50 天。机体初次感染结核杆菌后，刺激 T 细胞致敏。当再次接触病原菌时，致敏的 T 细胞被激活、增殖，释放多种淋巴毒素，如巨噬细胞趋化因子、移动抑制因子、活化因子等，使巨噬细胞吞噬和杀灭结核杆菌的能力增强。大量巨噬细胞增生，聚集在一起形成结核结节，使病变局限。

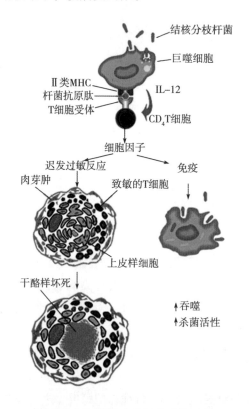

图 13 - 1　结核分枝杆菌感染过程

机体产生细胞免疫反应的同时，也形成了对结核杆菌的变态反应，引起组织广泛损伤。结核病发生的变态反应属迟发性变态反应，即Ⅳ型变态反应。免疫反应和变态反应两者相伴发生，贯穿于结核病始终。当细菌数量较少、毒力较弱、机体抵抗力较强时，免疫反应占优势，病变发展为局限、痊愈的方向。反之，当细菌数量较多、毒力较强、机体抵抗力较弱时，变态反应占优势，病变发展为恶化的方向。

（二）基本病理变化

结核病是一种慢性炎症，包括渗出、增生、坏死三种基本的病理变化。

1. 以渗出为主的病变　见于炎症早期或机体抵抗力低下，细菌数量多、毒力强、变态反应强时。

好发于肺、浆膜、滑膜、脑膜等处，局部病变表现为浆液性炎或浆液纤维素性炎。早期病灶有中性粒细胞浸润，迅速被巨噬细胞取代，渗出液和巨噬细胞内有结核分枝杆菌。渗出物可完全吸收，也可转变为增生性或坏死性病变。

2. 以增生为主的病变 见于机体抵抗力强、细菌数量少、毒力低、变态反应弱时。在细胞免疫的基础上形成具有诊断价值的结核性肉芽肿，又称结核结节（tubercle），是结核病的特征性病变。肉眼观，单个结核结节直径约 0.1mm，不易看见；相邻多个结节融合，形成较大的结节，呈灰白色半透明状，境界清楚，约小米粒大小，有干酪样坏死时呈淡黄色，微隆起于器官表面。镜下观，结核结节中央有干酪样坏死，周围大量上皮样细胞、朗汉斯（Langhans）巨细胞聚集、结节边缘见淋巴细胞及少量反应性增生的成纤维细胞（图 13 - 2）。上皮样细胞是由巨噬细胞吞噬结核杆菌后演变而来，胞质丰富，梭形或多角形，细胞境界不清，核圆形或卵圆形，染色质少，甚至呈空泡状，核内有 1～2 个核仁。朗汉斯巨细胞是由多个上皮样细胞互相融合而成，核多达十几个到几十个不等，呈花环状或马蹄形排列在胞质周围，也可密集于胞体一端，直径可达 300μm，胞质丰富。

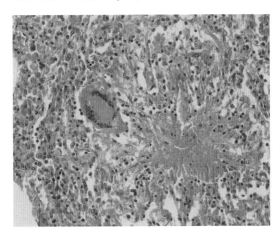

图 13 - 2 肺结核结节（镜下观）

3. 以坏死为主的病变 见于机体抵抗力低或变态反应强，细菌数量多、毒力强时。渗出、增生为主的病变均可发展为干酪样坏死。肉眼观，干酪样坏死灶质地较实，均匀细腻、含有较多脂质而呈淡黄色，状似奶酪。镜下观，为红染无结构的颗粒状物。干酪样坏死灶内含有结核分枝杆菌，一旦发生液化，细菌会大量繁殖，是导致病情恶化的原因。

（三）转归

结核病的三种基本病理变化：渗出、坏死和增生，往往同时存在，但以其中一种病变为主，一定条件下可以相互转化。结核病的发展和结局取决于机体抵抗力与结核分枝杆菌致病力之间的相互作用。机体抵抗力增强、变态反应较轻时，细菌被抑制、杀灭，病变转向愈合；反之则转向恶化。

1. 转向愈合

（1）吸收、消散 渗出性病变的主要愈合方式，是结核病最好的结局。渗出物被淋巴道或血道吸收，病灶缩小以至于消散。X 线检查可见边缘模糊、云絮状密度不均的渗出性病变阴影，逐渐缩小、分割成小片，最后完全消失，临床称为吸收好转期。经积极治疗，较小的干酪样坏死灶及增生性病灶也能吸收消散或缩小。

（2）纤维化、钙化 增生性病变和小的干酪样坏死灶，经治疗可逐渐纤维化形成瘢痕而愈合。较大的干酪样坏死灶难以被肉芽组织取代，由周边纤维组织包裹，逐渐干燥浓缩并有钙盐沉着而硬化，此病变临床属于痊愈，但钙化的结核病灶内仍有少量结核分枝杆菌残留，当机体抵抗力下降时，可复发进展。X线检查可见，纤维化病灶呈边缘清楚、密度增高的条索状阴影，钙化灶呈边缘清楚的高密度阴影。临床称为硬结钙化期。

2. 转向恶化

（1）浸润进展　原病灶周围出现渗出性病变，病灶范围不断扩大并继发干酪样坏死。X线检查可见，原病灶周围出现絮状阴影，边缘模糊，若出现干酪样坏死，阴影密度增加，临床称为浸润进展期。

（2）溶解播散　干酪样坏死物发生液化，经体内的自然管道（如支气管、输尿管等）排出，也可经血道、淋巴道播散至全身各处。原发灶内局部形成的缺损称为空洞。空洞内液化的干酪样坏死物含有大量结核分枝杆菌，通过自然管道播散到身体其他部位，形成新的结核病灶。X线检查可见，空洞部位出现透亮区（空洞），阴影密度不一，其他部位可见大小不等的新形成的病灶阴影，临床称为溶解播散期。

 素质提升

世界防治结核病日

1995 年底，世界卫生组织（WHO）将每年的 3 月 24 日作为世界防治结核病日，是为了纪念 1882 年德国微生物学家罗伯特·科霍向一群德国柏林医生发表他对结核病病原菌的发现，以提醒公众加深对结核病的认识。近年来，耐多药结核病仍然是一个严峻的问题。

卡介苗是一种无毒力的牛型结核分枝杆菌疫苗，用它皮内接种出生 24 小时内的新生儿，代替初次结核菌的感染，可使机体获得免疫力，是目前预防结核病最有效的方法。

2022 年 3 月 24 日是第 27 个世界防治结核病日，宣传活动主题是：生命至上，全民行动，共享健康，终结结核，旨在突出我国坚持生命至上理念，强化社会各界广泛参与，呼吁全社会积极行动起来，携手终结结核病的流行，共同捍卫人民群众的健康。普及结核病知识，增强结核病防控意识，有利于结核病的早期检查诊断。

二、肺结核病

在结核病中最常见的是肺结核病。肺结核病根据初次还是再次感染结核菌，可分为原发性和继发性两大类。

（一）原发性肺结核病

原发性肺结核病指机体第一次感染结核分枝杆菌后所引起的肺结核病。常见于儿童，也称儿童型肺结核病。偶见于初次感染的青少年或成人。免疫力严重低下的成年人由于丧失对结核分枝杆菌的敏感性，可多次发病。

1. 病理变化　肺原发病灶最先出现在通气良好的上肺下部或下肺上部，靠近胸膜处，以右肺多见，直径在 1～1.5cm，呈灰白色病灶。由于初次感染，机体缺乏免疫力，结核分枝杆菌生长繁殖，沿淋巴管扩散，侵入局部肺门淋巴结，引起肺门淋巴结结核和结核性淋巴管炎。X线检查可见，肺内原发灶、结核性淋巴管炎和肺门淋巴结结核，三者呈哑铃状阴影。肺内原发病灶、淋巴管炎和肺门淋巴结结核，合称为原发综合征（primary complex）（图 13 - 3），是原发性肺结核病的特征性病理变化。

2. 临床表现　原发性肺结核患者临床症状和体征多不明显，少数病变较重患者可出现低热、乏力、潮热、盗汗、食欲减退和消瘦等中毒症状。

3. 转归　原发性肺结核患者最初几周内可由细菌通过血道或淋巴道播散到其他器官，肺内出现原发综合征，但随着细胞免疫的建立，机体特异性免疫力逐渐增强，绝大多数患者病变不再进展，病灶可完全吸收或纤维化，较大的干酪样坏死可发生纤维包裹或钙化。部分患者病变继续发展，可形成支气管淋巴结核。少数免疫功能明显下降的患者，结核分枝杆菌进一步播散，会出现病灶扩大，干酪样坏死明显，可有空洞形成，严重者随血液传播形成粟粒性肺结核（图13-4）或全身性粟粒性结核病。

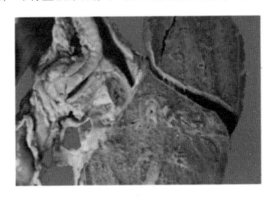

图13-3　肺原发综合征

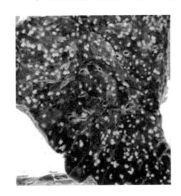

图13-4　粟粒性肺结核

（二）继发性肺结核病

继发性肺结核病指已经被结核分枝杆菌致敏的机体，再次感染结核分枝杆菌后引起的肺结核病。常见于成年人，也称成人型肺结核病。大多在初次感染后多年，由于机体抵抗力下降使原发病灶再活化而形成。根据病变特点和临床经过可分为以下6种类型。

1. 局灶型肺结核　此型是继发性肺结核病的早期病变。X线显示，肺尖部有单个或多个结节状病灶，以右肺尖部常见，直径大小0.5~1cm。病灶境界清楚，有纤维包裹。镜下观，病变以增生为主，中央有干酪样坏死。患者常无自觉症状，多在体检时发现，属于非活动性结核病。病灶多发生纤维化、钙化而痊愈。少数患者因免疫力低，可发展为浸润型肺结核。

2. 浸润型肺结核　此型是临床最常见的活动性肺结核，一般由局灶型肺结核进展而来。病灶常位于锁骨下，X线显示，锁骨下有边缘模糊的云絮状阴影。镜下观，病变以渗出为主，中央有干酪样坏死。患者常有低热、乏力、盗汗、消瘦等结核中毒症状以及咳嗽、咳痰、咯血等呼吸系统症状，痰培养可见结核分枝杆菌。如发现及时，规范化治疗，病变可吸收或通过纤维化、钙化而痊愈。如患者抵抗力低或未及时治疗，渗出性病变和干酪样坏死区不断扩大，干酪样坏死物液化后经支气管排出，局部形成急性空洞。洞壁的坏死层内含有大量结核分枝杆菌，经支气管播散引起干酪样肺炎。经过合理治疗，急性空洞可形成瘢痕，逐渐缩小而愈合。若急性空洞经久不愈，可发展为慢性纤维空洞型肺结核。

3. 慢性纤维空洞型肺结核　肺内有一个或多个厚壁空洞，壁厚可达1cm以上，多位于肺上叶，大小不一，形状不规则。镜下观，洞壁结构分三层：内层为干酪样坏死物，含有大量结核分枝杆菌；中层为结核性肉芽肿；外层为纤维组织。结核分枝杆菌在两肺内经支气管播散，形成新旧不一、大小不等、病变类型不同的病灶。通过长期反复破坏、修复的过程，晚期肺组织广泛纤维化、胸膜增厚与胸壁粘连，肺体积缩小、变形、变硬，肺功能明显障碍甚至呼吸衰竭（图13-5）。

慢性纤维空洞型肺结核的病变空洞与支气管相通，患者咳嗽时不断排出含有结核分枝杆菌的痰液，是结核病最重要的传染源，因此又称为开放性肺结核。患者可因自身咳含菌的痰液引起喉结核，咽下含菌痰液可引起肠结核。当空洞干酪样坏死侵蚀较大血管时，可引起大咯血，若患者吸入大量血液可引起窒息死亡。空洞突破胸膜可引起气胸或脓气胸。肺组织广泛破坏纤维化可致肺毛细血管大量减少，肺循环阻力增加，肺动脉压升高，右心负荷增加，引起慢性肺源性心脏病。临床上，通过多药联合抗结核治疗，较小的空洞一般可以机化收缩后闭塞；体积较大的空洞，随着内壁坏死组织脱落，空洞壁逐渐变成瘢痕组织并由支气管上皮覆盖，此时空洞虽存在，但已无菌，本质上已经愈合，称为开放性愈合。

4. 干酪样肺炎 由浸润型肺结核恶化进展而来，或急、慢性空洞内的结核分枝杆菌通过支气管播散所致。肉眼观，病变的肺叶肿大实变，切面黄色，似干酪。镜下观，肺内广泛干酪样坏死，肺泡腔内大量浆液纤维素性渗出物，内含巨噬细胞为主的炎细胞。临床上，此型病情危重，发病迅猛，预后差，病死率高，现已较少见。

5. 结核球 又称结核瘤（图13-6），多为单个，肺上叶常见，直径在2~5cm，为有纤维包裹的、孤立的、境界清楚的干酪样坏死灶。患者常无明显的症状，但干酪样坏死灶内含有结核分枝杆菌，当机体抵抗力低下时，有潜在恶化的可能。由于干酪样坏死灶周围有很厚的纤维组织包绕，抗结核药物难以进入发挥作用，临床多采取手术切除。

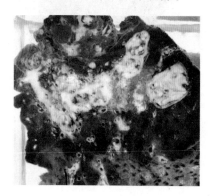

图13-5 慢性纤维空洞型肺结核

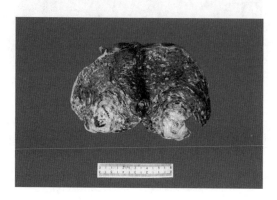

图13-6 结核球

6. 结核性胸膜炎 根据病变特点，可分两种：①渗出性结核性胸膜炎，此型多见，青年人好发。病变为浆液纤维素性炎，可引起胸腔积液。经过及时有效的治疗，渗出液可吸收而痊愈，若渗出物中纤维素较多，不易吸收，可因机化导致胸膜增厚粘连。②增生性结核性胸膜炎，较少见，由肺膜下结核病灶直接蔓延至胸膜所致，以增生性病变为主，多为局限性，少有胸腔积液。一般通过纤维化而愈合，常使胸膜增厚粘连。

原发性肺结核病与继发性肺结核病存在很多方面的不同，两者具体差异比较见表13-1。

表13-1 原发性和继发性肺结核病的比较

项目	原发性肺结核病	继发性肺结核病
结核分枝杆菌感染	初次	再次
好发人群	儿童	成人
对结核分枝杆菌的免疫力或过敏性	早期无，病程中发生	有
病理特征	原发综合征	病变复杂，新旧病灶并存，较局限
起始病灶	上叶下部，下叶上部近胸膜处	肺尖部
主要播散途径	淋巴道或血道	支气管
病程	短，大多自愈	长，需治疗

三、肺外器官结核病

肺外结核病多数只局限于一个器官，如肠、腹膜、脑膜、肾、生殖系统器官、骨与关节等，多呈慢性经过。肺外器官的结核除消化道和皮肤部位可直接感染外，其他器官的结核病多是由于原发性肺结核经血道和淋巴道播散到肺外器官所致，由继发性肺结核引起的少见。

（一）肠结核病

肠结核病好发于回盲部，多数患者继发于活动性空洞型肺结核病，由反复咽下含菌痰液引起，少数可由食入含菌食物所致。常见于儿童。根据病变特点不同，分为溃疡型和增生型。

1. 溃疡型　此型较多见，结核分枝杆菌侵入肠壁淋巴组织，形成结核结节，逐渐融合发生干酪样坏死，破溃形成溃疡。肠壁淋巴组织呈环形分布，肠结核典型溃疡的长轴也多呈环形。溃疡长径与肠纵轴垂直，边缘不齐，一般较浅，底部有干酪样坏死和结核性肉芽组织。溃疡愈合后因瘢痕收缩而致肠狭窄，出血、穿孔少见。患者有腹痛、腹泻、营养不良和结核中毒症状。

2. 增生型　此型较少见，病变特征是肠壁大量结核性肉芽组织增生及纤维组织增生，导致肠壁显著增厚、肠腔狭窄。病灶处黏膜可有浅表溃疡或息肉形成。临床表现为慢性不完全低位肠梗阻，右下腹可触及包块，易误诊，需与结肠癌相鉴别。

（二）结核性腹膜炎

结核性腹膜炎青少年多见。感染途径以腹腔内结核病灶直接蔓延为主，多由肠结核、肠系膜淋巴结结核、输卵管结核等蔓延所致。根据病变特征，可分为干性和湿性病变，但多为混合型。干性结核性腹膜炎因大量纤维素性渗出物机化而引起腹腔器官粘连，临床表现为腹部包块，腹壁触诊有柔韧感。湿性结核性腹膜炎以纤维素渗出伴大量浆液渗出为特征，患者临床表现为腹腔积液，肠道粘连、狭窄少见。

（三）结核性脑膜炎

结核性脑膜炎儿童多见，常由原发性肺结核病经血道播散引起，是全身性粟粒性结核病的一部分。病变以脑底部脑膜最严重，如脑桥、脚间池、视神经交叉等处。肉眼观，蛛网膜浑浊增厚，有大量灰黄色浑浊的胶冻样渗出物积聚。镜下观，渗出物内含浆细胞、巨噬细胞、淋巴细胞及纤维素。脑室脉络丛、室管膜有时可形成结核结节。病变严重时可累及脑皮质引起脑膜脑炎。病程迁延可继发闭塞性血管内膜炎，出现多发性脑软化，也可并发蛛网膜粘连堵塞第四脑室正中孔和外侧孔，而引起脑积水。临床表现常见脑膜刺激征和颅内压增高，以及对应脑软化区的脑功能障碍。通过腰椎穿刺脑脊液，可找到结核分枝杆菌，是诊断结核性脑膜炎的重要依据。

（四）肾结核病

肾结核病常见于 20～40 岁男性，多为原发性肺结核病血道播散所致。病变多为单侧，多从肾皮质和髓质交界处或肾锥体乳头内开始。初期为局灶性病变，继而发展为干酪样坏死，坏死物破坏肾乳头后破入肾盂，成为结核性空洞。随着病灶持续扩大导致肾内形成多个空洞，最终肾功能完全丧失。含结核分枝杆菌的干酪样坏死物随尿排出，常致使输尿管、膀胱相继受累，结构破坏，纤维大量增生导致泌尿道梗阻，引起肾盂积水，损害肾功能。

（五）生殖系统结核病

男性生殖系统结核病多由泌尿系统结核直接蔓延而来，前列腺、精囊、输精管、附睾均可感染、肿大变硬，病变部位可见结核性肉芽肿和干酪样坏死。附睾结核是男性不育的重要原因之一。

女性生殖系统结核病多由血道或淋巴道播散而来，少数可由邻近器官结核病蔓延而来，以输卵管结核最多见，其次是子宫内膜和卵巢结核，是女性不孕症的常见原因之一。

（六）骨与关节结核病

骨与关节结核病常见于儿童和青少年，多由血道播散引起。

骨结核多累及脊椎骨、指骨及长骨骨骺等处，以脊椎骨最多见。早期骨松质内形成小结核病灶，继而发展为干酪样坏死形成死骨，病变可累及周围软组织。坏死液化后可在骨旁形成结核性"脓肿"，不伴有红、痛、热的真脓肿症状，故称"冷脓肿"。液化后的坏死物若穿破皮肤，可形成经久不愈的窦道。脊椎结核多发生于第 10 胸椎至第 2 腰椎，干酪样坏死物常破坏椎间盘和邻近椎体，引起椎体塌陷，造成脊椎后突畸形，出现驼背，甚至压迫脊髓引起瘫痪。

骨结核波及周围关节软骨和滑膜时形成关节结核。关节结核多累及髋、膝、踝、肘等大关节，多继发于骨结核。病变破坏软骨结构，肉芽组织增生、结核结节形成、纤维素渗出，可使关节明显肿胀。关节结核痊愈后常因关节腔内纤维填充，导致关节强直，失去运动功能。

（七）淋巴结结核

淋巴结结核多见于儿童和青年，颈部淋巴结结核最多见，其次是支气管和肠系膜淋巴结结核。结核分枝杆菌可来自肺门淋巴结，也可来自口咽部的结核病灶。淋巴结常成群受累，体积肿大，粘连成大包块，病灶内有结核性肉芽肿和干酪样坏死形成。坏死物液化后穿破颈部皮肤，形成经久不愈的窦道。

第二节 伤 寒

伤寒（typhoid fever）是由伤寒沙门菌引起的一种急性传染病，特征性病变是全身单核－吞噬细胞系统增生，形成伤寒肉芽肿。以回肠末端淋巴组织的病变最为突出，又称肠伤寒。临床主要表现为持续高热、相对缓脉、脾脏肿大、皮肤玫瑰疹以及外周血中性粒细胞、嗜酸性粒细胞减少等。儿童和青壮年多见，全年均可发病，以夏、秋季节多见，感染后可获得较为稳固的免疫力，很少再感染。

一、病因与发病机制

伤寒沙门菌是革兰阴性杆菌，其菌体"O"抗原、鞭毛"H"抗原及表面"Vi"抗原均能使人体产生相应的抗体，尤以"O"和"H"抗原性较强，用血清凝集试验（肥达反应，Widal-reaction）来测定血清中抗体的增高，可作为临床诊断伤寒的依据之一。

伤寒患者和健康的带菌者是本病的传染源。细菌随粪尿排出后，污染食物和水源，或以苍蝇为媒介经口入消化道后感染。

进入消化道的伤寒沙门菌一般可被胃酸杀灭。当机体抵抗力低下或细菌量较多时，未被杀灭的细菌进入小肠，穿过小肠黏膜上皮细胞侵入肠壁淋巴组织，尤其是回肠末端的集合或孤立淋巴小结，并沿着淋巴管到达肠系膜淋巴结。淋巴组织中的伤寒沙门菌被巨噬细胞吞噬并在其中生长繁殖，又可经胸导管进入血液，引起菌血症。血液中的细菌很快被全身单核－巨噬细胞系统的细胞吞噬，并在其中大量繁殖，引起肝、脾、淋巴结肿大。这段时间患者没有临床症状，约10天，称潜伏期。此后，随着细菌的繁殖再次入血和内毒素的释放，患者出现菌血症和毒血症症状，同时胆囊中大量的伤寒沙门菌随胆汁再次入肠，再次侵入已致敏的淋巴组织，引起强烈的过敏反应，致肠黏膜坏死、脱落形成溃疡。

二、病理变化及临床病理联系

伤寒病变主要累及全身单核－巨噬细胞系统，表现为以巨噬细胞增生为特征的急性增生性炎症。增生的巨噬细胞体积增大，吞噬功能活跃，胞质内常吞噬有伤寒沙门菌、红细胞和坏死细胞碎片，这种巨噬细胞称为伤寒细胞。伤寒细胞聚集成团，形成小结节，称为伤寒肉芽肿（typhoid granuloma）或伤寒小结，是伤寒的特征性病变，具有病理诊断意义（图13-7）。

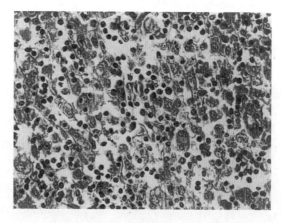

图13-7 伤寒肉芽肿（镜下观）

（一）肠道病变

以回肠末段集合淋巴小结和孤立淋巴小结的病变最具特征，病变发展过程分为四期，每期持续约1周。

1. 髓样肿胀期　发病第1周，伤寒肉芽肿形成，回肠下段淋巴小结明显肿胀，隆起于黏膜表面，色灰红，质软似脑回。伤寒细胞增生形成伤寒小结，肠壁充血、肿胀。

2. 坏死期　发病第2周，髓样肿胀处的肠黏膜坏死。由于伤寒沙门菌释放内毒素入血，此期中毒症状更加明显。体温持续在39~40℃，皮肤出现玫瑰疹，由于血液中的细菌栓子栓塞皮肤毛细血管，以及伤寒沙门菌、毒素刺激皮肤毛细血管扩张、充血而引起，直径2~4mm，压之褪色，分布于胸腹壁，数日内消失。血中抗体滴度升高，肥达反应阳性。

3. 溃疡期　发病第3周，坏死组织崩解脱落形成溃疡。集合淋巴小结处溃疡较大，呈椭圆形，其长轴与肠纵轴平行。孤立的淋巴小结处溃疡较小，呈圆形。溃疡深浅不一，常穿透黏膜肌层达黏膜下层，重者可深达肌层和浆膜层（图13-8）。此期易发生肠出血、肠穿孔等并发症，临床表现与坏死期相同。

4. 愈合期　发病第4周，肉芽组织增生将溃疡处填平，由黏膜上皮再生覆盖而愈合。由于溃疡长径与肠管长轴平行，故一般不引起肠管狭窄。由于临床上早期有效抗生素的应用，目前很难见到典型的四期病变。

（二）其他病变

肠系膜淋巴结、肝、脾及骨髓内巨噬细胞增生活跃，镜检可见伤寒肉芽肿和灶性坏死，淋巴结、肝、脾可出现肿大。心肌纤维可水肿甚至坏死，出现中毒性心肌炎，患者出现相对缓脉。皮肤出现淡红色小丘疹（玫瑰疹）。膈肌、腹直肌、股内收肌常发生凝固性坏死（蜡样变性），临床出现肌痛和皮肤知觉过敏。胆囊无明显病变，但伤寒沙门菌可在胆汁中繁殖并长期存活，患者临床痊愈后，仍有细菌不断随胆汁经肠道排出，成为重要的传染源。

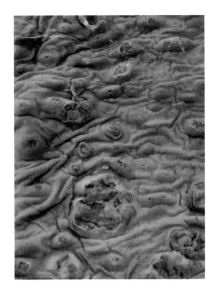

图13-8　肠伤寒溃疡期（肉眼观）

三、结局及并发症

大多数患者经治疗，4~5周均可痊愈。少数患者在症状消失、体温正常后，可再度复发出现症状和病变。慢性感染病例亦可累及关节、骨、脑膜及其他部位。

伤寒患者常见并发症有肠穿孔、肠出血、支气管肺炎。

1. 肠穿孔　肠伤寒最严重的并发症，多发生于溃疡期，穿孔后常引起弥漫性腹膜炎。

2. 肠出血　肠伤寒最常见的并发症，发生于坏死期和溃疡期，严重患者可发生出血性休克。

3. 支气管肺炎　小儿患者多见。

第三节　细菌性痢疾

细菌性痢疾（bacillary dysentery）是由痢疾杆菌引起的一种假膜性肠炎。病变多局限在结肠，以肠黏膜大量纤维素渗出形成假膜为特征，假膜脱落伴有不规则浅表溃疡形成。临床表现为腹痛、腹泻，里急后重，黏液脓血便。

一、病因与发病机制

痢疾杆菌是革兰阴性短杆菌，包括福氏、志贺氏、鲍氏和宋氏四个群，均能产生内毒素，痢疾志贺菌可产生强烈的外毒素。在我国，引起痢疾的主要是福氏志贺菌和宋氏志贺菌。

患者和带菌者是本病的传染源。痢疾杆菌从粪便中排出后污染水源或食物，经消化道传播，有时可引起痢疾暴发流行。苍蝇是重要的传播媒介。终年均可发病，以夏、秋两季多见。好发于儿童，其次是青壮年。

痢疾杆菌经口入胃，大部分被胃酸杀死，少数进入肠道。是否致病取决于多种因素，如机体抵抗力下降，细菌在肠道繁殖，侵入肠黏膜内继续繁殖并释放内毒素，引起肠壁黏膜坏死，内毒素入血引起全身中毒症状。痢疾志贺菌产生的外毒素是导致水样腹泻的主要因素。

二、病理变化及临床病理联系

病变主要侵犯大肠，尤以乙状结肠和直肠为重，越靠近肛门病变越严重。根据病理变化和临床经过不同，可分为以下三种类型。

1. 急性细菌性痢疾 典型病变过程为初期的急性卡他性炎，腺体分泌亢进，黏膜充血、水肿，中性粒细胞浸润等。病变进一步发展，黏膜浅表层坏死，大量纤维素渗出，与中性粒细胞、红细胞及细菌形成特征性假膜。假膜呈糠皮样，灰白色，暗红色或灰绿色。约1周后，假膜逐渐开始脱落，形成大小不等、形状不一的"地图状"溃疡，多较表浅。随着肠黏膜的渗出物及坏死组织被吸收、排出，肠黏膜再生，溃疡逐渐愈合，不留瘢痕（图13-9）。

临床上病变的肠道蠕动亢进及痉挛，常导致阵发性腹痛、腹泻，黏液脓血便，偶尔排出片状假膜。炎症刺激直肠内神经末梢及肛门括约肌，出现里急后重和排便次数增加。病程一般在1~2周，适当治疗大多痊愈，并发症如肠出血、肠穿孔少见，少数可转慢性。

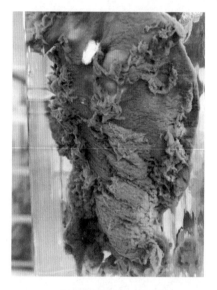

图13-9 急性细菌性痢疾假膜性炎症

2. 慢性细菌性痢疾 病程超过2个月，多由急性菌痢转变而来，以福氏菌感染多见。肠道病变反复出现，原有溃疡尚未愈合，新的溃疡又形成，新旧病灶同时并存。慢性溃疡边缘不规则，黏膜常形成息肉，肠壁全层有慢性炎细胞浸润、纤维组织增生，瘢痕形成，致使肠壁增厚、变硬，甚至引起肠腔狭窄。

临床上患者出现肠功能紊乱，可有腹痛、腹胀、腹泻、便秘等症状。炎症加剧时，可出现急性菌痢症状，称为慢性菌痢急性发作。少数慢性菌痢患者可无明显的临床表现，但大便培养持续阳性，慢性带菌者常为传播菌痢的传染源。

3. 中毒型细菌性痢疾 多见于2~7岁儿童。起病急骤、全身中毒症状重、急性循环障碍出现早，而肠道病变和症状一般较轻，主要为黏液分泌增加、黏膜充血、水肿和少量中性粒细胞浸润等卡他性炎症的改变。发病后数小时即出现中毒性休克或呼吸衰竭，其发生与内毒素血症有关，是急性微循环障碍的病理基础。致病菌多为毒力较弱的福氏和宋氏痢疾杆菌。

临床上患者常无明显的腹痛、腹泻及脓血便。

第四节 流行性脑脊髓膜炎

流行性脑脊髓膜炎是由脑膜炎球菌引起的脑膜和脊髓膜的急性化脓性炎症，简称流脑。冬、春季节多见，好发于儿童及青少年，发病急，传播迅速，可引起流行。临床表现为高热、寒战、头痛、呕吐、脑膜刺激征、皮肤瘀点和瘀斑，甚至出现中毒性休克。少数患者起病急骤，病情凶险，称为暴发型流脑。

一、病因与发病机制

脑膜炎球菌属于奈瑟菌属，革兰阴性，有荚膜，能产生内毒素，能抵抗白细胞的吞噬作用，并引起小血管的坏死、出血，导致皮肤、黏膜出现瘀点和瘀斑。它存在于患者和带菌者的鼻咽部，借飞沫经呼吸道传播，进入呼吸道后，多数人只引起局部炎症或成为带菌者，部分抵抗力低下的患者，细菌从上呼吸道黏膜侵入血流并生长繁殖，引起菌血症或败血症。2%~3%的患者，细菌通过血脑屏障引起化脓性脑膜炎。

二、病理变化

根据病理变化特点，可分为普通型和暴发型。

（一）普通型流脑

普通型流脑最常见，根据病情发展可分为三期。

1. 上呼吸道炎症期 细菌在鼻咽部黏膜生长繁殖，引起上呼吸道炎症，黏膜充血水肿，伴中性粒细胞浸润。1~2 天后，患者进入败血症期。

2. 败血症期 细菌在血液中生长繁殖，产生内毒素，主要病变为细菌性栓塞和内毒素对血管壁损害所致的出血灶。患者表现为高热、头痛、呕吐以及外周血中性粒细胞增加，皮肤出现瘀点和瘀斑。

3. 脑膜炎症期 肉眼观，脑脊髓膜血管高度充血，蛛网膜下腔充满灰黄色脓性渗出物，覆盖脑沟和脑回，渗出物可阻塞脑脊液循环，引起不同程度的脑室扩张。镜下观，蛛网膜血管高度扩张充血，蛛网膜下腔扩张充满中性粒细胞、纤维素和少量单核细胞、淋巴细胞。邻近的脑皮质可有轻度水肿，小血管周围少量中性粒细胞浸润。病变严重者，可并发动静脉脉管炎和血栓形成。

（二）暴发型流脑

暴发性流脑见于少数儿童，起病急骤，病情危重。根据临床病理特点分两型。

1. 暴发性脑膜炎球菌败血症 表现为败血症休克，患儿迅速出现周围循环衰竭、皮肤黏膜大片紫癜，双侧肾上腺严重出血及肾上腺皮质功能衰竭，称华-佛综合征，脑膜炎症病变较轻。

2. 暴发性脑膜脑炎 软脑膜下的脑组织在内毒素作用下，出现淤血、水肿，颅内压急骤升高。抢救不及时，可危及生命。

三、临床病理联系

流行性脑脊髓膜炎患者除有一般急性炎症的临床表现外，还主要表现为中枢神经系统症状。

1. 颅内高压症状 由于脑脊髓膜血管充血，蛛网膜下腔渗出物堆积、脓性渗出物影响脑脊液吸收等引起颅内压升高，患者表现为剧烈头痛、喷射性呕吐、小儿前囟饱满等症状。若伴有脑水肿，颅内压升高更明显。

2. 脑膜刺激症状　由于炎症累及蛛网膜、软脑膜、软脊膜，使脊髓神经根通过椎间孔处受压，当颈部或背部肌肉运动时引起疼痛，颈部肌肉发生保护性痉挛呈僵硬状态，称颈项强直。婴幼儿因腰背部肌肉保护性痉挛可出现"角弓反张"征。腰骶神经根受压时，表现为屈髋伸膝试验阳性，即克氏征（Kernig 征）阳性。

3. 脑脊液变化　脑脊液压力增高，呈浑浊脓性，细胞数及蛋白增多，糖量减少，涂片或细菌培养可找到脑膜炎球菌。脑脊液检查是诊断本病的重要依据。

4. 脑神经麻痹　基底部脑炎累及脑神经可出现视力障碍、斜视、面神经瘫痪等。

四、结局及并发症

及时应用抗生素治疗，大多数患者可痊愈。极少数患者并发脑神经受损麻痹、脑积水、脑梗死等后遗症。

第五节　流行性乙型脑炎

流行性乙型脑炎（epidemic encephalitis）简称乙脑，是由乙型脑炎病毒感染引起的急性传染病，主要病变为神经元变性、坏死。好发于 10 岁以下儿童，夏季高发，起病急，病情重，死亡率高。临床表现为高热、嗜睡、抽搐、昏迷等。

一、病因与发病机制

乙型脑炎病毒为 RNA 病毒。传染源为患者和病毒携带者（包括牛、马、猪）。在我国传播媒介主要是三节吻库蚊和伊蚊。当带有病毒的蚊子叮人时，病毒进入人体，先在局部血管内皮及单核－巨噬细胞系统中繁殖，然后入血引起短暂的病毒血症。当机体抵抗力较强时，血－脑屏障功能正常，病毒不易进入脑组织致病，仅为隐性感染。当机体免疫力低下、血脑屏障功能不健全时，病毒侵入中枢神经系统，引起脑实质变性坏死。由于受感染的神经细胞表面有膜抗原存在，从而激发体液免疫和细胞免疫，导致神经细胞损伤。

二、病理变化

病变广泛累及整个中枢神经系统，主要发生在脑脊髓灰质，以大脑皮质、基底核、视丘最严重，小脑、延髓及脑桥次之，脊髓病变仅限于颈段。

肉眼观，软脑膜充血，脑水肿明显，脑回变宽、脑沟变窄。切面见皮质深层、基底核、视丘等部位有粟粒大小、半透明的软化灶，呈弥漫或灶状分布（图 13－10）。

镜下观：①血管变化和炎症反应：血管周围以淋巴细胞为主的炎细胞绕着血管呈套袖状浸润，脑组织血管高度扩张、充血，血管周围间隙增宽，脑组织出现水肿。②神经细胞变性、坏死：轻者神经细胞肿胀、尼氏小体消失，胞质出现空泡、核偏位等。重者神经细胞坏死，有增生少突胶质细胞环绕周围，称为卫星现象。若小胶质细胞包围、吞噬神经元，称为噬神经细胞现象。③脑软化灶形成：脑组织局灶性坏死

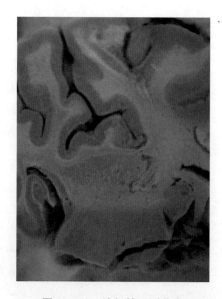

图 13－10　流行性乙型脑炎

液化，形成质地疏松、染色较浅、边界清楚的筛网状软化灶，具有一定的病理学诊断意义。软化灶主要分布于灰质神经核或灰白质交界处。④胶质细胞增生：在坏死灶小胶质细胞增生，呈弥漫性或聚集，形成小胶质细胞结节，多位于小血管和坏死的神经细胞附近。

三、临床病理联系

患者除有高热、全身不适等毒血症表现外，还表现为中枢神经系统障碍。由于中枢神经细胞广泛受累，患者出现嗜睡、昏迷症状。脑神经核受累导致脑神经麻痹症状。脑充血、水肿引起颅内压增高，导致患者出现头痛、呕吐，重者引起脑疝，小脑扁桃体疝压迫延髓呼吸中枢，使呼吸骤停而致死。应注意与流行性脑脊髓膜炎鉴别（表13－2）。

表13－2　流行性乙型脑炎和流行性脑脊髓膜炎的鉴别

	流行性乙型脑炎	流行性脑脊髓膜炎
病原体	乙脑病毒	脑膜炎球菌
流行季节	夏、秋季节	冬、春季节
传染途径	虫媒（蚊类）	呼吸道
病理变化	脑实质变质性炎	脑脊髓膜急性化脓性炎
临床特点	嗜睡、昏迷、抽搐等脑实质损害症状为主	颅内高压、脑膜刺激征为主
脑脊液特点	透明或微浊，细胞数量轻度增加（以淋巴细胞为主），蛋白质轻度增加，糖、氯化物正常，无细菌	浑浊，细胞数量明显增加（以中性粒细胞为主），蛋白质显著增加，糖、氯化物减少，可有细菌

四、结局及并发症

多数患者经适当治疗，在急性期后可痊愈。重症患者可出现语言障碍、痴呆、肢体瘫痪及因脑神经损伤所致吞咽困难、中枢性面瘫、眼球运动障碍等，经数月后多能恢复正常。少数患者不能完全恢复，留下后遗症。

第六节　手足口病

手足口病是一组由肠道病毒引起的、以发热和手足口皮疹为特征的儿童急性传染病。一年四季均可发病，夏、秋两季达高峰，并易流行。常见于学龄前儿童，5岁以下婴幼儿多发。潜伏期为3~7天，多数患者起病急，传染性强。大多数患儿症状轻微，预后良好，少数发展为重症甚至死亡。

一、病因与发病机制

引起手足口病的肠道病毒有20多种，其中以柯萨奇病毒A16型（*Cox* A16）和肠道病毒71型（*EV* 71）最常见，*EV*71型引起重症和死亡的比例高于其他型。主要通过人群密切接触传播，也可通过飞沫和被污染的水及食物传播，常在幼托机构发生聚集发病现象。传染源是患者、健康带菌者及隐性感染者。对污染品可选用暴晒、煮沸、含氯消毒剂进行消毒。

二、病理变化

主要在手、足、口、臀四个部位出现散在的疱疹。口腔黏膜出现疹，粟米样斑丘疹或水疱，呈圆形或椭圆形扁平凸起，周围红晕，舌、两颊部和硬腭黏膜较多。手、足等远端部位出现或平或凸的斑丘疹或疱疹，疱疹内有浑浊液体，如黄豆大小不等，皮疹不痒，斑丘疹在5天左右由红变暗，随之消退，愈合后不留痕迹。水疱及皮疹常在一周后消退。部分患者仅表现为皮疹或疱疹性咽峡炎。

少数患者病情进展迅速，发病后 1～5 天出现脑干脑炎、脑干脊髓炎、心肌炎和肺水肿等严重并发症。

三、临床病理联系

起病急，发热，口腔黏膜、手掌或脚掌部出现疱疹，临床表现不痛、不痒、不结痂、不结瘢的"四不"特征。一般患儿均可伴有上呼吸道感染的前驱症状。少数重症病例病毒会侵犯心、脑、肾等重要器官，引起暴发性心肌炎、无菌性脑膜炎，表现为高热、头痛、颈部僵硬、呕吐、烦躁不安、睡眠不安稳等症状。

四、结局及并发症

手足口病为自限性疾病，多数预后良好，不留后遗症。极少数患儿可引起脑膜脑炎、心肌炎、弛缓性麻痹、肺水肿等严重并发症。

第七节　性传播疾病

性传播疾病是指通过性接触传播为主要途径的一类疾病。近年来，性病病谱增宽，已多达四类 30 余种。本节仅介绍淋病、梅毒、尖锐湿疣和艾滋病。

一、淋病

淋病（gonorrhea）是由淋球菌感染引起的急性化脓性炎症，是最常见的性传播疾病。以 20～24 岁最常见，患者主要表现为尿痛、尿道口流脓。

（一）病因与发病机制

淋球菌为革兰阴性双球菌，具有极强的传染性，主要侵犯泌尿生殖系统。患者和无症状带菌者是本病的主要传染源。人类是淋球菌唯一的自然宿主。成年人主要通过性交直接传染，儿童可通过接触患者的衣物被传染，新生儿可因分娩时受母体产道分泌物感染而患淋球菌眼炎，少数病例可经血行播散引起其他部位的病变。人类对淋球菌无自然免疫力，均易感，病后免疫力不强，不能防止再感染。多数病菌携带有耐药质粒，与病菌的耐药性有关。

（二）病理变化及临床病理联系

1. 急性淋病　受感染后 2～7 天，生殖道、尿道及附属腺体出现急性卡他性化脓性炎症。肉眼观，尿道口、外阴阴道口出现充血、水肿，有脓性渗出物流出。镜下观，黏膜充血、水肿，坏死，大量中性粒细胞浸润。临床上患者出现局部疼痛烧灼感，以及尿频、尿急、尿痛等尿路刺激征。严重的患者可发生淋球菌性败血症。

2. 慢性淋病　感染后未经治疗或治疗不彻底可转变为慢性，表现为慢性尿道炎、慢性输卵管炎。淋球菌长期潜伏在病灶内，可引起急性反复发作。

（三）结局

急性淋病及时合理治疗，可痊愈。如果治疗不彻底，反复发作，可引起不育不孕。

二、梅毒

梅毒（syphilis）是由梅毒螺旋体感染引起的慢性传染病，病程具有长期性和隐匿性。早期病变主要侵犯皮肤和黏膜，晚期侵犯全身各器官，特别是心血管和中枢神经系统，对机体产生严重的影响。梅毒曾流行于世界各地，新中国成立后我国积极防治基本消灭了梅毒。近年来又有新梅毒病例发生，在沿海城市有流行趋势。

（一）病因及传播途径

病原体为梅毒螺旋体，在体外存活力低，不易生存。梅毒螺旋体既不产生外毒素，也不能证明有内毒素，感染机体后主要产生细胞免疫和体液免疫反应。机体感染梅毒后 6 周左右血清出现特异性抗体。临床上血清学试验反应阳性具有诊断意义。

梅毒患者是唯一的传染源。传染途径分两种：①后天性梅毒，95% 以上通过性交传染，少数通过输血或接触病变部位感染。②先天性梅毒，为梅毒孕妇血中的梅毒螺旋体经胎盘感染胎儿。

（二）基本病理变化

1. 闭塞性动脉内膜炎和小血管周围炎 闭塞性动脉内膜炎指小动脉内皮细胞及纤维细胞增生，管壁增厚、血管腔狭窄闭塞。血管周围炎表现为血管周围有单核细胞、淋巴细胞和浆细胞浸润。浆细胞恒定出现是本病的特点之一，此类病变见于梅毒各期。

2. 树胶样肿 又称梅毒瘤，是细胞介导的迟发型变态反应引起的肉芽肿，可发生于任何器官，最常见于皮肤、黏膜、肝脏、骨和睾丸，是第三期梅毒的特征性病变。肉眼观，病灶呈灰白色，结节状，大小不一，体积小者仅镜下可见，大者可达数厘米，质韧、有弹性，似树胶。镜下观，中央为凝固性坏死，似干酪样坏死，但坏死不如干酪样坏死彻底，弹力纤维尚保存。坏死灶周围肉芽组织中有大量浆细胞和淋巴细胞浸润，上皮样细胞和巨细胞较少，且常伴有闭塞性小动脉内膜炎和动脉周围炎。树胶样肿后期被吸收、纤维化，最后瘢痕形成，但极少钙化。

（三）类型及病变特点

1. 后天性梅毒 按照病程可分三期。一、二期为早期梅毒，传染性强。三期梅毒为晚期梅毒，一般无传染性，但常累及内脏，对组织、器官破坏性大，又称内脏梅毒。

（1）一期梅毒 为梅毒早期病变，形成硬性下疳。从感染到出现下疳潜伏期为 10 ～ 90 天，平均约 3 周侵入部位出现病变。常见于阴茎冠状沟、龟头、阴唇、子宫颈等处。90% 以上的硬下疳发生在外生殖器官，少数可发生于生殖器以外，如唇、舌、肛周等。病变常单个，直径约 1cm，表面发生糜烂，破溃后形成质硬、底部洁净、边缘隆起的圆形溃疡，与周围组织界限明显，质硬，又称硬性下疳。镜下观，溃疡底部有闭塞性动脉内膜炎和小血管周围炎。硬下疳出现 1 ～ 2 周后，局部淋巴结肿大，硬而无痛感，呈非化脓性增生性反应。硬下疳约 1 个月自然消退，局部淋巴结肿大也消退。此时临床上处于静止状态，但体内螺旋体仍继续繁殖。若及时治疗，螺旋体可被彻底杀灭，否则继续发展为二期梅毒。

（2）二期梅毒 硬下疳发生后 7 ～ 8 周，以出现梅毒疹为特征。潜伏于体内的螺旋体大量繁殖，由于免疫复合物沉积，引起全身皮肤、黏膜广泛梅毒疹和全身非特异性淋巴结肿大。梅毒疹好发于躯干与四肢，常对称分布，呈斑疹和丘疹。镜下观，病灶中有淋巴细胞、浆细胞浸润形成的非特异性炎、典型闭塞性动脉内膜炎以及小血管周围炎，病灶内可找到梅毒螺旋体，此期极具传染性。皮肤、黏膜病变可不经治疗自行消退而进入潜伏状态。

（3）三期梅毒 又称晚期梅毒，病变特点是树胶样肿形成。常发生于感染后 4 ～ 5 年，病变由皮肤、黏膜，累及到内脏，特别是心血管和中枢神经系统。特征性树胶样肿形成后，逐渐纤维化，瘢痕收缩，导致严重的组织结构破坏、变形和功能障碍。可引起马鞍鼻和唇缺损、梅毒性主动脉瘤、主动脉瓣关闭不全、麻痹性痴呆和脊髓痨以及骨关节损害等。其中梅毒性主动脉瘤病是患者猝死的主要原因。此期病灶内不易查到螺旋体，梅毒血清反应呈阳性，无传染性。

2. 先天性梅毒 胎儿通过胎盘被感染，胎龄 2～3 个月时胎儿体内已有螺旋体，重者胎儿可死于宫内，可发生晚期流产或出生不久即死亡。轻度感染者可在儿童期或青年期发病，患儿出现发育不良、智力低下，可有间质性角膜炎、楔形门齿及神经性耳聋，又称哈钦森三联征（hutchinson triad），为晚发性先天性梅毒的特征性表现，具有诊断意义。

（四）结局

机体免疫力的强弱决定感染后的转归，痊愈、隐匿或发展为晚期梅毒。

三、尖锐湿疣

尖锐湿疣是由人乳头状瘤病毒（HPV），主要是 *HPV*6 型和 *HPV*11 型引起的良性疣状增生性疾病。好发于中青年，在性传播性疾病中发病率居第二位。

（一）病因及传播途径

HPV 属 DNA 嗜黏膜病毒，具有高度宿主和组织特异性。传染源为患者和病毒携带者，主要通过性接触传染（约 60%），也可通过污染物（浴巾、浴盆等）间接接触传染。患者发病 3 个月内传染性最强，本病潜伏期为 3 周至 8 个月。

（二）病理变化和临床病理联系

HPV 仅能在人体细胞内寄生复制，好发于人体潮湿、温暖的黏膜和皮肤交界的部位。男性病变好发于龟头、包皮、包皮系带、冠状沟、尿道口、肛门周围，女性多见于阴唇、阴蒂、阴道、子宫颈、会阴部及肛周，偶见于腋窝、乳房、脐窝等处。临床表现为局部瘙痒。肉眼观，初期为小而尖的突起，逐渐发展为疣状、乳头状甚至菜花状，色暗红或淡红，质软，表面凹凸不平，易发生糜烂，触之易出血。镜下观，表皮角质层轻度增厚，几乎全为角化不全细胞，棘层肥厚，有乳头状瘤样增生，表皮钉突不规则增宽和延长，偶见核分裂。表皮浅层出现挖空细胞有助于诊断。挖空细胞较正常细胞大，胞质空泡状，细胞边缘常残存带状胞质，核增大居中，圆形、椭圆形或不规则形，染色深，可见双核或多核。真皮浅层水肿、毛细血管及淋巴管扩张、大量慢性炎细胞浸润。应用免疫组织化学方法可检测 HPV 抗原，PCR 技术可检测 HPV DNA，帮助临床诊断。

（三）结局

多数在数月内自然消退。多年不消退，如不治疗，少数病例可恶变。

四、艾滋病

获得性免疫缺陷综合征（acquired immunodeficiency syndrome，AIDS）简称艾滋病，是由人类免疫缺陷病毒（HIV）感染引起的，以全身性严重免疫缺陷为主要特征的致命性传染病。本病传染性强，死亡率高，几乎 100%，目前尚无有效的治疗方法，因此，在全社会大力开展防治艾滋病的健康教育，对防止艾滋病流行至关重要。

（一）病因、传播途径及发病机制

病原体是 HIV，属于反录病毒科，为单链 RNA 病毒。已知 HIV 分为 HIV-1 和 HIV-2 两个亚型，我国目前已有各种 HIV 亚型存在。患者和无症状病毒携带者是本病的传染源。HIV 主要存在于宿主的血液、精液、子宫、阴道的分泌物和乳汁中。

1. AIDS 传染途径

（1）性接触传染　最为常见，可由同性恋、双性恋男性、异性恋之间性传播。

（2）血液传播　使用被病毒污染的针头进行静脉注射，输入含有病毒的血液或血液制品。

（3）母婴传播 母体感染 HIV 通过胎盘或哺乳、黏膜接触等途径感染婴儿。

（4）医务人员职业性传播 少见。

2. AIDS 发病机制

（1）HIV 感染 CD4$^+$T 细胞，导致其大量破坏、功能受损，细胞免疫发生缺陷，并发各种严重的机会性感染和肿瘤。

（2）HIV 感染组织中的单核 – 巨噬细胞，在病毒扩散中起重要作用，引起中枢神经系统的感染。HIV 感染导致机体严重免疫缺陷，构成了 AIDS 发病的中心环节。

（二）病理变化

AIDS 的主要病理变化包括淋巴组织破坏、机会性感染和继发恶性肿瘤。

1. 淋巴组织变化 病变早期淋巴结肿大。镜下观，淋巴滤泡明显增生，生发中心活跃，有"满天星"现象。晚期淋巴结萎缩，结构及淋巴细胞消失，仅残留巨噬细胞和浆细胞，呈现一片"荒芜"景象。胸腺和脾脏的淋巴组织发生萎缩。机体细胞免疫缺陷，CD4$^+$T 淋巴细胞显著减少。

2. 机会性感染 指在人体免疫功能严重破坏、免疫缺陷的特定条件下引起的感染。感染范围广泛，累及器官多，以中枢神经系统、肺、消化道继发感染最常见，为艾滋病主要的死亡原因。一般常有两种以上病原体同时感染。由于免疫严重缺陷，炎症反应较轻而不典型。其中卡氏肺孢子菌感染最常见，也可见弓形虫、新型隐球菌、巨细胞病毒、乳头状瘤空泡病毒感染所致神经系统病变，以及结核分枝杆菌、白色念珠菌等感染。

3. 恶性肿瘤 由于细胞免疫缺陷，导致免疫监控功能丧失，患者易并发恶性肿瘤，主要是 Kaposi 肉瘤和非霍奇金淋巴瘤。约 30% 的患者可发生 Kaposi 肉瘤，非霍奇金淋巴瘤及女性子宫颈癌可见伴发。

（三）临床病理联系

急性期患者出现咽痛、发热、肌肉酸痛等非特异性表现，发生在感染后 2 ~ 6 周，症状持续 2 ~ 3 周自行缓解，进入潜伏期。潜伏期可持续 2 ~ 10 年，无临床症状，仅出现抗 HIV 抗体阳性。

AIDS 前期，患者出现发热、体重下降、全身淋巴结肿大，Th 细胞数下降，Th/Ts 比例倒置（由正常比值 2∶1 降至 1∶2）。

AIDS 晚期，Th 细胞严重缺陷，出现致命性机会感染，发生各种恶性肿瘤。

（四）预后

本病预后差，目前抗 HIV 治疗主要采用联合用药，如联合使用齐多夫定、拉米夫定和印第那韦，称为高效抗反转录病毒疗法，可使 AIDS 的机会性感染和继发性肿瘤发病率平均下降 80% ~ 90%，血浆病毒量降至 50 拷贝/ml 以下。目前尚无确切有效的治疗方法，因此，大力开展预防是防止 AIDS 流行最有效的途径。

第八节　血吸虫病

血吸虫病（schistosomiasis）是由血吸虫寄生于人体引起的寄生虫病。人经皮肤接触含尾蚴的疫水而感染，特征病变是肝和肠内形成血吸虫虫卵结节。临床表现为发热、腹泻、肝大，晚期发生肝硬化。在我国长江中下游地区十三个省市从事农渔业作业人群中流行。

一、病因及感染途径

病原体有日本血吸虫、曼氏血吸虫和埃及血吸虫等 6 种。我国流行的只有日本血吸虫，其生活史分为虫卵、毛蚴、胞蚴、尾蚴、童虫、成虫六个阶段。成虫以人体或其他哺乳动物，如狗、猫、猪、牛及马等为终宿主。血吸虫的传播必须具备三个条件，即：带虫卵的粪便入水；钉螺的滋生；人体接触疫水。当患者和病畜的粪便排出血吸虫卵进入水中，卵内成熟毛蚴孵化而出，钻入钉螺体发育成尾蚴游于水（疫水）中。当人、畜接触疫水时，尾蚴可借其头腺分泌的溶组织酶和机械性运动钻入人体皮肤或黏膜，脱去尾部变为童虫。童虫穿入小静脉或淋巴管到达右心，经肺循环进入体循环播散到全身，但只有抵达肠系膜静脉者才能发育为成虫并大量产卵，其余多在途中死亡。虫卵随门静脉入肝，或逆流入肠壁，发育为成熟虫卵，并破坏肠黏膜进入肠腔，随粪便排出体外重复其生活周期。

二、病理变化及发病机制

血吸虫感染过程中，尾蚴、童虫、成虫和虫卵等均可引起人体的免疫性损伤，其中以虫卵引起的病变最严重、危害性最大。

（一）尾蚴引起的病变

尾蚴侵入皮肤引起尾蚴性皮炎，常在数小时至 2～3 日内发生，皮肤局部出现红色小丘疹，奇痒，数日后自然消退。镜下观，真皮毛细血管扩张充血、出血及水肿，初期为中性粒细胞及嗜酸性粒细胞浸润，以后主要是单核细胞浸润，与Ⅰ型、Ⅳ型变态反应有关。

（二）童虫引起的病变

童虫在体内穿行，可引起轻度血管炎和血管周围炎，以肺血管病变明显，可引起肺组织充血、水肿，点状出血、嗜酸性粒细胞和巨噬细胞浸润。患者可出现发热、短暂咳嗽和痰液中带血丝等症状，一般病变较轻，病程较短。其发生机制与童虫移行时的机械性损伤及其代谢产物或虫体死亡引起的免疫反应有关。

（三）成虫引起的病变

成虫吸附对血管壁造成机械性损伤，可引起寄生部位静脉炎和静脉周围炎。成虫的代谢产物、分泌排泄物刺激机体发生Ⅲ型变态反应。患者可出现发热、贫血，肝、脾增大，嗜酸性粒细胞增多等症状。贫血可能与成虫吞噬红细胞和由成虫引起的过敏反应及毒性作用有关。被吞噬的红细胞在成虫体内经过珠蛋白酶分解，形成黑褐色血吸虫色素，被肝、脾增生的巨噬细胞吞噬，并沉积在组织或器官内。当死亡虫体周围组织坏死，引起大量嗜酸性粒细胞浸润，可形成嗜酸性脓肿。

（四）虫卵引起的病变

虫卵引起的病变是血吸虫病最主要、最严重的病变，形成特征性虫卵结节（血吸虫性肉芽肿）。血吸虫寿命长，日产卵量大，虫卵主要沉着于乙状结肠、直肠和肝，也可见于回肠末端、阑尾、升结肠、肺、脑等部位，仅少部分随粪便排出。按虫卵结节病变发展过程分两种。

1. 急性虫卵结节　由成熟虫卵引起的急性坏死、渗出性病灶。肉眼观，灰黄色、粟粒大小结节，直径 0.5～4mm。镜下观，结节中央有 1～2 个成熟虫卵，虫卵表面可有放射状嗜酸性棒状体，称 Hoeppli 现象，棒状体病变为抗原 - 抗体复合物。虫卵周围是一片坏死物及大量嗜酸性粒细胞浸润，似脓肿，故称嗜酸性脓肿（图 13－11）。随病变发展，毛蚴死亡，脓肿周围出现肉芽组织增生，类上皮细胞形成并围绕结节中央呈放射状排列，嗜酸性粒细胞显著减少，形成晚期急性虫卵结节。

2. 慢性虫卵结节　急性虫卵结节经 10 天左右，虫卵内毛蚴死亡，虫卵及结节内坏死物质逐渐被巨噬细胞清除或钙化，周围出现类上皮细胞和少量异物巨细胞，伴有淋巴细胞浸润、肉芽组织增生，其形态类似结核结节，故称"假结核结节"（图 13－12）。结节最后纤维化玻璃样变，其中死亡、钙化的虫卵可长期存留，为病理学诊断血吸虫病的依据。

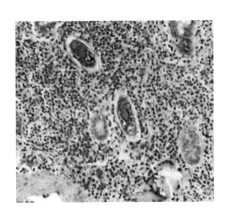

图 13-11　血吸虫病急性虫卵结节（镜下观）

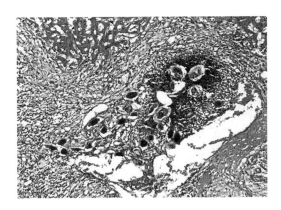

图 13-12　血吸虫病慢性虫卵结节（镜下观）

三、主要脏器的病理变化及其后果

（一）结肠

病变可累及全部结肠，由于成虫多寄生于肠系膜下静脉和痔上静脉，病变以直肠、乙状结肠、降结肠最明显。肉眼观，急性期肠黏膜充血、水肿，形成褐色稍隆起的斑片状病灶，直径 0.5～1cm，重者坏死物脱落，形成大小不等浅表溃疡，虫卵随坏死物落入肠腔，大便检查可查见虫卵。镜下观，肠黏膜及黏膜下层出现急性虫卵结节。患者临床表现为腹痛、腹泻和脓血便等痢疾样症状。随着病变慢性持续发展，晚期虫卵反复沉积，形成许多新旧不一的虫卵结节，肠黏膜反复发生溃疡和纤维化，最终导致肠壁增厚、变硬，肠腔狭窄甚至肠梗阻，虫卵难以排入肠腔，故做虫卵粪检时呈阴性。由于虫卵和慢性炎症刺激，部分患者肠腔内肠黏膜呈息肉状增生，少数并发绒毛状腺瘤甚至腺癌。

（二）肝脏

虫卵随门静脉血流到达肝脏，由于虫卵直径大于门静脉末梢分支的口径，虫卵栓塞于汇管区内不能进入肝窦，故虫卵引起的病变主要在汇管区，以肝左叶明显。肉眼观，急性期肝轻度增大，肝表面及切面呈粟粒状、绿豆大小灰白或灰黄色结节。镜下观，汇管区有大量急性虫卵结节，邻近肝细胞可发生变性、灶性坏死或受压萎缩，肝窦充血，肝巨噬细胞增生，并吞噬血吸虫色素。慢性期，肝内见慢性虫卵结节、汇管区纤维化，肝小叶破坏不严重，不形成典型假小叶。长期重度感染病例，肝脏严重纤维化而变硬、变小、变形导致血吸虫性肝硬化。肝表面有浅的沟纹分割成凹凸不平的结节，切面，增生纤维沿门静脉分支呈树枝状分布，造成肝内门静脉分支阻塞和受压，导致门静脉高压，临床表现为腹腔积液、巨脾和食管下端静脉曲张等症状。

（三）脾脏

早期脾脏轻度肿大，主要是由于成虫代谢产物刺激单核-巨噬细胞增生。晚期门脉高压引起脾淤血和纤维组织增生，导致脾进行性肿大，重量可达 1000g 以上（正常 150g），甚至形成巨脾，重量可达4000g。肉眼观，脾包膜增厚，呈青紫色，质地坚韧，切面暗红色，散在棕黄色含铁小结，有时可见梗死灶。镜下观，脾窦扩张淤血，窦内皮细胞及网状细胞增生，窦壁纤维增生，导致窦壁明显增宽。脾小体萎缩减少，中央动脉管壁增厚、玻璃样变。单核-巨噬细胞增生，可见血吸虫色素沉着。偶见虫卵结节。临床出现贫血、血小板减少、白细胞减少等脾功能亢进表现。

（四）异位血吸虫病

1. 肺脏　肺血吸虫病是常见的异位血吸虫病。虫卵来源认为是寄生于肠系膜的成虫，经门-腔静脉之间的交通支至下腔静脉或肝静脉内产卵，再经右心入肺，可形成急性虫卵结节。临床上可出现咳嗽、气促、哮喘、肺部啰音等症状，通常病变轻微，一般不导致严重后果。部分严重病例，肺内出现较多的急性虫卵结节并伴有炎性渗出，X线显示类似粟粒性肺结核。

2. 脑 脑血吸虫病也较常见。病变主要在大脑顶叶、额叶和枕叶。镜下表现为不同时期的虫卵结节形成和胶质细胞增生。临床表现为急性脑炎、癫痫发作以及疑似颅内占位性病变症状。关于虫卵入脑的途径，最有可能是肺内的虫卵经肺静脉入左心，而后随动脉血入脑。

3. 其他器官 严重感染病例，在肠系膜及腹膜后淋巴结、胃、胰、胆囊、皮肤、心包、肾、膀胱及子宫颈等处也可见少数血吸虫虫卵沉积。

儿童长期反复重度感染血吸虫病，严重影响肝功能，激素灭活减少，继发脑垂体功能抑制，垂体前叶及性腺萎缩，影响生长发育，称为侏儒型血吸虫病。

目标检测

一、选择题

【A1/A2 型题】

1. 诊断结核病的特征性病变是（　　）
    A. 浆液渗出　　　　　　　B. 纤维素渗出　　　　　　C. 结核结节
    D. 坏死　　　　　　　　　E. 慢性炎细胞浸润

2. 肺原发综合征 X 线检查时阴影为（　　）
    A. 结节状　　　　　　　　B. 云絮状　　　　　　　　C. 哑铃状
    D. 斑点状　　　　　　　　E. 大片致密

3. 典型结核结节的中心部分往往有（　　）
    A. 朗汉斯巨细胞　　　　　B. 类上皮细胞　　　　　　C. 干酪样坏死
    D. 淋巴细胞　　　　　　　E. 变性、坏死的中性粒细胞

4. 伤寒带菌者细菌一般居留在（　　）
    A. 小肠　　　　　　　　　B. 大肠　　　　　　　　　C. 肝脏
    D. 胃　　　　　　　　　　E. 胆囊

5. 我国目前所见的细菌性痢疾最常见的致病菌是（　　）
    A. 宋氏志贺菌和福氏志贺菌　B. 鲍氏志贺菌　　　　　C. 福氏志贺菌
    D. 宋氏志贺菌　　　　　　E. 志贺菌

6. 流行性脑脊髓膜炎的致病菌是（　　）
    A. 金黄色葡萄球菌　　　　B. 大肠埃希菌　　　　　　C. 肺炎球菌
    D. 脑膜炎球菌　　　　　　E. 流感嗜血杆菌

7. 下列关于流行性乙型脑炎的叙述中，正确的是（　　）
    A. 乙型脑炎病毒属于 DNA 病毒　　　　　B. 有较多的中性粒细胞围血管浸润
    C. 镂空筛状软化灶形成具有一定的意义诊断　D. 小胶质结节形成越多，预后越好
    E. 出现脑膜膜刺激征基本上可以排除脑炎

8. 引起日本血吸虫病最严重病变的是（　　）
    A. 毛蚴　　　　　　　　　B. 成虫　　　　　　　　　C. 虫卵
    D. 童虫　　　　　　　　　E. 尾蚴

二、思考题

1. 简述结核病的基本病变及其转化规律。

2. 简述后天性梅毒分为几期及各期有何病变特点。

（岑丹维）

下篇 病理生理学

第十四章 水、电解质代谢紊乱

◎ 学习目标

1. 通过本章学习，重点把握各型脱水、水肿、低钾血症和高钾血症的概念；各型脱水和钾代谢障碍的原因、机制及对机体的影响。

2. 学会运用所学的知识，解决临床常见脱水、水肿和高钾血症、低钾血症等疾病的问题，以达到防病治病的目的。

》 情境导入

情境描述 患者，男，38岁。因呕吐、腹泻伴少尿两天入院。患者2天前，在夜间烧烤摊进食后，出现呕吐、腹泻，呕吐4~5次/天，腹泻为水样便，具体次数不详，发病以来进食少，口渴。体格检查：体温（T）37.58℃，脉搏（P）120次/分，呼吸（R）30次/分，血压（BP）100/70mmHg，皮肤黏膜干燥，四肢乏力，腹壁反射消失，听诊肠鸣音减弱。实验室检查：血 Na^+ 160mmol/L，血 K^+ 3.1mmol/L，尿比重1.031，其余检查未见明显异常。入院后立即给予静脉滴注5%葡萄糖溶液2500ml/d，同时补充氯化钾和抗生素治疗。

讨论 1. 患者发生了何种水、电解质代谢紊乱？

2. 该患者发生的水、电解质紊乱对机体有什么影响？

水是机体的重要组成成分，也是生命活动必需的物质。体液（body fluid）是由体内的水和溶解于其中的电解质、低分子有机物以及蛋白质等构成，广泛分布在细胞内外。机体各种代谢活动是在体液中进行，因此体液容量、分布、电解质浓度、渗透压的变化，对维持细胞代谢活动和器官功能变化具有非常重要的作用。水、电解质在神经-体液机制调节下保持相对恒定，当体内水、电解质的变化超出机体的调节能力和（或）调节系统本身功能障碍时，即可导致水、电解质代谢紊乱。水、电解质代谢紊乱是临床上常见的病理过程，会引起机体各系统器官代谢功能障碍，甚至威胁生命。

第一节 水、钠代谢紊乱

在体液中，水和钠关系密切，水、钠代谢紊乱往往同时或先后发生，二者相互影响，关系密切，故临床上常将水、钠同时考虑，根据体液容量和渗透压的变化，可将水、钠代谢紊乱分为脱水、水肿和水中毒。

一、脱水

脱水（dehydration）指机体由于饮食不足或病变消耗大量水分，得不到及时补充，导致体液容量明显减少，引起机体出现一系列功能、代谢变化的病理过程。由于脱水时水、钠可按不同的比例丢失，常伴有血钠和渗透压的变化，导致细胞外液渗透压不同，根据细胞外液渗透压的变化，脱水可分为高渗性脱水（细胞外液减少伴血钠升高）、低渗性脱水（细胞外液减少伴血钠降低）和等渗性脱水（细胞外液减少而血钠正常）。

（一）低渗性脱水

低渗性脱水（hypotonic dehydration）是指体液容量减少，失钠多于失水，血清钠浓度 <130mmol/L，血浆渗透压 <280mmol/L，伴有细胞外液（extracellular fluid，ECF）量的减少，又称为低容量性低钠血症。

1. 原因和机制

（1）肾外丢失，只补充水而未补充电解质平衡液。多见于：①消化道丢失：这是最常见的低渗性脱水的原因。如剧烈呕吐、腹泻以及胃肠吸引、肠瘘丢失大量消化液后，只补充水分。②第三间隙积液：如胸膜炎形成的胸腔积液，腹膜炎、胰腺炎形成的腹腔积液等。③皮肤丢失：汗液为低渗液，大量出汗可明显地丢失钠，若只补充水分，可造成细胞外液低渗。大面积烧伤时，血管壁通透性增高，血管内液外渗、皮肤创面血浆大量渗出，机体体液丢失，若只补充水分，也可发生低渗性脱水。

（2）肾脏丢失，只补充水而未补充电解质平衡液。多见于以下情况。①肾脏疾病：如慢性间质性肾疾病，髓质结构破坏，不能维持正常的浓度梯度，以及髓袢升支功能障碍，均可导致 Na^+ 随尿排出增多。②肾上腺皮质功能不全：如 Addison 病，因醛固酮不足，使肾小管重吸收 Na^+ 减少。③长期连续利尿治疗：如呋塞米、依他尼酸、氢氯噻嗪等可抑制髓袢升支对氯化钠的重吸收，使 Na^+ 随尿液排出过多。④肾小管酸中毒：是一种以肾小管排酸障碍为主的疾病，集合管分泌 H^+ 功能障碍，$Na^+ - H^+$ 交换减少，导致 Na^+ 随尿排出增加；或由于醛固酮分泌不足，导致尿 Na^+ 排出增多。

由此可见，低渗性脱水的发生，往往与大量体液丢失后只补水而未补钠有关。但即使补液措施得当，大量体液丢失本身也可以导致低渗性脱水的发生。因为大量体液丢失导致细胞外液量显著减少，可通过对容量感受器的刺激引起抗利尿激素（ADH）的分泌增多，从而导致肾小管重吸收水增加，因而引起低渗性脱水。

2. 对机体的影响

（1）脱水征　由于细胞外液减少，血容量减少，使血液浓缩，血浆胶体渗透压升高，因而部分组织间液向血管内转移。因此，低渗性缺水时，组织间液减少最明显。患者可出现明显的缺水征，如皮肤弹性下降、眼窝凹陷，婴儿表现为囟门凹陷等。

（2）易发生休克　低渗性脱水主要是细胞外液的减少，由于细胞外液低渗，水分可从细胞外向渗透压相对较高的细胞内转移，从而使细胞外液进一步减少，血容量明显降低，易发生低血容量性休克，出现外周循环衰竭症状，表现为直立性眩晕、血压下降、四肢厥冷、脉搏细数等症状（图 14-1）。

（3）无口渴感　低渗性脱水时，由于细胞外液的渗透压降低，抑制了下丘脑的渴感中枢和渗透压感受器，患者无明显的口渴感觉，故机体虽缺水，但不思饮，难以自觉通过口服补液。

（4）中枢神经系统的变化　由于细胞外液低渗，水向细胞内转移，出现细胞水肿。如脑细胞水肿出现颅内压增高，表现为头痛、惊厥、意识模糊甚至昏迷。

（5）尿的变化　①尿量的变化：细胞外液低渗，渗透压感受器所受的刺激减弱，ADH 分泌减少，肾小管对水的重吸收减少，导致多尿和低比重尿。但严重缺水，血容量显著降低时，ADH 释放增多，肾小管对水的重吸收增加，患者出现少尿、无尿。②尿钠的变化：如果是肾外因素导致机体丢失 Na^+，则因低容量时肾血流量减少，激活肾素－血管紧张素－醛固酮系统，肾小管对 Na^+ 的重吸收增加，尿 Na^+ 减少；如果是肾脏因素导致 Na^+ 的丢失，则尿 Na^+ 增多。

低渗性脱水的主要发病环节是 ECF 低渗，主要脱水部位是 ECF，对患者的主要威胁是循环衰竭。低渗性脱水有明显的脱水征表现（图 14－1）。

3. 防治的病理生理基础

（1）去除病因，积极防治原发病，避免不适当的医疗措施。

（2）适当补液。原则上应补充等渗或高渗盐水，以恢复细胞外液容量和渗透压，以补盐为主，先盐后糖。如患者已发生休克，需按照休克的治疗原则进行抢救。

（二）高渗性脱水

高渗性脱水（hypertonic dehydration）是指体液容量减少，失水多于失钠，血清钠浓度 >150mmol/L，血浆渗透压 >310mmol/L，伴有细胞内液（ICF）和细胞外液（ECF）容量均减少，又称为低容量性高钠血症。

1. 原因和机制

（1）水丢失过多 ①经肾失水：见于中枢性尿崩症（ADH 产生和释放不足）及肾性尿崩症（肾远曲小管和集合管对 ADH 缺乏反应），肾小管重吸收水减少，排出大量低渗性尿液；大量使用甘露醇、葡萄糖等高渗溶液，以及昏迷患者鼻饲高蛋白饮食，均可形成渗透性利尿作用而失水。②经胃肠道丢失：呕吐、腹泻及消化道引流等可导致等渗或低渗液的丢失。③经皮肤失水：见于高热或甲状腺功能亢进时，经皮肤不感蒸发水分增多，体温每升高 1.5℃，皮肤的不显性蒸发每日约增加 500ml。④经呼吸道失水：见于各种原因引起的过度通气如癔症，呼吸道不感蒸发加强，损失的为不含电解质的水分，如果持续时间过长同时未得到水分的补充，可引起血钠升高。

（2）水摄入不足 多见于进食或饮水困难、水源断绝等情况；某些中枢神经系统损害的患者、严重疾病或年老体弱的患者也因渴感障碍而造成摄水减少。

渴感正常时，在能喝水和正常饮水的情况下，血浆渗透压稍有升高就可刺激口渴中枢，进水后，血浆渗透压恢复，很少发生高渗性脱水。若没有及时得到水分的补充，以及皮肤和呼吸道不感蒸发的水分增多，就容易发生高渗性脱水。

2. 对机体的影响

（1）明显口渴感 由于失水多于失钠，细胞外液渗透压升高，通过渗透压感受器刺激口渴中枢，引起强烈的口渴感。血容量减少使唾液分泌减少引起口干舌燥也会产生口渴感。

（2）细胞内液向细胞外转移 高渗性脱水时细胞外液渗透压升高，使渗透压相对较低细胞内液向细胞外转移，这可使减少的循环血量有所恢复，但同时也使细胞脱水而致细胞皱缩（图 14－1）。

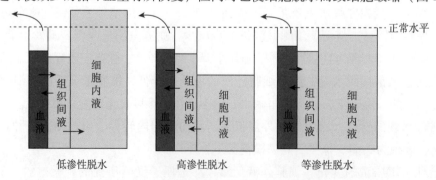

图 14－1 三种脱水体液容量分布变化示意图

（3）中枢神经系统的变化 当细胞外液高渗使脑细胞严重脱水时，可引起一系列中枢神经系统功能障碍，包括嗜睡、肌肉抽搐、昏迷甚至死亡。脑细胞脱水致脑组织体积显著缩小时，颅骨与脑皮质之间的血管张力增大，导致静脉破裂，出现局部脑出血和蛛网膜下腔出血。

（4）脱水热 在婴幼儿，由于细胞脱水导致汗腺细胞脱水，汗液分泌减少，经皮肤蒸发的水分减少，以至散热功能降低，再加上体温调节中枢神经细胞脱水，使其功能障碍，导致体温升高，称为脱水热。

（5）尿的变化 ①尿量的变化：细胞外液渗透压增高，通过刺激渗透压感受器引起 ADH 分泌增多，肾小管重吸收水增多，因而尿量减少，尿比重增高（尿崩症患者除外）；②尿钠改变：轻度高渗性脱水，细胞外液渗透压增高而血容量减少不明显，故醛固酮分泌无明显增加，ADH 则增多。故肾小管重吸收水大于钠，尿 Na^+ 浓度偏高。中、重度缺水，血容量明显减少，醛固酮分泌增加，肾小管重吸收 Na^+ 增多，则尿 Na^+ 浓度减低。

高渗性脱水的主要发病环节是 ECF 高渗，主要脱水部位是 ICF 减少，患者的特征表现是口渴、脱水热。

3. 防治的病理生理基础

（1）防治原发病，去除病因。

（2）补液补钠 不能经口进食者可静脉滴注 5% ~10% 葡萄糖溶液，应注意的是，输入不含电解质的葡萄糖溶液过多有引起水中毒的风险，输入过快也可加重心脏的负担。高渗性脱水患者失水多于失钠，虽有血钠升高，但体内 Na^+ 是丢失的，故在治疗过程中，待脱水情况得到一定程度纠正后，适当补 Na^+。

（3）适当补钾 细胞脱水，细胞内 K^+ 浓度增高，与胞外 K^+ 浓度差增大，部分细胞内 K^+ 释出，引起血 K^+ 升高，使肾排 K^+ 增多。若肾素 – 血管紧张素 – 醛固酮系统被激活，可导致肾小管排 K^+ 增多，因此，当患者尿量逐渐恢复后，可适当补 K^+。

（三）等渗性脱水

等渗性脱水（isotonic dehydration）是指钠、水按其在正常血浆中的含量比例丢失，血容量减少，血清 Na^+ 浓度维持在 130 ~150mmol/L，血浆渗透压维持 280 ~310mmol/L，伴 ECF 容量减少。在临床上，等渗性脱水较为常见。

1. 原因和机制 所有等渗性体液大量丢失引起的脱水在短期内均表现为等渗性脱水。常见病因如下。①皮肤丢失：大面积烧伤和严重创伤使血浆丢失等。②第三间隙液聚积：胸膜炎形成的大量胸腔积液，腹膜炎、胰腺炎形成的大量腹腔积液等。③胃肠道失液：呕吐、腹泻、胃肠引流等大量丢失接近等渗的消化液。

2. 对机体的影响 等渗性脱水常兼有低渗性及高渗性脱水的临床表现。①周围循环衰竭：大量丢失等渗性体液首先引起细胞外液和血容量的减少，容易发生血压降低和外周循环衰竭，甚至发生低血容量性休克（图 14 - 1）；②细胞内液量变化不大：由于细胞外液渗透压在正常范围，因此，细胞内液容量无明显变化；③尿量减少尿钠降低：血容量减少可刺激醛固酮和 ADH 分泌增多，对肾小管钠、水的重吸收增加，尿量减少。醛固酮的增加，排钠减少，尿钠含量降低，尿比重增高。

以上三种类型脱水，在一定的条件下可以相互转化：如血容量大量丢失，可出现失血性休克，在短时间内可发生等渗性脱水。如不予及时处理，通过皮肤和呼吸道的水分蒸发，继续丧失水分而转变为高渗性脱水；如补液措施不当，只补水而未补充钠盐，又可转变为低渗性脱水（图 14 - 2）。

等渗性脱水时，ECF 渗透压正常，血钠正常。ECF 减少导致血容量减少，组织液量减少。而 ICF 变化不明显。

3. 防治的病理生理基础　①治疗原发病；②补液疗法：以补充偏低渗液为宜，其渗透压以等渗溶液渗透压的 1/2 ~ 2/3 为宜。

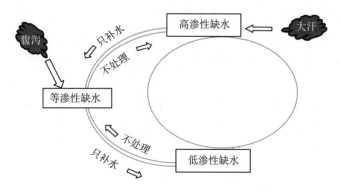

图 14 – 2　三种脱水相互转化示意图

二、水肿

水肿（edema）是指过多的体液在组织间隙或体腔积聚的一种病理过程。过多的液体在体腔内积聚，称为积水或积液，如心包积液、胸腔积液、腹腔积液、脑积水等。水肿不是一种独立疾病，而是多种疾病的重要的病理过程或体征。

（一）水肿的分类

1. 按发病原因　可分为心性水肿、肾性水肿、肝性水肿、炎性水肿及营养不良性水肿等。

2. 按发生水肿的器官　可分为脑水肿、肺水肿、皮下水肿及视乳头水肿等。

3. 按水肿波及范围　可分为全身性水肿和局部性水肿。

（二）水肿的发病机制

正常人体液容量和组织液容量是相对恒定的，这种恒定主要依赖于血管内外液体交换平衡和体内外液体交换平衡，若两种平衡失调可导致水肿的发生。

1. 血管内外液体交换平衡失调——组织液生成大于回流　正常情况下组织液和血浆之间不断进行液体交换，使组织液的生成和回流保持着动态的平衡，而这种平衡主要受有效滤过压和淋巴回流的调节。

有效滤过压 =（毛细血管流体静压 + 组织胶体渗透压）–（血浆胶体渗透压 + 组织液静水压），其中毛细血管流体静压和组织胶体渗透压是促进组织液生成的力量；血浆胶体渗透压和组织静水压是促进组织液重吸收的力量。正常机体动脉端毛细血管流体静压为 32mmHg，静脉端为 14mmHg，组织胶体渗透压为 8mmHg，血浆胶体渗透压为 25mmHg，组织液静水压为 2mmHg。因此毛细血管动脉端和静脉端的有效率过压分别为：

动脉端：有效滤过压 =（32 + 8）–（25 + 2）= 13mmHg。

静脉端：有效滤过压 =（14 + 8）–（25 + 2）= – 5mmHg。

可见在正常情况下，组织液在动脉端生成略大于静脉端的回流，多余部分经淋巴系统回流进入血液循环，从而维持组织液生成与回流的动态平衡（图 14 – 3）。

正常成人在安静状态下每小时大约有 120ml 液体经淋巴循环进入血液循环，当组织间隙的流体静压升高时，淋巴液的生成和回流速度加快，起到代偿作用。此外，淋巴管壁通透性较高，蛋白质容易通过。因此，淋巴回流既可以把多余生成的组织液输入体循环，又可以把毛细血管漏出的蛋白质、细胞代谢产生的大分子物质回吸收进入体循环。

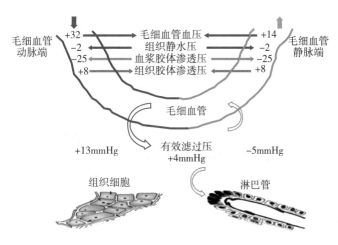

图 14 - 3　血管内外液体交换示意图
"→"代表体液流动方向

如果上述因素中一个或者几个因素同时或相继失调，使组织液生成大于回流，即可导致水肿的发生。

（1）毛细血管流体静压增高　毛细血管流体静压升高可引起有效流体静压升高，平均有效滤过压增大，组织液生成增多，当后者超过淋巴回流的代偿能力时，便引起水肿。毛细血管流体静压增高常见于静脉回流受阻使静脉压升高，如充血性心力衰竭、肿瘤压迫静脉或静脉血栓形成等。也可见于动脉充血，如炎性水肿。充血性心力衰竭是静脉压增高引起全身性水肿的重要原因。动脉充血、肿瘤压迫静脉或静脉血栓形成，可使毛细血管的流体静压增高，引起局部水肿。

（2）血浆胶体渗透压降低　血浆胶体渗透压主要取决于血浆白蛋白的含量。当血浆白蛋白含量降低时，血浆胶体渗透压下降，组织液生成增加，超过淋巴代偿能力时，可发生水肿。引起血浆白蛋白含量下降的原因有：①蛋白质摄入不足：见于禁食、胃肠道消化吸收障碍导致的严重营养不良；②蛋白质合成障碍：见于肝硬化和严重营养不良；③蛋白质丢失过多：见于肾病综合征时大量蛋白质从尿中丢失；④蛋白质消耗增加：见于慢性感染、恶性肿瘤等慢性消耗性疾病。

（3）毛细血管壁通透性增加　正常毛细血管只容许微量血浆蛋白滤出，从而保持细胞内外的胶体渗透压梯度。当毛细血管通透性增大，血浆蛋白滤出明显增多（可达 3g% ~ 6g%），导致毛细血管内的血浆胶体渗透压，而组织间胶体渗透压升高，结果使有效胶体渗透压降低，组织液生成显著大于回流，超过淋巴回流代偿而引发水肿。见于：①烧伤、冻伤、化学伤等；②各种炎症；③过敏：如蚊虫叮咬等。

（4）淋巴回流受阻　淋巴回流不仅能将静脉回流剩余的组织液及其所含的蛋白质带回血液循环，而且在组织液生成增多时，其回流量还能代偿性增加，在维持组织液生成与回流动态平衡中发挥重要的作用。在病理情况下，当淋巴管被堵塞，使淋巴回流受阻或不能代偿性加强回流时，导致含大量蛋白的水肿液在组织间隙积聚，形成淋巴性水肿。这类水肿液的特点是蛋白质含量高，达 40 ~ 50g/L，原因是淋巴回流受阻，蛋白质不能通过淋巴回流进入血液循环，而水和晶体物质则通过血管壁回吸收到血管内，导致组织液蛋白质被浓缩。常见于恶性肿瘤侵入并堵塞淋巴管；乳腺癌根治术等摘除主干通过的淋巴结；丝虫病时，主要的淋巴管道被成虫堵塞，可引起下肢和阴囊的慢性水肿。

2. 体内外液体交换失衡——水、钠潴留　人体水、钠的摄入量和排出量总是处于动态平衡中，从而能够保持体液量的相对恒定。肾脏在调节水、钠平衡中起重要的作用，正常情况下，每天从肾小球滤过的原尿约 99% 被肾小管重吸收，仅 1% 左右被排出体外。60% ~ 70% 原尿由近曲小管主动重吸收，远曲小管和集合管对水、钠的吸收受激素调节，这些调节因素保证了球－管平衡。当肾小球滤过减少和（或）肾小管重吸收增强可导致球－管失衡，便可导致水、钠潴留，血浆中潴留的水、钠使毛细血管血压升高，成为水肿发生的重要原因（图14－4）。导致水、钠潴留的主要机制有以下几个方面。

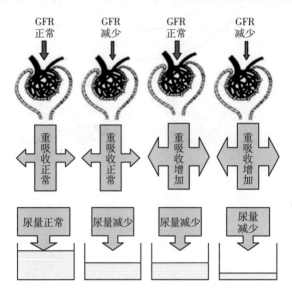

图14－4 球－管失衡类型

（1）肾小球滤过率下降 当肾小球滤过率（GFR）下降，而肾小管重吸收功能正常时，就会导致水、钠潴留。引起GFR降低的常见原因有：①广泛肾小球病变：如急性肾小球肾炎时，炎性渗出和内皮细胞肿胀；慢性肾小球肾炎肾单位大量破坏，均可导致肾小球滤过面积减少；②有效循环血量明显减少：如充血性心力衰竭、肾病综合征、肝硬化伴腹腔积液等使有效循环血量减少，肾血流量减少，以及继发引起交感－肾上腺髓质系统、肾素－血管紧张素系统的兴奋，入球小动脉强烈收缩，肾血流量进一步减少，肾小球滤过率下降。

（2）近曲小管重吸收水、钠增多 有效循环血量减少时近曲小管对水、钠的重吸收增加使肾排水排钠减少，是全身性水肿发病的重要原因。其机制为：①肾小球滤过分数（filtration fraction，FF）增加：肾小球滤过分数＝肾小球滤过率/肾血浆流量。有效循环血量减少时，如充血性心力衰竭或肾病综合征等，交感神经兴奋，肾小动脉收缩，GFR和肾血浆流量均减少，肾小球滤过率下降的程度小于肾血浆流量下降的程度，因此FF增加。由于出球小动脉比入球小动脉收缩更明显，肾小球滤过压增高，GFR相对较高，无蛋白滤液经过肾小球滤出相对较多。进入肾近端小管周围的毛细血管内的血液中蛋白含量较高，胶体渗透压升高，有利于近端小管内的水、钠被重吸收到血管内，因此近端小管重吸收增强。②心房钠尿肽（ANP）分泌减少：ANP具有利钠、利尿和扩血管作用，可抑制近曲小管重吸收钠、对抗血管紧张素的缩血管作用。当有效循环血量减少，心房的牵张感受器兴奋性降低，ANP分泌减少，近曲小管重吸收水、钠增加。

（3）远曲小管和集合管重吸收水、钠增多 远端小管、集合管重吸收水、钠功能受激素水平的调节。①醛固酮分泌增多：醛固酮可促进远曲小管和集合管对Na^+的重吸收，进而促进水的重吸收。当有效循环血量减少，或者其他原因使肾血流量减少，肾素－血管紧张素－醛固酮系统被激活，引起醛固酮生成增多；肝硬化等肝功能障碍，使醛固酮灭活减少，均可引起醛固酮增多，促进水、钠重吸收；②抗利尿激素（ADH）分泌增加：ADH的作用是促进远曲小管和集合管对水的重吸收。充血性心力衰竭时，有效循环血量减少，对容量感受器刺激减弱，反射性引起ADH分泌增加；肾素－血管紧张素－醛固酮系统被激活，醛固酮分泌增多，促进肾小管对Na^+的重吸收增多，血浆渗透压升高，刺激下丘脑渗透压感受器，使 ADH 分泌增多；肝功能障碍对其灭活作用减弱也可使 ADH 增多。

以上是水肿发病机制中的基本因素。在各种不同类型的水肿发生、发展过程中，通常是多种因素先后或同时发挥作用，而同一因素在不同的水肿发病机制中发挥的作用也不同。因此，在临床上，根据不同的患者要进行具体分析，从而才能选择适宜的治疗方案。

（三）水肿的特点

1. 水肿液的特点

（1）水肿液的性状　水肿液来自血浆液体成分，其所含蛋白质的量，主要取决于微血管通透性是否增高。通透性越高，蛋白质渗出越多，含量就越多，故水肿液的比重也越大。根据水肿液蛋白质含量不同，水肿液可分为渗出液和漏出液。①渗出液（exudate）的特点：水肿液比重高于 1.018，蛋白质含量达 30 ~ 50g/L，可见较多的白细胞。②漏出液（transudate）的特点：水肿液的比重低于 1.015，蛋白质含量低于 25g/L，细胞数少于 500 个/100ml。此外，淋巴性水肿时虽然微血管通透性不增高，但水肿液比重增高。

（2）水肿的皮肤特点　皮下水肿是全身或躯体局部水肿的重要体征，表现为皮肤肿胀，皱纹变浅，平滑而松软。当皮下组织有过多的液体积聚时，由于组织间隙的胶体网状物（透明质酸、胶原、糖胺聚糖等）对液体有很强的吸附能力和膨胀性，使水肿液被吸附而不能在组织间隙中自由移动，按压时无凹陷，称为隐性水肿；当液体积聚超过了组织间隙中胶体网状物的吸附能力时，水肿液才游离出来，在组织间隙中自由移动，手指按压该部位皮肤时，游离的液体可从按压点向周围散开，形成凹陷，解压后数秒钟凹陷自然平复，称为凹陷性水肿，又称为显性水肿。临床上检查有无水肿，常用手指按压内踝或胫前区皮肤，观察解压后有无留下凹陷，如留下压痕，表明已有凹陷性水肿。

2. 全身性水肿的分布特点　常见的全身水肿是心性、肾性和肝性水肿，它们的分布各有特点。心性水肿，水肿先出现于低垂部位，立位时以下肢尤以足踝部最早出现且较明显；肾性水肿先出现于组织疏松的面部，尤以眼睑部明显；肝性水肿多以腹腔积液最显著。

（四）水肿对机体的影响

1. 有利方面　①降低心脏负荷：如全身性水肿时，水肿使大量体液及时转移至组织间隙，防止循环系统压力骤升，避免血管破裂和急性心力衰竭。②利于机体抗损伤：炎性水肿时，渗出液可稀释毒素，吸附有害物质，输送抗体或药物，有利于吞噬细胞游走等，增强机体的抗损伤能力。

2. 不利方面　①细胞营养障碍：水肿使组织间液增多，细胞与毛细血管间的距离增大，影响细胞和血液间的物质交换。而且直接压迫微血管，减少组织供血。不利于组织细胞的正常营养；②器官功能障碍。主要取决于水肿发生的速度、程度和部位。如脑水肿可使颅内压增高，甚至形成脑疝危及生命；急性喉头水肿可导致气道阻塞，甚至出现窒息死亡；肺水肿可致急性呼吸功能不全等。

（五）防治的病理生理基础

治疗原发病，消除病因。运用不同药物加强利尿，同时注意维持钠与其他电解质和酸碱平衡。

三、水中毒

水中毒（water intoxication）是指机体由于水潴留使体液量明显增多，血清 Na^+ 浓度 < 130mmol/L，血浆渗透压 < 280mmol/L，低渗的细胞外液转入细胞内，细胞内、外液量均增多，但体内 Na^+ 总量正常或增多，故又称之为高容量性低钠血症或低渗性水过多。

（一）原因和机制

1. 水摄入过多　见于用无盐水灌肠，肠道吸收水分过多、精神性饮水过量、静脉输入含盐少或不含盐的液体过多、过快，超过肾脏的排水能力。婴幼儿对水、电解质调节能力较差，更易发生水中毒。

2. 水排出减少

（1）肾脏排水功能低下　急性肾功能衰竭少尿期、慢性肾功能衰竭晚期、心力衰竭、肝硬化等，因肾小球滤过功能障碍或肾血流减少，肾排水减少，如不限制水的摄入量，可引起水潴留，故急性肾功能不全患者输液不恰当时易发生水中毒。

（2）ADH 分泌过多　①恐惧、疼痛、休克、外伤等，交感神经兴奋，解除了副交感神经对 ADH 分泌的抑制。②肾上腺皮质功能低下：肾上腺皮质激素分泌减少，对下丘脑分泌 ADH 的抑制作用减弱，使 ADH 分泌过多。

（二）对机体的影响

1. 细胞外液量增加　血液稀释，使血浆蛋白、血红蛋白浓度下降，血细胞比容降低，早期尿量增多（肾功能异常者除外），尿比重下降。

2. 细胞内水肿明显　细胞水肿是水中毒的突出表现。细胞外液因水过多而被稀释，故血 Na^+ 浓度降低，渗透压下降，水分向渗透压相对高的细胞内转移，引起细胞水肿。使细胞内、外液容量均增多，渗透压均降低。由于细胞内液大于细胞外液，所以潴留的水分大部分积聚在细胞内。

3. 中枢神经系统症状　脑细胞水肿和脑组织水肿使颅内压增高，严重时可发生枕骨大孔疝或小脑幕裂孔疝。轻者出现乏力、头晕、嗜睡、记忆力减退等症状，重者可出现头痛、恶心、呕吐、精神错乱、昏睡、甚至昏迷等症状，甚至可出现呼吸、心搏骤停。

此外，水中毒可增加循环血量，使心血管系统负荷增大，引起肺水肿或心力衰竭等临床表现。

（三）防治的病理生理基础

1. 防治原发病。

2. 对于轻症患者在暂停给水后即可自行恢复。

3. 对于重症急性水中毒患者，则应立即静脉输注甘露醇、山梨醇等渗透性利尿剂或呋塞米等强利尿剂以减轻脑细胞水肿和促进体内水分的排出。

第二节　钾代谢紊乱

钾是体内重要的无机阳离子之一。正常成人体内的含钾量为 50～55mmol/kg，其中 90% 存在于细胞内，约 1.4% 的钾分布在细胞外，正常血清钾浓度为 3.5～5.5mmol/L。钾具有维持细胞新陈代谢、保持细胞膜静息电位和调节细胞内外渗透压与酸碱平衡等多种生理功能。钾的摄入和排出处于动态平衡，且能保持血浆钾浓度在正常范围内。天然食物含钾都比较丰富，成人每天随食物摄入的钾为 70～100mmol，其中 90% 在肠道被吸收，其余随粪便排出。机体排钾的主要器官是肾脏，其排钾量与钾的摄入量有关，钾的排出特点是：多吃多排，少吃少排，不吃也排。即使无钾摄入，机体每天也排出钾 20～40mmol。机体可通过以下途径维持钾的平衡：①可通过"泵－漏机制"调节细胞内外钾的平衡；②可通过细胞内外的 $H^+－K^+$ 交换，影响细胞内外液钾的交换；③可通过肾小管上皮细胞内外跨膜电位的改变影响钾的排出；④可通过醛固酮和远端肾小管液的流速，调节肾钾的排出量；⑤可通过结肠的粪便和汗腺排汗调节钾。

钾代谢紊乱主要是指 ECF 中 K^+ 浓度，尤其是血清钾浓度的异常变化，包括低钾血症和高钾血症。

一、低钾血症

低钾血症（hypokalemia）是指血清钾浓度低于 3.5mmol/L。而缺钾是指细胞内钾的缺失或体内钾的总量减少。低钾血症并非一定有体内钾总量减少，但多数情况下，低钾血症常伴有缺钾。

（一）原因和机制

1. 钾摄入不足　正常饮食条件下，一般不会发生低钾血症。只有在消化道梗阻、昏迷、神经厌食、胃肠道手术后长时间禁食的患者，在静脉补液中未补钾或补钾不够时，可发生低钾血症。

2. 钾丢失过多　是低钾血症的最主要原因。常见于以下几个方面。

（1）经消化道失钾　常见于严重呕吐、腹泻、肠瘘或胃肠减压等情况。其发生机制是：①消化液中含钾量较血浆高，所以消化液的丢失必然引起钾的大量丢失；②大量消化液丢失，可引起血容量降低，继发性醛固酮分泌增加，使肾排钾增多；③呕吐使胃酸丢失可导致代谢性碱中毒，使肾远曲小管排钾增加、细胞外钾转入细胞内；④频繁呕吐使患者进食困难，导致钾摄入减少。

（2）经肾失钾　这是成人失钾的最重要原因。①长期大量使用利尿剂：如呋塞米、依他尼酸等利尿剂，使肾小管远端尿液流速加快，冲刷作用加速肾小管分泌钾；利尿剂抑制近端小管及髓袢重吸收 Na^+，导致流至远端小管的 Na^+ 量增多，使 $Na^+ - K^+$ 交换增强，促进钾的排泌；同时原发疾病或利尿后血容量减少引起继发性醛固酮分泌增多，使肾保钠排钾作用增强。②各种肾脏疾患：如急性肾衰竭多尿期排出溶质增多，通过渗透性利尿作用或远端原尿流速加快，排钾增加；间质性肾疾患如慢性肾炎或肾盂肾炎，因近曲小管和髓袢对钠、水重吸收障碍，使远端流速增加，排钾增多。③盐皮质激素过多：见于原发性和继发性醛固酮增多症，保钠排钾作用增强使钾丢失过多；库欣综合征或长期大量使用皮质激素患者，因糖皮质激素具有弱的盐皮质激素样作用，也可发生低钾血症。④肾小管性酸中毒：Ⅰ型酸中毒（远曲小管性酸中毒），肾小管上皮细胞泌 H^+ 障碍，使得 $Na^+ - K^+$ 交换增强，尿排 K^+ 增多；Ⅱ型酸中毒（近曲小管性酸中毒），是一种多原因引起的以近曲小管重吸收多种物质障碍为特征的综合征，表现为 HCO_3^-、K^+ 和磷等物质吸收障碍，导致低钾血症、代谢酸中毒和低磷血症。近曲小管中过多的 HCO_3^- 到达远曲小管，增加管腔中负电荷，促进远曲小管泌 K^+ 增加。⑤镁缺失：使肾小管上皮细胞的 $Na^+, K^+ - ATP$ 酶失活，引起钾重吸收障碍，导致钾丢失过多。

（3）经皮肤失钾　汗液含钾不多，为 $5\sim10mmol/L$，一般情况下出汗不易引起低钾血症，但在高温环境下进行强体力劳动，引起大量出汗，如未及时充分补充电解质，可引起低钾血症。

3. 细胞外钾转入细胞内

（1）碱中毒　碱中毒时，可使 K^+ 进入细胞内。机制：①碱中毒，细胞外液 H^+ 浓度降低，细胞内的 H^+ 移到细胞外，为了维持离子平衡，细胞外的 K^+ 进入细胞内，导致低钾血症。②细胞外碱中毒时，肾小管上皮细胞排 H^+ 减少，$H^+ - Na^+$ 交换减弱，$K^+ - Na^+$ 交换增加，排 K^+ 增多，也会造成低钾血症。

（2）过量使用胰岛素可直接激活细胞膜上 $Na^+, K^+ - ATP$ 酶的活性，使细胞外的钾转入细胞内；胰岛素可促进细胞糖原合成，使细胞外钾随同葡萄糖转入细胞内，引起低钾血症。

（3）β 受体激动剂　如肾上腺素、沙丁胺醇等，可通过激活细胞膜上的 $Na^+, K^+ - ATP$ 酶，促进 K^+ 转入细胞内。

（4）某些毒物中毒　钡中毒、粗制棉籽油（棉酚）中毒时，钾通道被钡或棉酚所阻断，钾外流减少，故导致低钾血症。

（5）低钾性周期性瘫痪症　是一种常染色体显性遗传病，具体发病机制不清，发作时细胞外的钾离子转入细胞内，使血钾急剧减少，患者可出现一过性肢体瘫痪。骨骼肌瘫痪除血钾降低使肌肉兴奋性降低外，还与骨骼肌膜上电压依赖型钙通道的基因位点突变使钙内流受阻，肌肉的兴奋 - 收缩耦联障碍有关。

（二）对机体的影响

低钾血症对机体的影响，在不同的个体有很大的差别。低钾血症的症状取决于失钾的快慢和血钾降低的程度。一般当血清钾低于或为 2.5～3.0mmol/L 时，才出现较为明显的临床表现。慢性失钾者，临床症状不很明显。

低钾血症的临床症状主要是神经肌肉和心脏的影响。

1. 对神经肌肉的影响

（1）引起神经肌肉组织兴奋性降低　①急性低钾血症：细胞外 K^+ 浓度（$[K^+]e$）增高，急剧降低，而细胞内 K^+ 浓度（$[K^+]i$）变化不明显，使细胞内外的 K^+ 浓度差增大，静息状态下细胞内 K^+ 外流增多，静息电位（E_m）的绝对值增大，其与阈电位（E_t）的距离（E_m-E_t）加大，需要增加刺激强度才能兴奋，故细胞的兴奋性降低，严重时兴奋性甚至消失，这也称为超极化阻滞状态。神经肌肉症状是低钾血症突出表现：中枢神经系统表现为精神萎靡、反应淡漠、嗜睡，甚至记忆力减退、定向力障碍、昏迷等；骨骼肌受累，轻症表现为可有肌肉酸痛或感觉异常、四肢无力的症状，常首先累及下肢，以后可影响上肢及躯干的肌群。严重时可累及呼吸肌，呼吸肌麻痹引起呼吸衰竭是低钾血症的主要致死原因；平滑肌受累，轻者表现为食欲缺乏、肠鸣音减少或消失，腹胀和便秘，严重者可发生肠麻痹。此外，可有尿潴留、血压轻度降低等表现。②慢性低钾血症：由于细胞外液钾浓度降低缓慢；细胞内钾逸出，细胞外钾得到补充，所以细胞内外 K^+ 浓度差变化较小，临床上肌肉兴奋性降低的症状不明显。慢性严重低钾血症，细胞内明显缺钾时，可导致细胞代谢障碍，肌细胞肿胀等现象。

（2）引起横纹肌溶解　机体运动时，参与运动的骨骼肌释放钾增多，使局部血管中的钾浓度升高，从而刺激局部血管扩张，血流量增加，这是一种正常生理反应。严重钾缺乏时（血钾浓度低于 2.5mmol/L），运动的骨骼肌释放钾减少，局部血管扩张和血流量增加不充分，导致局部肌肉组织因血流量减少而发生缺血、缺氧，肌肉代谢障碍。轻则肌痉挛，严重时发生缺血性坏死，横纹肌溶解，进而可引起肾功能衰竭。

2. 对心肌的影响　主要表现为心肌生理特性的改变以及引发的心电图变化和心肌功能的损害。低钾血症对心肌生理特性的影响表现为以下几个方面。

（1）心肌兴奋性增高　当细胞外液 K^+ 浓度明显降低时，心肌细胞膜的 K^+ 通道开放减少，从而使细胞内 K^+ 外流减少，心肌细胞静息电位（E_m）负值反而变小，使静息电位与阈电位的距离缩短（E_m-E_t 间距离缩短），因而使用较弱的刺激就能引起兴奋，所以心肌的兴奋性增高。

（2）心肌传导性降低　心肌传导性快慢主要取决于动作电位 0 期去极化的速度和幅度。低钾血症时，心肌细胞 E_m 绝对值减少，E_m-E_t 间距变小，驱使 0 期去极化快 Na^+ 内流的电位梯度变小，Na^+ 内流的数量和速度下降，使 0 期去极化速度和幅度降低，兴奋位点向周边扩布减慢，导致心肌传导性降低。

（3）心肌自律性增高　自律性取决于自律性细胞动作电位 4 期自动去极化的速度。低钾血症时细胞外钾离子（$[K^+]e$）降低，心肌细胞膜对 K^+ 的通透性降低，自律性细胞 4 期自动去极化过程中的 K^+ 外流减少，Na^+ 内流相对增加，使快反应自律细胞自动去极化加速，心肌自律性增高。

（4）心肌收缩性先增高后降低　细胞外液中的 K^+ 与 Ca^{2+} 在心肌细胞膜上相互竞争抑制。轻度低钾血症时，细胞外液 K^+ 浓度降低，心肌细胞膜对 K^+ 的通透性降低，K^+ 外流减少，故在心肌动作电位 2 期复极化时对 Ca^{2+} 内流的抑制作用减弱，使 Ca^{2+} 内流加速，心肌细胞内 Ca^{2+} 浓度增高，兴奋 - 收缩耦联过程加强，收缩性增强。但在严重或慢性低钾血症时，因细胞内缺钾，导致细胞代谢障碍，使心肌结构破坏，所以心肌收缩性降低。

低钾血症时心电图的变化表现为：T 波低平，U 波增高，ST 段下降，P - R 间期延长，QRS 波增宽，Q - T 间期延长。

低钾血症时心功能的损害表现为：①心律失常：心肌兴奋性增高，超常期延长，异位起搏点自律性增高。传导性降低，传导减慢，有效不应期缩短，易引起兴奋折返。所以，低钾血症易发生期前收缩、房室传导阻滞、心室纤维颤动等各种心律失常。②对洋地黄类强心药物的敏感性增强：心力衰竭患者常因使用利尿剂或钾摄入不足而引起低钾血症，使洋地黄与 Na^+，K^+ – ATP 酶的亲和力增强，增加了洋地黄致心律失常的毒性作用，导致洋地黄的毒性作用增大，治疗效果下降。

3. 对肾脏的影响　在慢性低钾血症时，常出现尿浓缩功能障碍。临床表现为多尿和低比重尿。其发生的可能机制是：①远曲和集合管上皮细胞受损，cAMP 生成不足，对 ADH 的反应性降低。②髓袢升支 NaCl 的重吸收障碍，导致髓质渗透压梯度的形成发生障碍，影响水的吸收。肾形态的变化主要表现为髓质集合管上皮细胞肿胀、增生，重者可累及到各段肾小管，甚至是肾小球，出现间质纤维化、肾小管萎缩等间质性肾炎的表现。

4. 对酸碱平衡的影响　低钾血症可引起代谢性碱中毒，出现"反常性酸性尿"。其机制是：①低钾血症时，细胞外 K^+ 浓度降低，细胞内 K^+ 与细胞外 H^+ 交换增多，细胞内 K^+ 出细胞，细胞外 H^+ 进细胞，使细胞内液呈酸性，细胞外液发生碱中毒；②低钾血症时，肾小管上皮细胞内 K^+ 含量减少，H^+ 增多，使肾小管 K^+ – Na^+ 交换减少，而 H^+ – Na^+ 交换增强，HCO_3^- 重吸收增多，尿排 K^+ 减少，排 H^+ 增多，尿液呈酸性，称为"反常性酸性尿"。

（三）防治的病理生理基础

1. 去除病因　积极治疗原发病，如止吐、止泻，进行胃肠疾病治疗。

2. 补钾　如果严重低钾血症或出现明显的临床症状时，应及时补钾。应遵循的原则为：①补钾最好口服，不能口服或病情严重时，才考虑静脉滴注补钾；②见尿补钾；③静脉补钾速度不宜过快，浓度不宜过高；④严禁静脉注射。

3. 纠正其他电解质紊乱　低钾同时多伴发低镁血症，故补钾同时也需补镁。

二、高钾血症

血清钾浓度大于 5.5mmol/L，称为高钾血症（hyperkalemia）。

（一）原因和机制

1. 钾排出减少　肾排钾减少是引起高钾血症的主要原因。见于以下情况。①长期使用潴钾利尿剂：如氨苯蝶啶和螺内酯等具有拮抗醛固酮的排钾作用，长期大量使用易发生高钾血症。②盐皮质激素缺乏：如肾上腺皮质功能不全（Addison 病）、双侧肾上腺切除等引起醛固酮分泌不足；肾小管疾病（糖尿病肾病、间质性肾炎、醛固酮抵抗等），肾小管对醛固酮的反应低下。醛固酮对肾远曲小管和集合管泌钾减弱，均导致排钾减少，血钾升高。③肾衰竭：急性肾衰竭的少尿期、慢性肾衰竭晚期、失血性休克等原因引起的肾小球滤过率降低，肾排钾减少，发生高钾血症。

2. 钾摄入过多　一般口服过多含钾溶液，不会发生高钾血症。高钾血症主要见于医源性处理不当，如静脉输入钾过快、浓度过高所引起。

3. 细胞内钾转移到细胞外

（1）酸中毒　酸中毒时细胞外液 $[H^+]$ 增高，H^+ 进入细胞，为了维持电荷平衡，同时细胞内 K^+ 向细胞外转移，导致细胞外液 $[K^+]$ 增高。同时，肾小管上皮细胞也发生这种离子变化，由于细胞内 $[H^+]$ 增加，使肾小管管腔侧排泌 H^+ 增多，排泌 K^+ 减少，引起高钾血症。

（2）高血糖合并胰岛素不足　见于糖尿病，其机制是：胰岛素缺乏，妨碍了钾进入细胞内；高血糖，使细胞外液高渗，引起细胞内脱水，使细胞内钾浓度相对升高，为钾通过细胞膜钾通道的被动外移提供了浓度梯度，导致细胞内钾转出细胞外，出现高钾血症。

（3）某些药物　如 β 受体阻滞剂、洋地黄类等可干扰 Na^+，K^+ – ATP 酶的活性而妨碍细胞摄钾。另外，氯化琥珀胆碱等肌肉松弛药，可增加骨骼肌细胞膜的 K^+ 通透性，钾外漏增多。

（4）组织细胞分解　组织损伤、坏死或溶血，包括淋巴瘤和白血病化疗或放疗后，使组织细胞释出大量 K^+ 而引起高钾血症。

（5）高钾性周期性麻痹　是一种常染色体显性遗传病。发作时细胞内 K^+ 转移至细胞外，引起高钾血症。

（6）缺氧　缺氧时细胞内 ATP 生成不足，细胞膜 Na^+,K^+-ATP 酶功能障碍，故钠离子潴留于细胞内，细胞外液中钾不易进入细胞内，导致细胞外钾浓度增高；缺氧也可引起酸中毒和细胞坏死，细胞内的钾离子释放入血，加重高钾血症。

（二）对机体的影响

高钾血症对机体的影响主要表现为细胞膜电位异常引发的一系列障碍和酸碱平衡异常。

1. 对神经肌肉的影响　高钾血症时，骨骼肌的兴奋性随血钾逐步升高经历先升高后降低的过程。轻度高钾血症（5.5 ~ 7.0mmol/L），细胞外液 $[K^+]_e$ 增高，$[K^+]_i/[K^+]_e$ 比值变小，细胞内外 K^+ 的浓度梯度缩小，钾外流减少，E_m 绝对值变小，E_m-E_t 间距缩小，使兴奋性升高。轻症表现为手足感觉异常，震颤、肌刺痛或肠绞痛与腹泻，但常被原发病症状所掩盖。急性重度高钾血症（7.0 ~ 9.0mmol/L）时，细胞外液钾浓度急剧升高，$[K^+]_i/[K^+]_e$ 比值更小，使静息电位与阈电位水平接近，细胞膜上快 Na^+ 通道失活，出现去极化阻滞状态（depolarized blocking），神经肌肉兴奋性反而降低。表现为肌肉软弱无力乃至弛缓性麻痹。

慢性高钾血症时，由于病程缓慢，细胞内外钾浓度梯度变化不大，$[K^+]_i/[K^+]_e$ 比值变化不明显，很少出现神经 - 肌肉方面的症状。

2. 对心脏的影响　高钾血症对心肌的毒性作用极强，可发生致命性心室颤动和心脏骤停。高钾血症主要表现为心肌生理特性及引发的心电图变化和心功能的损害。

高钾血症对心肌生理特性的影响表现如下。

（1）心肌兴奋性先高后低　急性高钾血症时，心肌兴奋性的改变随血钾浓度升高的程度不同而有所不同。急性轻度高钾血症时，细胞外液 K^+ 浓度增高，心肌细胞受浓度差的影响，K^+ 由细胞内向细胞外转运减少，E_m 绝对值变小，E_m-E_t 间距缩小，因此，兴奋性增高。急性重度高钾血症时，因静息电位接近阈电位水平，出现去极化阻滞，心肌兴奋性降低或不能兴奋。

（2）心肌传导性降低　轻度高钾血症时，E_m 绝对值变小，0 期去极化速度和幅度降低，钠通道不易开放，所以心肌传导性降低。重度高钾血症时，E_m 与 E_t 接近，快钠通道失活，出现严重传导阻滞。加之兴奋性降低可发生心脏骤停。

（3）心肌自律性降低　高钾血症时，心肌细胞膜对 K^+ 的通透性增加，快反应自律细胞 4 期自动复极时 K^+ 外流加速，Na^+ 内流相对较慢，自动去极化减慢，因而自律性降低。

（4）心肌收缩性减弱　高钾血症时，K^+ 外流增多，可抑制复极 2 期 Ca^{2+} 内流，使心肌细胞内 Ca^{2+} 浓度降低，影响兴奋 - 收缩耦联，使心肌收缩性减弱。

高钾血症时心电图的变化表现为：高钾血症时，K^+ 外流加速，使 3 期复极时间和有效不应期缩短，反映复极 3 期的 T 波高尖，而相当于心室动作电位时间的 Q - T 间期缩短；因传导性下降心房去极化 P 波压低、增宽或消失，代表房室传导的 P - R 间期延长，而相当于心室去极化的 QRS 波变低变宽。

高钾血症对心肌功能的损害：高钾血症时可出现多种类型的心律失常，由于自律性降低，可出现窦性心动过缓；传导性降低，引起各种类型的传导阻滞，且心肌细胞有效不应期缩短，因而容易引起兴奋折返，所以严重的高钾血症可因心肌兴奋性消失或严重的传导阻滞而导致心脏骤停。

3. 对酸碱平衡的影响　高钾血症可引起代谢性酸中毒，其机制如下。①高钾血症时，细胞外 K^+ 浓度升高，K^+ 从细胞外转入细胞内，为保持体液电中性，H^+ 则从细胞内转出，细胞外液 H^+ 浓度升高，呈酸中毒。②高钾血症时，肾小管上皮细胞内 K^+ 浓度升高，泌 K^+ 增多，排 H^+ 减少，尿呈碱性。与一般酸中毒时尿呈酸性不同，故又被称为"反常性碱性尿"。

（三）防治的病理生理基础

1. 消除病因，积极治疗原发病、限制钾的摄入。

2. 促进钾进入细胞内 静脉滴注碳酸氢钠或葡萄糖溶液、胰岛素等，提高细胞外的 pH 值，促使 K^+ 进入细胞内。

3. 对抗高钾的心肌毒性 Na^+、Ca^{2+} 对 K^+ 有拮抗效应，可缓慢静脉注射葡萄糖酸钙、高渗氯化钠或乳酸钠溶液等。

4. 排出体内过多的钾 用透析疗法或口服阳离子交换树脂、利尿剂等促进 K^+ 排出。

5. 纠正其他电解质代谢紊乱 如伴高镁血症，应及时检查处理。

目标检测

一、选择题

【A1/A2 型题】

1. 体液大量丢失后，只补充葡萄糖溶液未补盐易发生（　　）

　　A. 低渗性脱水　　　　　　　　B. 高渗性脱水　　　　　　　　C. 等渗性脱水

　　D. 水肿　　　　　　　　　　　E. 水中毒

2. 下列关于低渗性脱水体液丢失的说法中，正确的是（　　）

　　A. 细胞内液和外液均明显丢失　　　　　　B. 血浆丢失，但组织间液无明显丢失

　　C. 细胞内液丢失，细胞外液无丢失　　　　D. 血浆和细胞内液均明显丢失

　　E. 细胞内液无丢失，仅丢失细胞外液

3. 关于高渗性脱水对机体的影响，说法错误的是（　　）

　　A. 细胞外液渗透压升高，刺激口渴中枢，引起口渴感

　　B. 细胞外液渗透压升高，刺激 ADH 分泌，尿量减少

　　C. 细胞外液渗透压升高，使细胞内液向细胞外转移

　　D. 严重脱水可因皮肤蒸发的水分减少，发生脱水征

　　E. 晚期醛固酮分泌增多，尿钠减少

4. 下列属于引起水、钠潴留机制的是（　　）

　　A. 血浆胶体渗透压增加

　　B. 心房钠尿肽（ANP）的分泌增多

　　C. 毛细血管流体静压升高

　　D. 淋巴回流受阻

　　E. 肾小球 – 肾小管失衡

5. 下列不属于影响血管内外液体交换因素的是（　　）

　　A. 毛细血管流体静压升高　　　　　　　　B. 血浆晶体渗透压下降

　　C. 血浆胶体渗透压下降　　　　　　　　　D. 微血管壁通透性增加

　　E. 淋巴回流

6. 高钾血症对机体最大的危害的是（　　）

    A. 心脏传导阻滞　　　　　　B. 酸中毒　　　　　　　　C. 骨骼肌麻痹

    D. 心室纤颤和停搏　　　　　E. 心肌收缩力下降

【A3/A4 型题】

（7～8 题共用题干）

患儿，男，12 岁。1 周前患上呼吸道感染，近 3 天出现血尿、全身水肿就诊。BP 160/110mmHg。查体：全身凹陷性水肿。尿检查：蛋白＋＋＋，红细胞＋＋＋。临床诊断：急性肾小球肾炎。

7. 该患儿发生水肿的机制是（　　）

    A. 血浆胶体渗透压降低　　　B. 血浆胶体渗透压增高　　C. 肾小管重吸收增强

    D. 肾小球滤过率增加　　　　E. 微血管壁通透性增大

8. 该患儿水肿最先出现的部位是（　　）

    A. 腰骶部　　　　　　　　　B. 下肢　　　　　　　　　C. 胸腔

    D. 脚踝　　　　　　　　　　E. 眼睑或面部

二、思考题

1. 哪种类型的脱水易造成失液性休克，为什么？

2. 何为反常性酸性尿？其发生的机制是什么？

（刘昌明　张　颖）

第十五章　酸碱平衡紊乱

学习目标

1. 通过本章的学习，重点把握酸碱平衡紊乱的概念和常用指标；各种单纯性酸碱平衡紊乱的概念、机体的代偿调节、血气特点及对机体的影响。
2. 学会能够根据实验室检查结果及临床表现，初步分析酸碱平衡紊乱的类型。

情境导入

情境描述　患者，女，65 岁。患糖尿病 10 年。一年前因血糖持续升高行胰岛素注射治疗。5 天前停用胰岛素，3 天前明显多饮、多尿、乏力，1 小时前昏迷，急诊入院。查体：体温 37.5℃，脉搏 97 次/分，呼吸 30 次/分，呼气中有烂苹果味，血压 95/60mmHg。血气分析及电解质测定结果如下：血糖 11mmol/L，Cl^- 105mmol/L，pH 7.25，$PaCO_2$ 30mmHg，AB 10.1mmol/L。

讨论　1. 该患者有何种酸碱平衡紊乱？

2. 该患者昏迷的机制是什么？

正常机体在代谢活动中不断生成一些酸性物质或碱性物质，但通过体液的缓冲、肺及肾的调节，血浆的酸碱度能够稳定在正常范围内，此过程即为酸碱平衡。

在某些病因的作用下，因为酸碱超负荷或调节机制障碍，导致体液酸碱稳态破坏，发生酸碱平衡紊乱。正常人体细胞外液 pH 为 7.35～7.45，平均值为 7.40。

第一节　正常机体的酸碱代谢

一、体液酸碱物质的来源

（一）酸性物质的来源

1. 挥发酸　机体在代谢过程中产生最多的酸性物质是 H_2CO_3，体内 H_2CO_3 的来源是糖、脂肪、蛋白质分解代谢的终产物 CO_2。CO_2 可通过两种方式与水结合生成 H_2CO_3。一种方式是：CO_2 与组织间液和血浆中的水直接结合生成 H_2CO_3，即 CO_2 溶于水生成 H_2CO_3；但主要是另一种方式：CO_2 在红细胞、胃肠黏膜上皮细胞、肾小管上皮细胞和肺泡上皮细胞内，在碳酸酐酶的催化下，CO_2 与水结合生成 H_2CO_3。H_2CO_3 可解离生成 H^+ 和 HCO_3^-，H_2CO_3 也可以重新分解成为 CO_2 气体从肺排出体外，所以 H_2CO_3 被称为挥发酸，肺对 H_2CO_3 的调节被称为酸碱平衡的呼吸性调节。

2. 固定酸　是指不能变成气体由肺呼出，而只能通过肾由尿排出的酸性物质，又称非挥发酸，是非碳酸类酸性物质的总称。机体产生的固定酸主要包括糖氧化过程中产生的三羧酸，糖酵解中产生的甘油酸、丙酮酸和乳酸；脂肪代谢产生的 β-羟丁酸和乙酰乙酸；蛋白质分解代谢产生的硫酸、磷酸和尿酸等。机体有时还会摄入一些酸性食物，或服用酸性药物如氯化铵、水杨酸等，也成为固定酸的另一来源。固定酸主要通过肾进行调节，这一调节过程称为酸碱平衡的肾性调节。

（二）碱性物质的来源

体内碱性物质主要来自食物，特别是瓜果、蔬菜中所含的有机酸盐。如柠檬酸盐、苹果酸盐和草酸盐（主要是 Na^+ 和 K^+ 盐），均可与 H^+ 起反应，分别转化为柠檬酸、苹果酸和草酸，再经三羧酸循环代谢为 CO_2 和 H_2O，而 Na^+ 或 K^+ 则可与 HCO_3^- 结合生成碱性盐。体内代谢过程中也可产生一些碱性物质。人体碱的生成量与酸相比明显减少。

二、机体对酸碱的调节

机体在正常生命活动中不断生成和摄取酸性或碱性物质，但血液 pH 却维持在相对恒定的范围内，这是由于机体对酸碱负荷有强大的缓冲能力及有效的调节功能，维持血液酸碱的稳态。机体对体液酸碱平衡的调节主要通过血液的缓冲作用、肺脏的调节作用、肾的调节作用及组织细胞的调节作用来维持。

（一）血液的缓冲作用

血液的缓冲系统主要有碳酸氢盐缓冲系统、磷酸盐缓冲系统、血浆蛋白缓冲系统、血红蛋白和氧合血红蛋白缓冲系统五种，以碳酸氢盐缓冲对（HCO_3^- / H_2CO_3）为主（表 15-1）。这五种缓冲系统通过接受 H^+ 或释放 H^+ 将强酸或强碱转变为弱酸或弱碱来发挥缓冲作用。动脉血 pH 值受血液缓冲对的影响，特别受 H_2CO_3 与 HCO_3^- 的影响。当 HCO_3^- / H_2CO_3 为 20∶1 时，pH 值为 7.40。

1. 碳酸氢盐缓冲系统　血液缓冲系统中以碳酸氢盐缓冲系统最为重要，这是由于该系统具有以下特点：①是含量最多的缓冲系统，缓冲能力强，占全血缓冲总量的 53%。②能进行开放性调节。H_2CO_3 能转变为 CO_2，把血液的缓冲调节与呼吸调节联系在一起，HCO_3^- 又能通过肾调控，由此与肾脏调节也联为一体。所以，碳酸氢盐缓冲系统的缓冲能力远远超出其化学反应本身所能达到的程度。③可以缓冲固定酸。但碳酸氢盐缓冲系统却不能缓冲挥发酸，体内挥发酸的缓冲还需要依靠非碳酸氢盐缓冲系统。

表 15-1　血液中缓冲系统的组成

缓冲体系	缓冲体系的组成	占全血缓冲系统比例
碳酸氢盐缓冲对	$H_2CO_3 \rightleftharpoons HCO_3^- + H^+$	53%
磷酸盐	$H_2PO_4 \rightleftharpoons HPO_4^{2-} + H^+$	5%
血浆蛋白	$HPr \rightleftharpoons Pr^- + H^+$	7%
HbO_2 及 Hb	$HHbO_2/HHb \rightleftharpoons HbO_2^-/Hb^- + H^+$	35%

2. 磷酸盐缓冲系统　存在于细胞内外液中，特别在细胞内液及肾小管中发挥缓冲作用，包括细胞内的 KH_2PO_4/K_2HPO_4 和血浆的 NaH_2PO_4/Na_2HPO_4，含量约占全血缓冲系统的 5%。

3. 蛋白质缓冲系统　存在于红细胞内及血浆。血浆蛋白是作为阴离子而存在，通过释放或结合 H^+ 发挥缓冲作用，含量约占全血缓冲系统的 7%。血红蛋白和氧合血红蛋白缓冲系统的含量约占全血缓冲系统的 35%，主要在缓冲挥发酸中起作用。

（二）肺脏的调节作用

肺通过改变体内 CO_2 的排出量来调节血浆碳酸的浓度，从而维持血浆中 HCO_3^- / H_2CO_3 比值的恒定，以保持 pH 相对稳定。肺泡通气量是受大脑呼吸中枢调控的，而呼吸中枢受来自中枢化学感受器和外周化学感受器的刺激。

1. 呼吸运动的中枢调节　由于呼吸中枢化学感受器对脑脊液及局部细胞外液中 H^+ 的浓度变化敏感，当 H^+ 浓度升高时，呼吸中枢兴奋，呼吸运动就会加深加快。但血液中的 H^+ 不易通过血脑屏障，所以血液 pH 值的变化对中枢化学感受器的刺激较小，而血液中的 CO_2 能迅速通过血脑屏障，CO_2 与水在碳酸酐酶作用下结合生成 H_2CO_3，使化学感受器周围 H^+ 浓度升高，从而兴奋呼吸中枢。但脑脊液中碳酸酐酶较少，所以对 CO_2 的反应会有延迟。$PaCO_2$ 的正常值为 40mmHg，当 $PaCO_2$ 升高 2mmHg 时，就可刺激中枢化学感受器，出现肺通气增强的表现，降低血中 H_2CO_3 的浓度，发挥调节作用。但如果 $PaCO_2$ 进一步增加，超过 80mmHg 时，呼吸中枢反而受到抑制，出现 CO_2 麻醉（carbon dioxide narcosis）。

2. 呼吸运动的外周调节　呼吸中枢同样也受外周化学感受器的刺激而兴奋，特别是颈动脉体感受器，能感受 H^+ 浓度、低氧和 CO_2 的刺激。$PaCO_2$ 升高 10mmHg 才刺激外周化学感受器，所以外周化学感受器相比于中枢化学感受器，反应较不敏感。$PaCO_2$ 升高时，主要是通过延髓中枢化学感受器发挥调节作用。外周化学感受器主要受低氧刺激，反射性引起呼吸中枢兴奋，呼吸加深加快，CO_2 的排出量增加。但 PaO_2 过低对呼吸中枢的直接作用是抑制效应。

（三）肾的调节作用

机体在代谢过程中不断地产生酸性物质，需要不断消耗碱性物质来中和，如果不能及时补充碱性物质和排出多余的 H^+，血液 pH 值就会发生改变。肾主要调节固定酸，通过肾小管上皮细胞的泌酸，泌氨和重吸收 HCO_3^- 等来实现，从而调节 pH 值使之相对恒定。其主要作用机制如下所述。

1. 近曲小管泌 H^+ 和对 $NaHCO_3$ 的重吸收　肾小球滤液中 $NaHCO_3$ 含量与血浆相等，85%～90% 在近曲小管被重吸收，10%～15% 在远曲小管和集合管被重吸收。因此正常情况下，尿液中几乎无 $NaHCO_3$ 的丢失。HCO_3^- 的重吸收是通过 $H^+ - Na^+$ 交换机制，即近曲小管细胞在主动分泌 H^+ 的同时，从管腔中交换 Na^+，两者的转运方向相反，称为 $H^+ - Na^+$ 交换，在这种 $H^+ - Na^+$ 交换时往往伴有 HCO_3^- 的重吸收。肾小管上皮细胞内含有碳酸酐酶（carbonic anhydrase，CA），催化 CO_2 与 H_2O 反应生成 H_2CO_3 并解离成 H^+ 和 HCO_3^-，产生的 H^+ 通过 $Na^+ - H^+$ 交换体或者质子泵分泌到肾小管，产生的 HCO_3^- 则吸收入血（图 15 - 1）。

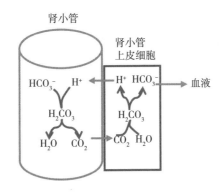

图15 - 1　肾小管上皮细胞在 CA 催化下通过 CO_2

循环重吸收小管液中的 HCO_3^-

2. 远曲小管及集合管泌 H^+ 和对 $NaHCO_3$ 的重吸收　远曲小管和集合管的闰细胞也可分泌 H^+，该细胞又称为泌氢细胞，但不能转运 Na^+，是一种非 Na^+ 依赖性的泌氢，需要借助于 $H^+ - ATP$ 酶的作用向小管腔泌氢，而在基侧膜以 $Cl^- - HCO_3^-$ 交换的方式重吸收 HCO_3^-，为远端酸化作用（distal acidification）。远曲肾小管泌 H^+ 到集合管管腔内，可与管腔滤液中的碱性 HPO_4^{2-} 结合形成可 $H_2PO_4^-$，使尿液酸化。但这种缓冲作用是有限的。

远端小管及集合管还存在 $Na^+ - H^+$ 交换与 $Na^+ - K^+$ 交换，尿中的 K^+ 主要是由远曲小管和集合管分泌的。当有 Na^+ 的主动吸收时，才会有 K^+ 的分泌，两者的转运方向相反，称为 $Na^+ - K^+$ 交换。$Na^+ - H^+$ 交换与 $Na^+ - K^+$ 交换有相互抑制现象，当机体发生酸中毒时，小管分泌 H^+ 浓度增加，$Na^+ - H^+$ 交换加强，$Na^+ - K^+$ 交换抑制，K^+ 的分泌减少，造成血 K^+ 浓度增高。

3. NH$_4^+$ 的排出　近曲小管上皮细胞是产 NH$_4^+$ 的场所，主要由近曲小管上皮细胞内的谷氨酰胺经谷氨酰胺酶催化下发生如下反应：谷氨酰胺→NH$_3$ + 谷氨酸、谷氨酸→NH$_3$ + α - 酮戊二酸。酸中毒越严重，谷氨酰胺酶的活性越高，产生的氨和 α - 酮戊二酸也越多。α - 酮戊二酸的代谢需要用去 2 个 H$^+$，生成 2 个 HCO$_3^-$，由于 NH$_3$ 是脂溶性分子，能通过细胞膜进入小管腔，也能通过基侧膜进入细胞间隙，而 NH$_3$ 与细胞内 H$_2$CO$_3$ 解离的 H$^+$ 结合成 NH$_4^+$，通过 NH$_4^+$ - Na$^+$ 交换进入管腔内，随尿排出。Na$^+$ 与 HCO$_3^-$ 同向转运进入血液循环。酸中毒严重时，不仅近曲小管泌 NH$_4^+$ 增加，远曲小管和集合管也可泌 NH$_3$，与尿液中 H$^+$ 结合形成 NH$_4^+$ 从尿中排泄，发挥缓冲作用。

（四）组织细胞的调节作用

组织细胞的缓冲作用主要是通过离子交换来实现的，如 H$^+$ - K$^+$、H$^+$ - Na$^+$、Na$^+$ - K$^+$ 交换等，肌细胞、红细胞和骨组织均能发挥这种作用。当酸中毒时，细胞外液 H$^+$ 可与细胞内 K$^+$ 或 Na$^+$ 交换进入细胞内；当碱中毒时，细胞内 H$^+$ 可与细胞外 K$^+$ 或 Na$^+$ 交换移入细胞内。所以，酸中毒时，往往伴有高钾血症；碱中毒时，可伴有低钾血症。

总之，上述四方面的调节作用共同维持体内的酸碱平衡，但在作用时间和强度上是不同的。血液缓冲系统是机体维持酸碱稳态的第一道防线，反应最为迅速，一旦有酸性或碱性物质入血，缓冲物质就立即参与反应，将强酸或强碱中和转变成弱酸或弱碱，同时缓冲系统自身也被消耗，故缓冲作用不易持久；肺的调节作用效能大，而且迅速，几分钟内开始，30 分钟达最高峰，主要通过改变肺泡通气来控制血浆 H$_2$CO$_3$ 浓度的高低，但是肺仅对 CO$_2$ 有调节作用，却不能缓冲固定酸；肾脏的调节作用效率高，但发挥较慢，常在酸碱平衡紊乱发生后 12 ~ 24 小时才发挥作用，作用持久，对排出固定酸及保留 HCO$_3^-$ 有重要作用；细胞内液的缓冲作用强于细胞外液，3 ~ 4 小时后才发挥调节作用，主要通过细胞内外离子交换来维持酸碱平衡，但会引起血钾浓度的改变。

第二节　酸碱平衡紊乱的类型及常用检测指标

一、酸碱平衡紊乱的类型

1. **根据血液 pH 值分类**　pH 值低于 7.35 称为酸中毒，pH 值高于 7.45 称为碱中毒。

2. **根据酸碱平衡紊乱时 pH 值是否正常分类**　［HCO$_3^-$］和［H$_2$CO$_3$］比值不变，pH 值就保持正常，称为代偿性酸碱平衡紊乱。如果比值和 pH 值均发生改变，称之为失代偿性酸碱平衡紊乱。

3. **根据［HCO$_3^-$］和［H$_2$CO$_3$］的含量变化分类**　HCO$_3^-$ 浓度原发性降低或升高引起的酸碱平衡紊乱称为代谢性酸中毒或代谢性碱中毒。H$_2$CO$_3$ 原发性增高或降低引起的酸碱平衡紊乱称为呼吸性酸中毒或呼吸性碱中毒。

4. **临床分类**　分为单纯性酸碱平衡紊乱和混合性酸碱平衡紊乱。

二、常用检测指标

1. **pH**　为 H$^+$ 浓度的负对数值。正常人动脉血 pH 为 7.35 ~ 7.45，平均值是 7.40。pH 值取决于 HCO$_3^-$/H$_2$CO$_3$ 比值，即两者的比值只要维持 20：1，pH 值即可维持在正常范围。pH 值小于 7.35 为失代偿性酸中毒；pH 值大于 7.45 为失代偿性碱中毒。pH 值本身不能区分酸碱平衡紊乱的类型，也不能判定是代谢性的还是呼吸性的。pH 值在正常范围内，见于三种情况：①酸碱平衡正常，体内未发生酸碱平衡紊乱；②代偿性酸碱平衡紊乱；③混合型酸碱平衡紊乱，使 pH 值变动相互抵消。所以，要进一步判定酸碱平衡紊乱的性质还需要测定血浆 H_2CO_3 和 HCO_3^-。

2. 动脉血二氧化碳分压（partial pressure of carbondioxide，$PaCO_2$）　指血浆中呈物理溶解状态的 CO_2 分子所产生的张力。由于 CO_2 通过呼吸膜的弥散速度快，动脉血 CO_2 分压（$PaCO_2$）就相当于肺泡气 CO_2 分压（$PaCO_2$），所以测定 $PaCO_2$ 可了解肺泡通气量的情况，即 $PaCO_2$ 与肺泡通气量成反比，当通气不足时，$PaCO_2$ 升高；当通气过度时，$PaCO_2$ 降低，因此 $PaCO_2$ 是反映呼吸性酸碱平衡紊乱的重要指标。正常值为 33 ~ 46mmHg，平均值为 40mmHg。当 $PaCO_2$ < 33mmHg，表示肺通气过度，CO_2 排出过多，见于呼吸性碱中毒或代偿后代谢性酸中毒；当 $PaCO_2$ > 46mmHg，表示肺通气不足，有 CO_2 潴留，见于呼吸性酸中毒或代偿后代谢性碱中毒。

3. 标准碳酸氢盐（SB）和实际碳酸氢盐（AB）　两者均为血液 HCO_3^- 的指标。

（1）**标准碳酸氢盐（standard bicarbonate，SB）**　指全血在标准条件下（即 $PaCO_2$ 为 5.32kPa，温度 38℃，血红蛋白氧饱合度为 100%）血浆中 HCO_3^- 的量，正常范围是 22 ~ 27mmol/L，平均为 24mmol/L。

（2）**实际碳酸氢盐（actual bicarbonate，AB）**　指在隔绝空气的条件下，在实际 $PaCO_2$、体温和血氧饱和度条件下测得的血浆 HCO_3^- 含量。

SB 排除了呼吸因素的影响，是判断代谢因素的指标。AB 则受呼吸因素和代谢因素的共同影响；SB 与 AB 的差值反映了呼吸因素对酸碱平衡的影响。正常人 AB 与 SB 相等，当 AB > SB 时，表明有 CO_2 潴留；AB < SB 时，表明 CO_2 排出过多。两者数值均低表明有代谢性酸中毒，两者数值均高表明有代谢性碱中毒。

4. 缓冲碱（buffer base，BB）　是指血液中一切对 H^+ 具有缓冲作用的负离子碱的总和，包括 HCO_3^-、Hb^-、HbO_2^-、HPO_4^{2-} 和 Pr^- 等，通常以氧饱和的全血在标准状态下测定，正常值为 45 ~ 52mmol/L，平均值为 48mmol/L。代谢性酸中毒时，BB 值减少；代谢性碱中毒时，BB 值增加。

5. 碱剩余（base excess，BE）　是指在标准条件下用酸或碱滴定全血标本至 pH 为 7.40 时所用的酸或碱的量，是反映代谢性因素的指标，用 mmol/L 表示。全血 BE 的正常值为 0 ± 3mmol/L。代谢性酸中毒时 BE 负值增加，代谢性碱中毒时 BE 正值增加。

6. 阴离子间隙（anion gap，AG）　是指血浆中未测定的阴离子（undetermined anion，UA）与未测定的阳离子（undetermined cation，UC）的差值。Na^+ 占血浆阳离子总量的 90%，称为可测定阳离子，HCO_3^- 和 Cl^- 占血浆阴离子总量的 85%，称为可测定阴离子。正常机体血浆中的阳离子与阴离子的总当量数相等，即

$$[Na^+] + UC = [HCO_3^-] + [Cl^-] + UA$$

$$AG = UA - UC$$

$$AG = [Na^+] - ([HCO_3^-] + [Cl^-])$$

AG 的变动范围为 12mmol/L ± 2mmol/L。

第三节　单纯型酸碱平衡紊乱

一、代谢性酸中毒

代谢性酸中毒（metabolic acidosis）是指细胞外液 H^+ 增加和（或）HCO_3^- 丢失而引起的以血浆 HCO_3^- 原发性减少为特征的酸碱平衡紊乱。它是临床上最常见的一种酸碱平衡紊乱。

（一）原因和机制

1. 酸性物质生成或摄入过多　常见于固定酸产生或摄入过多，HCO_3^- 被消耗而减少。常见原因有乳酸性酸中毒、酮症酸中毒、水杨酸性酸中毒等。

2. 酸性物质排出障碍　常见于肾功能衰竭，肾小球滤过率降低，机体在代谢过程中生成的固定酸阴离子 SO_4^{2-}、HPO_4^{2-} 等不能经肾排出，或者肾小管分泌 H^+ 的能力下降，HCO_3^- 的产生和重吸收障碍，血浆 HCO_3^- 浓度进行性下降。

3. 碱性物质丧失过多　常见于含有 HCO_3^- 的碱性消化液，如胰液、肠液和胆液的大量丢失，或者大量输注葡萄糖或生理盐水，导致血液中 HCO_3^- 被稀释。

4. 高钾血症　高钾血症时，细胞外 K^+ 钾离子增多，与细胞内 H^+ 交换，引起细胞外 H^+ 增加，导致细胞外酸中毒。肾小管上皮细胞内 H^+ 减少，泌 H^+ 减少，故尿液呈碱性，引起"反常性碱性尿"。反常性碱性尿还与高钾血症时肾排 K^+ 增加，$K^+ - Na^+$ 交换增加，$H^+ - Na^+$ 交换减少有关。

（二）分类

代谢性酸中毒时，血浆 HCO_3^- 浓度下降，根据 $AG = [Na^+] - ([HCO_3^-] + [Cl^-])$，如果 Na^+ 不变，则 AG 的变化取决于 Cl^-。

1. AG 增高型代谢性酸中毒　其特点是血中固定酸增加，AG 增高，血浆 HCO_3^- 浓度下降，血 Cl^- 含量正常，又称正常血氯性代谢性酸中毒。常见于固定酸摄入过多或产生过多，如大量摄入阿司匹林引起水杨酸中毒；组织细胞缺氧，糖酵解增加，乳酸增多引起乳酸中毒；糖尿病患者由于糖的利用减少，脂肪分解加速，引起的酮症酸中毒。

2. AG 正常型代谢性酸中毒　其特点是 AG 正常，血浆 HCO_3^- 浓度下降，血 Cl^- 升高。常见于消化道直接丢失 HCO_3^-；轻度或中度肾功能衰竭，泌 H^+ 减少；使用碳酸酐酶抑制剂、高钾血症及含氯的酸性盐摄入过多等。

（三）机体的代偿调节

1. 血液的缓冲作用　代谢性酸中毒时，过多的 H^+ 可迅速被 HCO_3^- 缓冲，使 HCO_3^- 和其他缓冲碱不断被消耗，而生成的 CO_2 由肺呼出。

2. 肺的代偿调节　代谢性酸中毒时，血液中 H^+ 浓度升高通过刺激外周化学感受器反射性地兴奋延髓呼吸中枢，通气量增加，$PaCO_2$ 继发性降低。

3. 肾脏的代偿调节　肾小管上皮细胞中的碳酸酐酶和谷氨酰胺酶活性增高，肾小管上皮细胞泌 H^+ 增加，同时 HCO_3^- 重吸收增多，尿液 pH 降低。

4. 细胞内外离子交换　细胞外液中的 H^+ 透过细胞膜进入细胞内，同时 K^+ 代偿性外移，导致高钾血症。

5. 代谢性酸中毒的血气指标变化　HCO_3^- 原发性降低，AB、SB、BB 值均降低，BE 负值增大。失代偿时 pH 下降，$PaCO_2$ 继发性降低，AB < SB。

（四）对机体的影响

1. 心血管系统

（1）**心律失常**　酸中毒时出现的心律失常与血钾升高密切相关。血钾增高的机制是：①细胞外液 H^+ 进入细胞与细胞内 K^+ 交换；②肾小管上皮细胞泌 H^+ 增多而排 K^+ 减少。

（2）**心肌收缩力减弱**　酸中毒使心肌收缩力减弱的机制可能是：①H^+ 竞争性地抑制 Ca^{2+} 与肌钙蛋白结合；②H^+ 影响 Ca^{2+} 内流；③H^+ 能抑制心肌细胞肌浆网摄取、储存和释放 Ca^{2+}。

（3）血管系统对儿茶酚胺的反应性降低 酸中毒时，可降低心肌和外周血管对儿茶酚胺的反应性，引起血管扩张，血压下降。尤其是毛细血管前括约肌最为明显，使血管容量不断扩大，回心血量减少，血压下降，所以休克时，首先需要纠正酸中毒，才能减轻血流动力学的障碍，不然会导致休克进一步加重。

2. 中枢神经系统 代谢性酸中毒时氧化磷酸化过程减弱，ATP 生成减少，同时抑制性神经递质 γ-氨基丁酸生成增多，中枢神经系统功能抑制，患者常表现为乏力，知觉迟钝，甚至嗜睡或昏迷，最后可因呼吸中枢和血管运动中枢麻痹而死亡。

3. 骨骼系统 慢性肾衰竭伴酸中毒时，由于骨骼中的钙盐反复溶解释放以进行缓冲，不仅影响骨骼的发育，延迟小儿的生长，而且还可以引起肾性佝偻病和纤维性骨炎。在成人则可导致骨软化症和骨质疏松等。

4. 高钾血症 由于细胞内外 K^+-H^+ 交换（H^+ 进入细胞内，细胞内 K^+ 移除细胞外）和肾脏分泌 H^+ 增多、K^+ 减少，可引起高钾血症。

（五）防治的病理生理基础

1. 预防和治疗原发病 治疗原发病、去除引起代谢性酸中毒的原发病因，是治疗代谢性酸中毒的基本原则和主要措施。应针对不同的病因采取相应的治疗措施，如糖尿病酮症酸中毒患者应以胰岛素治疗为主；剧烈腹泻引起的酸中毒，应积极应用抗菌药物治疗肠炎等；严重肾衰竭引起的酸中毒，应进行腹膜透析或血液透析方能纠正其水、电解质、酸碱平衡紊乱。

2. 碱性药物的应用 首选的碱性药物是碳酸氢钠，对轻症代谢性酸中毒患者可口服碳酸氢钠片，重症患者可静脉输入碳酸氢钠溶液。补碱的剂量和方法，应根据酸中毒的严重度区别对待，一般主张在血气监护下分次补碱，补碱量宜小不宜大。

3. 防治低钾血症和低钙血症 在纠正酸中毒同时还需要纠正水和电解质紊乱，如严重腹泻造成的酸中毒，由于细胞内 K^+ 外流，出现低钾血症，补碱纠正酸中毒后，K^+ 又返回细胞内，可出现明显地低钾血症，所以需要防治低钾血症的发生。另外，酸中毒时游离钙增多，酸中毒纠正后，游离钙明显减少，有时可出现手脚抽搐，因为 Ca^+ 与血浆蛋白在碱性条件下可生成结合钙，使游离钙减少，而在酸性条件下，结合钙又可解离为 Ca^+ 与血浆蛋白，使游离钙增多，所以纠正酸中毒时防治低钙血症的发生。

💡 素质提升

夏季腹泻该如何防治

夏季是腹泻的高发季节，特别是饮食不洁、吃了太多冷饮或者偏冷的食物等。严重腹泻时，消化道丢失大量 HCO_3^- 引起代谢性酸中毒，会出现心血管系统、中枢神经系统功能障碍，所以防治腹泻至关重要。

首先要注意饮食卫生，饭前便后要洗手，养成良好的生活习惯；其次减少冷饮生食，入口食物要注意洗净煮熟，夜间要注意肚脐保暖。此外，夏季腹泻会导致大量失水，失水后应及时补充水分，对于比较严重的夏季腹泻，除了自身的调节，还应该主动接受药物的治疗。

二、呼吸性酸中毒

呼吸性酸中毒（respiratory acidosis）是指 CO_2 排出障碍或吸入过多引起的以血浆 H_2CO_3 浓度原发性增高为特征的酸碱平衡紊乱。

（一）原因和机制

引起呼吸性酸中毒的原因主要有两方面，一是肺通气功能障碍而致的 CO_2 排出受阻，二是外界环境 CO_2 浓度过高使吸入 CO_2 过多。在临床上多数呼吸性酸中毒是由于前者所致，常见原因如下所述。

1. 呼吸中枢抑制　颅脑损伤、脑血管意外、脑炎、呼吸中枢抑制剂（吗啡、巴比妥类）及麻醉剂用量过大等。

2. 呼吸道阻塞　喉头痉挛或水肿、异物堵塞气管、溺水等常造成急性呼吸性酸中毒。而慢性阻塞性肺疾病（COPD）则是慢性呼吸性酸中毒的常见原因。

3. 呼吸肌麻痹　急性脊髓灰白质炎、有机磷中毒、脊神经根炎、重症肌无力、家族性周期性麻痹及重度低钾血症时，呼吸运动失去动力，造成 CO_2 排出障碍。

4. 胸廓病变　严重气胸或胸膜腔积液、胸部创伤、严重胸廓畸形等均可严重影响肺通气功能，引起呼吸性酸中毒。

5. 肺部疾病　如心源性急性肺水肿、肺部广泛性炎症、重度肺气肿、肺组织广泛纤维化、通气功能障碍合并急性呼吸窘迫综合征等，均可因通气障碍导致呼吸性酸中毒的发生。

6. 人工呼吸机使用不当　人工呼吸机使用不当，通气量过小而使 CO_2 排出困难。

7. CO_2 吸入过多　较为少见，如在通风不良的环境下，空气中 CO_2 含量升高，使 CO_2 吸入过多。

（二）机体的代偿调节

呼吸性酸中毒时肺已难以发挥代偿作用，H_2CO_3／HCO_3^- 缓冲对又不能缓冲挥发酸（H_2CO_3），而非碳酸氢盐缓冲系统的缓冲能力有限，所以呼吸性酸中毒的代偿主要依赖细胞的缓冲作用以及肾的调节作用。

1. 细胞内外离子交换和细胞内缓冲作用　是急性呼吸性酸中毒的主要代偿方式。①血浆中的 CO_2 与 H_2O 生成 H_2CO_3，再解离成 H^+ 和 HCO_3^-，HCO_3^- 留在血浆中起一定的代偿作用，H^+ 与细胞内 K^+ 进行交换进入细胞并为蛋白质所缓冲，同时血 K^+ 升高；②血浆中的 CO_2 迅速弥散入红细胞，在碳酸酐酶的作用下，与水生成 H_2CO_3，再解离为 H^+ 和 HCO_3^-，H^+ 被血红蛋白缓冲对缓冲，HCO_3^- 与血浆中 Cl^- 交换进入血浆，血浆 HCO_3^- 有所增加，而 Cl^- 则减少。

2. 肾脏的代偿调节作用　是慢性呼吸性酸中毒时的主要代偿方式。肾小管通过泌 H^+、泌 NH_4^+ 增加小管液 HCO_3^- 的重吸收，提高血浆 HCO_3^- 浓度。这种作用的充分发挥常需 3~5 天才能完成，故急性呼吸性酸中毒往往是失代偿的。

3. 呼吸性酸中毒的血气指标变化　$PaCO_2$ 原发性增高，AB > SB。急性呼吸性酸中毒时，AB、SB、BB 的继发性改变轻微。慢性呼吸性酸中毒时，通过肾代偿，AB、SB、BB 值均增加，BE 正值加大。

（三）对机体的影响

呼吸性酸中毒对机体的影响基本上与代谢性酸中毒相似，也可引起心肌收缩力减弱、心律失常、外周血管扩张、血钾升高等。此外，$PaCO_2$ 升高还可引起一系列血管运动及神经精神方面的功能障碍。

1. CO_2 直接舒张血管的作用　高浓度的 CO_2 能直接引起脑血管扩张，使脑血流增加、颅内压增高，因此常引起持续性头痛，尤以夜间和晨起时为甚。

2. 对中枢神经系统的影响　如果酸中毒持续较久，当 $PaCO_2$ 超过 80mmHg 时，可发生 "CO_2 麻醉"，患者可出现精神错乱、震颤、谵妄、嗜睡，甚至昏迷，临床称为肺性脑病。这是因为 CO_2 为脂溶性，容易通过血脑屏障，而 H_2CO_3 则为水溶性，通过屏障极为缓慢，所以脑脊液中的 pH 值的降低更为明显。由此可见，中枢神经系统的功能紊乱在呼吸性酸中毒时较代谢性酸中毒时更为明显。

（四）防治的病理生理基础

1. 积极治疗原发病　尽快改善肺泡通气功能是防治呼吸性酸中毒的根本措施。

2. 合理使用碱性药物　相对于代谢性酸中毒，呼吸性酸中毒应该谨慎使用碱性药物，因为 $NaHCO_3$ 与酸中和后生成 CO_2，可使血浆 $PaCO_2$ 进一步升高，反而加重呼吸性酸中毒。

三、代谢性碱中毒

代谢性碱中毒（metabolic alkalosis）是指细胞外液 H^+ 丢失或碱增多而引起的以血浆 HCO_3^- 浓度升高为特征的酸碱平衡紊乱。

（一）原因和机制

正常情况下，肾脏具有纠正代谢性碱中毒的能力。当血浆 HCO_3^- 浓度大于 26mmol/L 时，肾会减少对 HCO_3^- 的重吸收，使血浆 HCO_3^- 浓度恢复正常。但在某些因素下，如有效循环血量不足、缺氯等，会造成肾对 HCO_3^- 的调节能力下降，使血浆 HCO_3^- 浓度升高，引起代谢性碱中毒。

1. 酸性物质丢失过多

（1）经胃丢失　常见于严重呕吐使含 HCl 的胃液大量丢失。此外，胃液丢失也会引起 Cl^- 和 K^+ 大量丢失，引起低血氯和低血钾。

（2）经肾丢失　主要见于以下情况。①利尿剂的使用：肾小管上皮细胞富含碳酸酐酶，使用髓襻利尿剂或噻嗪类利尿剂时，抑制了髓襻升支对 Cl^- 的主动重吸收，Na^+ 的被动重吸收减少，到达远曲小管的尿液流量增多，尿液中 NaCl 含量增高。远端小管和集合管为加强对 Na^+ 的重吸收，泌 H^+、泌 K^+ 增多，导致 HCO_3^- 重吸收增加，而 Cl^- 以氯化铵的形式排出。另外，由于肾小管远端流速增加，具有冲洗作用，使肾小管内 H^+ 浓度急剧降低，促进 H^+ 的排泌。由于 H^+ 经肾大量丢失，致使 HCO_3^- 大量被重吸收，并且丧失大量含 Cl^- 的细胞外液，故造成低氯性碱中毒。②肾上腺皮质激素增多：原发性或继发性醛固酮增多，可以促进肾远曲小管和集合管对 Na^+ 和水的重吸收，促进泌 H^+ 和泌 K^+，使 HCO_3^- 重吸收增加，导致低钾性代谢性碱中毒。

2. HCO_3^- 过量负荷　常见于 $NaHCO_3$ 等碱性药物摄入过多或大量输注含柠檬酸盐抗凝的库存血液。1L 库存血中的柠檬酸盐可产生 30mmol 的 HCO_3^-，故大量输注库存血，特别是在肾的排泄能力减弱时，可引起代谢性碱中毒。

3. 低钾血症　低钾血症时，细胞内 K^+ 外逸，细胞外液 H^+ 进入细胞内，导致细胞外液 H^+ 浓度降低，同时，肾小管上皮细胞 K^+ - Na^+ 交换减少，H^+ - Na^+ 交换增多，导致低钾性碱中毒。

（二）机体的代偿调节

1. 血液的缓冲作用　大多数缓冲对的组成成分中，碱性成分远多于酸性成分，因此血液对碱性物质增多的缓冲能力有限。

2. 肺的代偿调节　因 H^+ 降低，中枢和外周化学感受器兴奋性降低，呼吸中枢抑制，肺泡通气减少，使血浆 $PaCO_2$ 升高，HCO_3^-/H_2CO_3 比值趋向正常。

3. 肾脏的代偿调节　代谢性碱中毒时肾小管上皮细胞泌 H^+ 和泌 NH_4^+ 减少，伴随对 HCO_3^- 的重吸收，因而使血浆 HCO_3^- 浓度有所降低。低钾性碱中毒时，由于肾小管上皮细胞缺钾使 K^+ - Na^+ 交换减少，H^+ - Na^+ 交换增加，肾泌 H^+ 增多，故尿呈酸性，称为反常性酸性尿。

4. 细胞内外离子交换　代谢性碱中毒时细胞外液 H^+ 浓度降低，H^+ 从细胞内逸出，同时为了维持离子平衡细胞外 K^+ 进入细胞，故碱中毒常伴有低钾血症。

5. 代谢性碱中毒的血气指标变化　由于 HCO_3^- 原发性升高，故 AB、SB、BB 均增高，BE 正值加大，失代偿时 pH 升高；由于肺的呼吸调节，$PaCO_2$ 继发性升高，AB > SB。

（三）对机体的影响

通常情况下，轻度代谢性碱中毒患者没有明显症状，或出现与碱中毒没有直接关系的表现，如因细胞外液量的减少而出现的无力、肌痉挛、直立性眩晕；因低钾血症引起的口渴、多尿等。但是，严重的代谢性碱中毒可导致机体功能代谢变化。

1. 中枢神经系统　严重代谢性碱中毒患者烦躁不安、精神错乱、谵妄、意识障碍，这是由于 pH 值增高，中枢神经系统抑制递质 γ - 氨基丁酸分解加强，中枢神经系统兴奋所致。

2. 对神经肌肉的影响　游离 Ca^{2+} 能稳定细胞膜电位，对神经肌肉细胞的应激性有抑制作用，pH 升高可使结合钙增多而游离钙减少，神经肌肉应激性增高，表现为腱反射亢进，面部和肢体肌肉抽动、手足搐搦和惊厥等。

3. 低钾血症　碱中毒时，细胞外 H^+ 浓度降低，细胞内 H^+ 与细胞外 K^+ 交换；同时，由于肾小管上皮细胞在 H^+ 减少时，$H^+ - Na^+$ 交换减弱，而 $K^+ - Na^+$ 交换增强，肾排 K^+ 增多，导致低钾血症。低钾血症可引起肌肉无力或麻痹，严重时还可以引起心律失常。

（四）防治的病理生理基础

1. 治疗原发病　积极去除引起代谢性碱中毒的原因。

2. 给予生理盐水扩充细胞外液，补充 Cl^- 能促进过多的 HCO_3^- 经肾排出，使碱中毒得以纠正，此为盐水反应性。给予盐水治疗无效者为盐水抵抗性，此时应纠正醛固酮增多、严重低钾血症等导致碱中毒的原因。

3. 严重代谢性碱中毒可直接给予弱酸性或酸性药物治疗，例如用 0.1mol/L HCl 静脉缓注。

四、呼吸性碱中毒

呼吸性碱中毒（respiratory alkalosis）是指肺通气过度引起的以血浆 H_2CO_3 浓度原发性减少为特征的酸碱平衡紊乱。

（一）原因和机制

各种原因引起的肺通气过度，使 CO_2 排出过多是呼吸性碱中毒的最常见原因。

1. 低氧血症　初到高原地区吸入气氧分压过低或某些患有心肺疾患、胸廓病变的患者，由于缺氧刺激呼吸运动增强，CO_2 排出增多，引起呼吸性碱中毒。

2. 呼吸中枢受到刺激或精神性过度通气　中枢神经系统疾病如脑血管障碍、脑外伤、脑炎及脑肿瘤等均可刺激呼吸中枢，引起过度通气；精神障碍（癔症）时也可引起精神性过度通气；某些药物如水杨酸、铵盐类药物可直接兴奋呼吸中枢引起通气增强。

3. 机体代谢旺盛　见于高热、甲状腺功能亢进时，由于血温升高，机体分解代谢亢进，刺激呼吸中枢兴奋，过度通气使 $PaCO_2$ 降低。

4. 人工呼吸机使用不当　人工呼吸机使用不当引起通气量过大造成严重呼吸性碱中毒。

（二）机体的代偿调节

呼吸性碱中毒时，虽然 $PaCO_2$ 降低对呼吸中枢具有抑制作用，但只要刺激肺通气过度的原因持续存在，肺的代偿调节作用就不明显。与呼吸性酸中毒类似，呼吸性碱中毒主要依靠细胞和肾进行代偿。

1. 细胞内外离子交换和细胞内缓冲作用　这是急性呼吸性碱中毒的主要代偿方式。细胞内的 H^+ 与 Na^+ 和 K^+ 交换移出至细胞外，与 HCO_3^- 结合生成 H_2CO_3，血浆中的 HCO_3^- 与 Cl^- 交换进入红细胞内并与 H^+ 相结合生成 H_2CO_3，再解离成 CO_2 逸出至血浆。上述代偿使血浆 H_2CO_3 回升，但同时造成低钾和高 Cl^-。

2. 肾脏代偿调节　急性呼吸性碱中毒时，肾脏来不及发挥代偿作用，而慢性呼吸性碱中毒时，肾脏充分发挥代偿调节作用，这是由于肾的代偿调节作用非常缓慢，需要几天时间才能达到完善。在持续较久的慢性呼吸性碱中毒时，肾小管上皮细胞泌 H^+、泌 NH_4^+ 和对 HCO_3^- 的重吸收减少，随尿排出的 HCO_3^- 增多，因此，血浆中 HCO_3^- 代偿性降低。

慢性呼吸性碱中毒时，由于肾的代偿调节和细胞内缓冲，平均 $PaCO_2$ 每降低 10mmHg，血浆 HCO_3^- 浓度下降 5mmol/L，能有效地避免细胞外液 pH 发生大幅度变动。所以，慢性呼吸性碱中毒往往是代偿性的。

3. 呼吸性碱中毒的血气指标变化　$PaCO_2$ 原发性降低。急性呼吸性碱中毒时，肾脏来不及发挥代偿调节作用，AB、SB、BB 基本无变化。慢性呼吸性碱中毒时，由于肾的代偿调节，AB、SB、BB 值继发性降低，AB < SB，BE 负值加大。

（三）对机体的影响

慢性呼吸性碱中毒因肾脏代偿使血浆 pH 在正常范围内或接近正常，往往无明显症状。急性呼吸性碱中毒对中枢神经和神经肌肉的影响与代谢性碱中毒相似，但是急性呼吸性碱中毒比代谢性碱中毒更易出现眩晕，四肢及口周围感觉异常，意识障碍及抽搐等。抽搐常与低 Ca^{2+} 有关。神经系统功能障碍除与碱中毒对脑细胞的损伤有关外，还与脑血流量减少有关，因为 $PaCO_2$ 降低可引起脑血管收缩。当然，精神性过度换气患者出现的某些症状，如头痛、胸闷、气急等，属精神性的，与碱中毒无关。

大多数严重的呼吸性碱中毒患者血浆磷酸盐浓度明显降低。这是由于细胞内碱中毒使糖原分解加强，1，6－二磷酸果糖和葡萄糖－6－磷酸盐等磷酸化合物生成增加，消耗了大量的磷，致使细胞外液磷进入细胞内。

另外，呼吸性碱中毒时也可因细胞内外离子交换和肾排钾增加而出现低钾血症。

（四）防治的病理生理基础

首先应防治原发病和去除引起通气过度的原因，对急性呼吸性碱中毒患者可吸入含 5% CO_2 的混合气体，或用纸袋套于患者的口鼻上使其反复吸回呼出的 CO_2 以维持血浆 H_2CO_3 浓度。对精神性通气过度患者给予镇静剂，有手足搐搦者可静脉注射葡萄糖酸钙进行治疗。

下面对各型酸碱平衡紊乱常用酸碱指标的变化及离子变化进行总结（表 15－2）。

表 15－2　各型酸碱平衡紊乱检测指标变化的比较

		pH	H^+	$PaCO_2$	SB	AB	BB	BE	K^+
代谢性酸中毒		↓	↑	⇩	↓	↓	↓	↓	⇧
呼吸性酸中毒	急性	↓	↑	↑	N	N	N	N	⇧
	慢性	↓或N	↑或N	↑	⇧	⇧	⇧	⇧	⇧
代谢性碱中毒		↑	↓	⇧	↑	↑	↑	↑	⇩
呼吸性碱中毒	急性	↑	↓	↓	N	N	N	N	⇩
	慢性	↑或N	↓或N	↓	⇩	⇩	⇩	⇩	⇩

注：↑原发性升高，↓原发性降低，⇧继发性升高，⇩继发性降低，N 不变。

目标检测

一、选择题

【A1/A2 型题】

1. 缓冲固定酸的主要系统是（　　）

A. 氧合血红蛋白缓冲系统　　　B. 磷酸盐缓冲系统　　　　C. 血浆蛋白缓冲系统

D. 还原血红蛋白缓冲系统　　　E. 碳酸氢盐缓冲系统

2. 血液 pH 的高低取决于（　　）

A. $NaHCO_3$ 浓度　　　　　B. $[HCO_3^-]$ / $[H_2CO_3]$ 比值　C. 血氧饱和度

D. $PaCO_2$　　　　　　　　E. BE

3. 严重肾功能衰竭引起 AG 增高型代谢性酸中毒的机制是（　　）

A. 肾小管泌 NH_3 增加　　　B. 肾小管泌 H^+ 增加　　　C. 重吸收 HCO_3^- 增加

D. 碳酸酐酶活性增加　　　　E. 固定酸阴离子排出减少

4. 急性呼吸性酸中毒可能出现（　　）

A. SB 增大　　　　　　　　B. SB < AB　　　　　　　　C. SB > AB

D. AB 减少　　　　　　　　E. SB = AB

5. 使用利尿剂可能导致的酸碱平衡紊乱类型是（　　）

A. 代谢性酸中毒　　　　　　B. 呼吸性碱中毒　　　　　　C. 呼吸性酸中毒

D. 代谢性碱中毒　　　　　　E. 以上都不是

6. 代谢性碱中毒引起低钾血症的主要机制是（　　）

A. K^+ 摄入减少

B. 细胞外液量增多使血钾稀释

C. 细胞内 H^+ 与细胞外 K^+ 交换增加

D. 消化道排 K^+ 增加

E. 细胞外 H^+ 与细胞内 K^+ 交换增加

7. 急性代谢性碱中毒常引起（　　）

A. 神经肌肉应激性增高　　　B. 心肌收缩力增强　　　　　C. 中枢神经系统功能抑制

D. 血管平滑肌紧张度降低　　E. 血红蛋白氧解离曲线右移

8. 动脉血 pH 7.29，$PaCO_2$ 29mmHg，AB 15mmol/L，患者可能发生了（　　）

A. 代谢性酸中毒　　　　　　B. 呼吸性酸中毒　　　　　　C. 代谢性碱中毒

D. 呼吸性碱中毒　　　　　　E. 以上都不对

二、思考题

1. 简述酸碱平衡紊乱的类型如何判断。

2. 简述呼吸性酸中毒的主要治疗措施。

（吕　娇）

第十六章 缺 氧

⊙ 学习目标

1. 通过本章学习，重点掌握缺氧的概念；常用血氧指标的概念；缺氧的类型、原因、发病机制和血氧变化特点。

2. 学会对缺氧的原因及类型有正确认识和判断，并为临床正确的治疗打下基础。

≫ 情境导入

情境描述 患者，女性，51 岁。咳嗽、咳痰 15 年，曾被诊断为慢性支气管炎。3 天前因受凉致咳嗽、咳痰加重，1 天前出现发热、呼吸困难，入院治疗。查体：血压 140/80mmHg，心率 100 次/分，体温 38℃，呼吸 30 次/分。全肺弥散性湿啰音及哮鸣音。血红蛋白 170g/L。血气分析：pH 7.34，$PaCO_2$ 73mmHg，PaO_2 47mmHg，[HCO_3^-] 38mmol/L。

讨论 1. 该患者缺氧的原因和机制是什么？

2. 机体发生了哪些适应性改变？

3. 该患者是否适合高浓度氧疗？

氧是机体生命活动的必需物质。氧通过外呼吸进入肺泡，经肺换气弥散入肺泡毛细血管随血液循环进入组织细胞，在线粒体中参与氧化磷酸化产生 ATP，维持细胞正常的功能和代谢。正常成年人在静息状态下需氧量约为 250ml/min，剧烈运动时可增加数倍，而体内贮存的氧仅有 1500ml 左右。因此，一旦心跳、呼吸停止，数分钟内就可因缺氧而死亡。

当组织供氧不足或氧利用障碍时可导致细胞的代谢、功能甚至形态结构发生异常改变，这种病理过程称之为缺氧（hypoxia）。

第一节 常用的血氧指标

缺氧是造成细胞损伤的常见原因，也是临床最常见的基本病理过程之一，常用血氧指标反映组织供氧和耗氧量的情况。

一、血氧分压

血氧分压（partial pressure of oxygen，PO_2）是指物理溶解于血浆中的氧分子产生的张力。海平面静息状态下，正常人动脉血氧分压（arterial partial pressure of oxygen，PaO_2）约为 100mmHg，PaO_2 主要取决于吸入气的氧分压和肺的外呼吸功能；正常人静脉血氧分压（venous partial pressure of oxygen，PvO_2）约为 40mmHg，PvO_2 主要取决于组织细胞摄取和利用的氧量。

二、血氧容量

100ml 血液在 38℃，氧分压 150mmHg，血红蛋白（hemoglobin，Hb）被氧充分饱和时的最大携氧量称为血氧容量（oxygen binding capacity in blood，CO_2 max）。血氧容量取决于 Hb 的质（与氧结合的能力）和量（每100ml 血液所含血红蛋白的数量），正常值约为20ml/dl，其高低反映了血液的最大携氧能力。

三、血氧含量

血氧含量（oxygen content in blood，CO_2）为 100ml 血液中实际的携氧量，包括与 Hb 化学结合的氧和物理溶解的氧，后者非常少，可忽略不计。血氧含量取决于血氧分压和血氧容量。正常动脉血氧含量（CaO_2）约为 19ml/dl，混合静脉血氧含量（CvO_2）约为 14ml/dl。动 – 静脉血氧含量差（CaO_2 – CvO_2），平均值约为5ml/dl，反映了组织的摄氧能力。

四、血红蛋白氧饱和度

血红蛋白氧饱和度（oxygen saturation of Hb，SO_2），简称血氧饱和度，是指氧合血红蛋白占总血红蛋白的百分数。正常情况下动脉血氧饱和度（SaO_2）为 95% ~ 97%，静脉血氧饱和度（SvO_2）为 70% ~ 75%。

$$SO_2(\%) = (血氧含量 – 物理溶解的氧量)/血氧容量 \times 100\%$$

SO_2 主要取决于血氧分压（PO_2），两者的关系曲线称为氧合血红蛋白解离曲线，简称氧离曲线（图 16 – 1）。

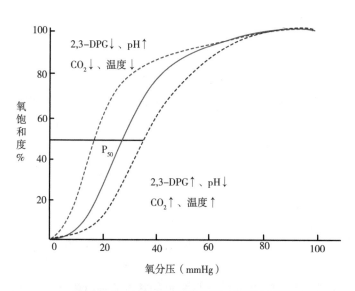

图 16 – 1　氧合 Hb 解离曲线及其影响因素

第二节　缺氧的类型、原因与发生机制

氧从外界大气进入细胞被利用要经过外呼吸摄氧、血红蛋白氧合、血液循环运输和组织细胞生物氧化过程，其中任一环节发生障碍，均可引起缺氧。综合缺氧的原因和血氧变化的特点，分别称之为低张性缺氧、血液性缺氧、循环性缺氧和组织性缺氧（图 16 – 2）。

一、低张性缺氧

以动脉血氧分压降低为基本特征的缺氧为低张性缺氧，又称乏氧性缺氧。

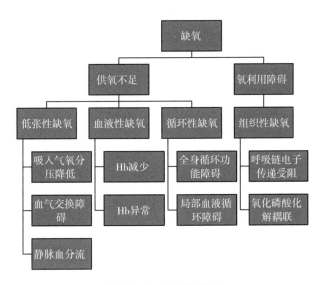

图 16-2 缺氧的分类

（一）原因和机制

1. 吸入气氧分压过低 多发生于海拔 3000m 以上的高原或高空，通风不良的矿井或坑道。由于吸入气中的 PO_2 降低可导致肺泡气氧分压降低，参与气体交换的氧不足，造成组织细胞缺氧，PaO_2 也随之降低。又称大气性缺氧。

2. 外呼吸功能障碍 肺的通气功能障碍可引起肺泡气氧分压降低；换气功能障碍使经肺泡扩散到血液中的氧减少，可导致 PaO_2 降低和血氧含量不足，此型缺氧称之为呼吸性缺氧。常见于慢性阻塞性肺疾病、呼吸肌麻痹及呼吸中枢抑制等。

3. 静脉血分流入动脉血 见于某些先天性心脏病如室间隔缺损，当右心室的压力大于左心室时，右心的静脉血通过缺损的室间隔进入左心，未经氧合的静脉血可直接掺入左心的动脉血中，引起 PaO_2 降低。

（二）血氧变化的特点

血液中溶解氧减少，PaO_2 降低；血液中与血红蛋白结合的氧量减少，可致动脉血氧含量减少；血氧饱和度降低；血氧容量一般在正常范围，但长时间的低张性缺氧可因为红细胞和血红蛋白代偿性增多而使血氧容量增加。由于低张性缺氧 PaO_2 降低，血氧含量减少，使同量血液中向组织弥散的氧量减少，动-静脉氧含量差一般是降低的；若慢性缺氧使组织利用氧的能力代偿性增强，则动-静脉氧含量差的变化可不明显。

（三）皮肤黏膜颜色的变化

低张性缺氧时，毛细血管中氧合血红蛋白减少，还原血红蛋白的浓度达到或者超过 50g/L（正常 26g/L）时，可使皮肤和黏膜呈青紫色，称为发绀。

二、血液性缺氧

由于血红蛋白数量减少或性质改变，以致血液携氧量减少、携氧能力降低或与血红蛋白结合的氧难以释放引起的组织缺氧称为血液性缺氧，又称为等张性低氧血症。

（一）原因和机制

1. 贫血 严重贫血时 Hb 数量减少，血液携带氧量降低，供给组织细胞的氧不足，又称为贫血性缺氧。

2. 一氧化碳（CO）中毒 CO 与 Hb 的亲和力是 O_2 与 Hb 亲和力的210倍，当吸入含有0.1% CO 的气体即可使50%的 Hb 和 CO 结合形成碳氧血红蛋白（carboxy hemoglobin，HbCO），而失去携氧能力。CO 还通过抑制红细胞内糖酵解使2，3 - DPG 生成减少，引起氧离曲线左移，组织缺氧进一步加重。

 素质提升

避免一氧化碳中毒

一氧化碳中毒是临床极为常见的血液性缺氧病例，尤其冬季高发。常见非生产性原因包括：①使用燃气热水器、燃气灶时间太长，门窗禁闭通风不良，空气不足；②燃气热水器安装在浴室内，或烟道安装不规范，热水器燃烧所产生的烟气直接排放在浴室或房间室内；③在密闭空间使用木炭取暖，吃炭火锅、点炭火盆；④开车时让发动机长时间空转，在车窗密闭、开着空调的车内睡觉等。

做好医疗实践中的健康宣教，做到更好地预防。从源头上降低一氧化碳中毒的概率，保障人民生命安全。

3. 高铁血红蛋白血症 Hb 中的 Fe^{2+} 与氧结合实现携氧功能，二价铁在氧化剂的催化下氧化成三价铁，形成高铁血红蛋白，其中的三价铁因与羟基牢固结合而丧失携带氧能力。生理状态下，高铁血红蛋白仅占血液血红蛋白总量的1%～2%。当食入大量新腌制的酸菜或变质的剩菜时，其中的硝酸盐被肠道细菌还原成为强氧化剂——亚硝酸盐，可以使血液中大量（20%～50%）血红蛋白转变为高铁血红蛋白。另外，当血红蛋白分子中有部分二价铁氧化为三价铁，还使剩余的二价铁与氧的亲和力增高，氧解离曲线左移，不易释放出所结合的氧，加重组织缺氧。

4. 血红蛋白与氧的亲和力异常增强 如前所述，红细胞中2，3 - DPG 含量降低，或者血液 pH 升高时，Hb 与氧的亲和力增强，氧解离曲线左移。常见于大量输入库存血、代谢性碱中毒或呼吸性碱中毒。

（二）血氧变化特点

血液性缺氧时吸入气中的氧分压和外呼吸功能正常，故 PaO_2 正常。SaO_2 主要取决于 PaO_2，故也正常。贫血和高铁血红蛋白血症时，Hb 携氧量减少，CO_2max 和 CaO_2 均降低。Hb 携带的氧明显减少，动 - 静脉血氧含量差降低，组织供氧减少。

（三）皮肤黏膜颜色的变化

严重贫血的患者，毛细血管中 Hb 减少，面色苍白。HbCO 本身具有鲜红的颜色，患者皮肤、黏膜呈樱桃红色，严重缺氧时由于皮肤血管收缩，皮肤、黏膜呈苍白色。高铁血红蛋白为棕褐色，患者皮肤黏膜呈咖啡色，类似于发绀，称之为"肠源性发绀"。

三、循环性缺氧

组织循环血量减少引起的组织供氧不足为循环性缺氧，又称为低动力性缺氧。因动脉灌流不足引起的缺氧称为缺血性缺氧；因静脉回流受阻引起的缺氧称为淤血性缺氧。

（一）原因和机制

1. 全身性循环障碍 见于心力衰竭和休克。心力衰竭时心输出量减少，患者既可因组织血液灌流不足引起缺血性缺氧，也可由于静脉回流受阻而出现淤血性缺氧；失血性休克时，早期出现缺血性缺氧，而中晚期出现淤血性缺氧。

2. 局部性循环障碍 主要见于动脉硬化、局部血管受压、血栓形成和栓塞等。

（二）血氧变化特点

PaO_2、CO_2max、CaO_2 及 SaO_2 正常。由于血液流经组织毛细血管的时间延长，细胞从单位容量血液内摄取的氧增多。又因为血液淤滞，二氧化碳含量增加，氧离曲线右移，氧释放增多，使得动 - 静脉血氧含量差增大。

（三）皮肤黏膜颜色的变化

静脉血的 C_VO_2 和 P_VO_2 较低，当毛细血管中脱氧血红蛋白超过 50g/L 时，皮肤、黏膜可出现发绀。失血性休克时，因失血量大及组织血量不足，皮肤可呈苍白色。

四、组织性缺氧

在组织供氧正常的情况下，因组织、细胞利用氧的能力降低而导致的缺氧称为组织性缺氧，又称氧利用障碍性缺氧。

（一）原因和机制

1. 线粒体功能受到抑制 组织细胞内 80% ~ 90% 的氧在线粒体内用于氧化 - 磷酸化产生 ATP。任何影响线粒体电子传递或氧化 - 磷酸化的因素都可引起组织性缺氧。常见的有毒物质有氰化物、砷化物、甲醇、硫化氢、抗霉素 A、鱼藤酮等。

氰化物进入体内，可迅速与细胞内氧化型细胞色素氧化酶三价铁结合，形成氰化高铁细胞色素氧化酶而失去接受电子的能力，阻碍其还原为二价铁离子的还原型细胞色素氧化酶，使呼吸链电子传递中断，导致组织细胞利用氧障碍，极微量（0.06g）HCN 即可以导致人的死亡。

2. 线粒体呼吸酶合成减少 某些维生素如维生素 B_1、维生素 B_2（核黄素）和维生素 PP（烟酰胺）是许多氧化还原酶的辅酶，作为呼吸酶的组成部分，均参与氧化 - 磷酸化过程，如果严重缺乏，影响氧化 - 磷酸化过程。

3. 线粒体损伤 严重缺氧、细菌毒素、大剂量放射线照射、钙超载、氧中毒等，均可阻碍线粒体的呼吸功能或损害线粒体的结构，引起氧的利用障碍。

（二）血氧变化特点

PaO_2、CO_2max、CaO_2 及 SaO_2 均正常。由于组织利用氧障碍，组织从血液中摄取的氧减少，所以静脉血 PvO_2 高于正常，故动 - 静脉血氧含量差降低。

（三）皮肤黏膜颜色的变化

由于组织摄氧减少，毛细血管中氧合血红蛋白浓度升高，所以组织性缺氧患者皮肤可呈现玫瑰红色或鲜红色。

缺氧可分为上述四种类型，临床常见的缺氧多为两种或多种缺氧混合存在。如失血性休克患者，微循环缺血或淤血引起循环性缺氧；又可因大量失血加上复苏过程中大量输液使血液过度稀释，引起血液性缺氧；引起呼吸功能障碍，则又可出现低张性缺氧。

各型缺氧的血氧变化特点和基本发病环节见表 16 - 1 和图 16 - 3。

表16-1　各型缺氧血氧变化特点

缺氧类型	PaO_2	CaO_2	CO_2max	SaO_2	$CaO_2 - CvO_2$
低张性缺氧	↓	↓	↑或N	↓	↓或N
血液性缺氧	N	↓	↓或N	N	↓
循环性缺氧	N	N	N	N	↑
组织性缺氧	N	N	N	N	↓

注：↑升高；↓降低；N不变。

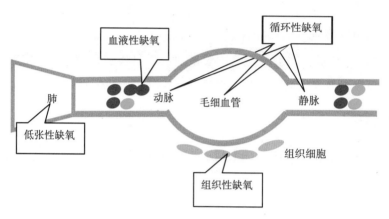

图16-3　各型缺氧的基本发病环节

第三节　缺氧时机体的功能与代谢变化

缺氧对机体的影响包括机体的代偿性反应和损伤性改变。轻度缺氧时以代偿反应为主，重度缺氧常导致损伤；急性缺氧时机体来不及充分代偿，以损伤为主，慢性缺氧时机体的代偿和损伤往往同时存在。

一、代偿性反应

（一）呼吸系统的代偿反应

PaO_2于60~100mmHg时，肺通气量无变化。PaO_2降到60mmHg以下时，刺激颈动脉体和主动脉体的外周化学感受器，反射性地兴奋呼吸中枢，呼吸加深加快以提高PaO_2，称低氧通气反应，是急性低张性缺氧最重要的代偿反应。但肺泡通气量的增加可能过量排出CO_2，发生呼吸性碱中毒，降低了对延髓的中枢化学感受器的刺激，对呼吸中枢具有抑制作用，限制了肺通气量的进一步增加。长期缺氧也可使外周化学感受器的敏感性降低，肺通气量逐渐减少，这是机体的一种自我保护机制。

（二）循环系统的代偿反应

1. 心输出量增加　缺氧时心输出量增加，使组织细胞供血量增加，是一种有效代偿方式。发生机制如下：①心率加快，心肌收缩力增强：PaO_2降低，反射性兴奋交感-肾上腺髓质系统兴奋，儿茶酚胺分泌增加，作用于心肌细胞β肾上腺素受体，导致心率加快，心肌收缩力增强。②回心血量增多：缺氧时胸廓运动增强，胸膜腔负压增大，有利于静脉回流和心输出量增加。

2. 肺血管收缩　肺泡PO_2降低可引起该部位肺小动脉收缩，这种现象称为缺氧性肺血管收缩。发生机制主要为：①缺氧的肺血管α_1-肾上腺素受体增多，交感神经兴奋作用于肺血管的α_1-肾上腺素受体引起肺血管收缩；②体液因子中缩血管物质增多，扩血管物质减少；③缺氧时钾离子外流减少，膜电位下降，细胞兴奋性增高、Ca^{2+}内流增加，导致了肺血管收缩。其生理意义在于促使血液流向通气良好的肺泡，肺泡通气量与血流量匹配，减少功能性分流，维持PaO_2的正常。

3. 血流重新分布 缺氧时交感神经兴奋分泌的儿茶酚胺作用于皮肤、骨骼肌和腹腔内脏血管平滑肌 α 受体引起血管收缩。脑血管仅含少量的 α 受体，冠状动脉血管则以 $β_2$ 受体为主，心脑血管相对扩张，血流重新分布。另外，心、脑组织代谢率高，缺氧产生的乳酸、腺苷和前列腺素 I_2 等扩血管物质多，也对血流重新分布起到了一定作用。

4. 组织毛细血管增生 长期缺氧时，低氧诱导因子 – 1（HIF – 1）增多，诱导血管内皮生长因子（VEGF）高表达，刺激毛细血管增生，氧弥散的距离缩短，可增加组织的供氧量。

（三）血液系统的代偿性反应

1. 红细胞增多 急性缺氧时交感神经兴奋，肝、脾等器官血管收缩，储存的血液进入体循环，可使红细胞和血红蛋白增多。慢性缺氧时红细胞和血红蛋白数量增多是由于骨髓造血代偿性增加所致。

2. 氧离曲线右移 缺氧时，红细胞内 2，3 – DPG 增加，使血红蛋白与氧的亲和力降低，氧离曲线右移，有利于释氧供组织利用。但当 PaO_2 降至 60mmHg 以下时，氧离曲线右移将使血液通过肺泡时结合的氧量减少，使其失去代偿意义。

（四）组织细胞的代偿性反应

1. 组织细胞利用氧的能力增强 慢性缺氧时，细胞内线粒体的数目和膜的表面积都增加，呼吸链中相关的酶含量增多，活性增高，使细胞内呼吸功能增强而提高利用氧的能力。

2. 无氧糖酵解增强 缺氧时 ATP 生成减少，ATP/ADP 比值下降，可激活磷酸果糖激酶，该酶是糖酵解的限速酶，其活性增强促进糖酵解过程加强，在一定程度上减少了氧的消耗。

3. 肌红蛋白（Mb）增多 慢性缺氧的患者骨骼肌内肌红蛋白含量增多，其与氧的亲和力明显大于 Hb，还可从血液中摄取更多的氧储存起来，当 PaO_2 再进一步降低时，肌红蛋白便可释出一定的氧供细胞利用（图 16 – 4）。

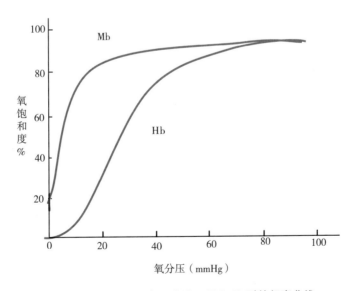

图 16 – 4 Hb、Mb 在 38℃和 pH 7.40 时的氧离曲线

4. 低代谢状态 慢性缺氧可引起细胞的耗能过程减弱，如物质合成速度减慢、离子泵功能抑制等，使细胞处于低代谢率状态，能量消耗减少，有利于缺氧时的生存。

缺氧时，机体从多方面进行代偿。肺通气量增加及心脏活动的增强可在缺氧时立即发生，是急性缺氧的主要代偿方式，这些代偿活动需要消耗能量和氧。红细胞的增生和组织细胞利用氧的能力增强是慢性缺氧时的主要代偿方式，其本身不增加耗氧，是较为经济的代偿方式。

二、损伤性改变

（一）呼吸系统功能障碍

1. 高原性肺水肿 进入4000m以上高原1～4天内，部分人群可出现咳嗽、咳粉红色泡沫痰、胸闷、呼吸困难、口唇黏膜发绀甚至神志不清，肺部听诊有湿啰音，称为高原性肺水肿。发病机制：①缺氧时外周血管收缩，回心血量和肺血流量增加，肺毛细血管流体静压升高。②缺氧时肺小动脉收缩，肺毛细血管血流量明显增多，流体静压增大，液体漏出到肺泡或者肺间质，引起压力性肺水肿。肺不同部位的小动脉收缩程度不同，血流向收缩相对较弱的部位集中，加重了肺局部的液体漏出。③缺氧损伤肺血管内皮细胞，肺泡–毛细血管屏障的通透性增强，加重肺水肿。

2. 呼吸中枢衰竭 当$PaO_2 < 30mmHg$，缺氧对呼吸中枢的直接抑制作用超过对外周化学感受器的兴奋作用，发生中枢性呼吸衰竭，患者表现为呼吸抑制，甚至还会出现呼吸节律和频率的异常。

（二）循环系统功能障碍

1. 肺动脉高压 慢性缺氧如慢性阻塞性肺疾患可引起肺血管持续性收缩，导致肺动脉高压。发生机制与缺氧性肺血管收缩（HPV）基本相同，另外，肺动脉高压时，血管壁的结构改建，如平滑肌细胞肥大、增生，血管壁胶原和弹性纤维增多，血管壁增厚硬化等。严重的肺动脉高压可引起右心室后负荷加重，右心室肥大、扩张，甚至发生心力衰竭。

2. 心肌收缩和舒张功能障碍 缺氧时ATP减少，心肌膜和肌浆网膜钙离子转运障碍，影响心肌细胞的收缩和舒张；同时严重缺氧可造成心肌收缩蛋白的破坏，心肌痉挛或断裂，也导致心功能下降。

3. 心律失常 严重缺氧可经颈动脉体反射性地使迷走神经兴奋，导致心动过缓。缺氧时ATP生成障碍，离子跨膜转运出现异常，细胞内K^+减少，Na^+增多，静息膜电位降低，心肌兴奋性和自律性升高，传导性降低，易发生传导阻滞和异位心律，严重时出现心室颤动。

4. 回心血量减少 长期缺氧产生大量的乳酸、腺苷等扩血管物质，外周血管扩张、血液淤滞；严重缺氧直接抑制呼吸中枢，胸廓运动减弱，也使回心血量减少。

（三）中枢神经系统功能障碍

脑重量占体重的2%，耗氧量却占全身总耗氧量的23%，能量主要用于葡萄糖有氧氧化产生大量ATP，满足脑组织的代谢需要，而脑内氧的储备较少，所以脑组织对缺氧极敏感。

一旦脑血流中断，脑内ATP消耗殆尽，5～8分钟后神经细胞就会出现不可逆性损伤，功能出现障碍。患者表现为头痛、情绪激动、思维力、记忆力、判断力降低或丧失、运动不协调以及定向力障碍，严重时可有烦躁不安、惊厥、昏迷甚至死亡。慢性缺氧时易出现疲劳、嗜睡、注意力不集中以及精神抑郁等表现。

缺氧引起中枢神经系统功能障碍的机制较复杂，主要与ATP合成障碍、神经递质减少、神经元膜电位减低以及脑水肿有关。

（四）组织细胞损伤

1. 细胞膜的损伤 缺氧时ATP生成障碍，$Na^+ - K^+$泵和Ca^{2+}泵功能下降，同时细胞内pH降低，细胞膜的通透性增高，可出现细胞水肿、血钾升高，甚至细胞损伤、细胞自溶。

2. 线粒体的损伤 轻度缺氧或早期缺氧时，线粒体利用氧的能力代偿性地增强。严重缺氧时，除线粒体功能障碍外，还出现肿胀、嵴崩解断裂、外膜破裂和基质外溢等损伤性改变。

3. 溶酶体的损伤 缺氧时无氧糖酵解增强，乳酸增多，酸中毒和胞质内钙超载激活磷脂酶，溶酶体膜磷脂分解，膜通透性增高，溶酶体肿胀、破裂，细胞内水肿、自由基也参与了溶酶体损伤过程。大量溶酶体酶进入血液循环可破坏多种组织，造成广泛细胞损伤。

第四节　影响机体对缺氧耐受性的因素

缺氧时机体的结构和功能变化，除取决于缺氧的类型和程度外，还与下列因素有关。

一、缺氧的类型、速度和持续时间

各种缺氧类型中，以急性中毒导致的组织性缺氧危害最为严重，如氰化物中毒可以在短时间内引起死亡。而慢性贫血导致的血液性缺氧，即使血红蛋白减少 1/2，患者仍可耐受。短时间的缺氧，机体的功能和代谢障碍易于恢复；长时间的缺氧，则可能造成组织细胞的不可逆损伤。

二、机体的代谢和功能状态

机体的代谢率高，对氧的需求也相对较大，对缺氧的耐受性就差。正常人在寒冷、运动、疲劳或应激状态下的代谢率也升高，机体耗氧量增多，对缺氧的耐受性下降。相反，神经系统功能抑制和体温降低均可降低耗氧量，机体对缺氧的耐受性增强。临床常采用低温麻醉状态施行心脏外科手术，就是为了降低机体耗氧量，延长手术所必需的血流阻断时间。

三、年龄及机体的代偿适应情况

随着年龄增加，全身血管逐渐硬化，血流阻力增大，组织器官的血液灌流量减少，同时肺组织纤维化和老年性肺气肿逐渐明显，肺泡通气量减少，机体的氧供应下降，对缺氧的代偿能力也下降，所以老年人对缺氧的耐受性比年轻人差。机体对缺氧的代偿能力与年龄有关，另外还存在个体差异，心肺疾病或者血液疾病患者对缺氧的耐受能力较差，长期参加体育锻炼或者体力劳动可以提高心肺功能，提高机体对缺氧的耐受性。

第五节　防治缺氧的病理生理基础

一、去除病因

去除病因是治疗缺氧的前提和关键。如对慢性阻塞性肺疾病、支气管扩张、严重急性呼吸综合征等患者应积极治疗原发病，改善肺的通气和换气功能，提高 PaO_2；对 CO 中毒患者应尽快脱离其环境；高铁血红蛋白血症患者应用还原剂把 Fe^{3+} 还原为 Fe^{2+}；休克患者及时补足血容量；组织性缺氧的患者及时解毒等。

二、氧疗

通过吸入氧分压较高的空气或者纯氧治疗疾病的方法称为氧疗。吸氧通过有效提高肺泡气氧分压，促进氧的弥散，更多的氧得以进入血液，PaO_2 明显增加，血液携带的氧和供给组织的氧也增多。

氧疗是缺氧时最基本的治疗方法，对各种类型的缺氧均有一定疗效，但对不同类型的缺氧氧疗效果不尽相同。

对于大气性缺氧、呼吸性缺氧，吸氧能提高肺泡气氧分压，促进氧在肺中的弥散与交换，提高动脉血氧分压和氧饱和度，增加动脉血氧含量，疗效甚好。高原性肺水肿患者吸入纯氧有特殊的效果，吸氧治疗数小时至数日后，肺水肿的症状和体征便明显缓解。对伴有由右向左分流的患者，因吸入的氧与流入左心的静脉血液起氧合作用，一般吸氧对改善缺氧的作用不明显。需要注意的是，严重肺疾病导致慢性缺氧和 CO_2 潴留，因为中枢化学感受器逐渐对 CO_2 潴留产生适应，低氧对外周化学感受器的刺激成为驱动呼吸运动的主要刺激因素，此时如果吸入纯氧，则可能引起呼吸抑制。

血液性缺氧、循环性缺氧和组织性缺氧的共同特点是 PaO_2 和动脉血氧饱和度正常，吸入高浓度氧，主要增加的是物理溶解在血浆内的氧量，缺氧可得到一定程度的缓解。吸入纯氧特别是高压氧可使血液氧分压增高，氧与一氧化碳竞争与血红蛋白结合，可促使碳氧血红蛋白解离，因而对一氧化碳中毒性缺氧的治疗效果较好。

三、防止氧中毒

虽然氧疗对于纠正缺氧十分重要，但是长时间吸入氧分压过高的气体反而可能引起组织细胞损伤，这种情况称为氧中毒。氧中毒主要表现为脑损伤、肺泡膜的损伤和溶血。氧中毒的发生与吸入气压力和氧浓度呈正比关系，所以给予高浓度吸氧时，吸氧时间不宜超过 24～48 小时；吸入 1 个大气压的纯氧时，吸氧时间不宜超过 8 小时，否则有氧中毒危险。

目标检测

一、选择题

【A1／A2 型题】

1. PaO_2 是指（ ）

    A. 100ml 血液中实际的含 O_2 量　　　　　B. 血红蛋白氧饱和度

    C. 血红蛋白和氧的结合能力　　　　　　D. 血红蛋白氧饱和度为 50% 时的氧分压

    E. 溶解在动脉血液中氧分子所产生的张力

2. 下列关于血氧指标的叙述中，错误的是（ ）

    A. 血氧容量取决于血液中 Hb 的质和量

    B. 血氧饱和度的高低与血液中血红蛋白的量无关

    C. 血氧含量是指 100ml 血液中实际含有 O_2 的量

    D. 动脉血氧分压取决于吸入其中氧分压的高低

    E. 正常动、静脉血氧含量差约为 5ml/dl

3. 大叶性肺炎患者引起低张性缺氧时（ ）

    A. 血氧容量下降　　　　　　　　　　　B. 静脉血氧含量升高

    C. 动脉血氧饱和度正常　　　　　　　　D. 动脉血氧分压下降

    E. 动静脉氧差增大

4. 下列关于一氧化碳中毒的说法中，错误的是（ ）

    A. 呼吸加深变快，肺通气量增加

    B. CO 抑制红细胞糖酵解，使 2，3 - DPG 减少，氧离曲线左移

    C. 吸入气中 CO 浓度为 0.1% 时，可致中枢神经系统和心脏难以恢复的损伤

D. CO 和 Hb 结合生成的碳氧血红蛋白无携氧能力

E. 皮肤、黏膜呈樱桃红色

5. 循环性缺氧时变化最明显的血氧指标是（　　）

A. 动脉血氧分压　　　　　B. 血氧容量　　　　　　C. 动脉血氧含量

D. 动脉血氧饱和度　　　　E. 动静脉血氧含量差

6. （　　）引起的缺氧一般无发绀

A. 呼吸功能不全　　　　　B. 组织用氧障碍　　　　C. 心力衰竭

D. 静脉血掺杂　　　　　　E. 窒息

【A3/A4 型题】

某患者股动脉血的血气分析结果为：血氧容量 12ml/dl，动脉血氧含量 11.4ml/dl，氧分压 100mmHg，动 - 静脉氧含量差 3.5ml/dl。

7. 患者诊断为（　　）的可能性最大

A. 慢性支气管炎　　　　　B. 慢性贫血　　　　　　C. 硅肺

D. 严重维生素 B_{12} 缺乏　E. 慢性充血性心力衰竭

8. 患者因为缺氧可能出现的变化不包括（　　）

A. 发绀　　　　　　　　　B. 面色苍白　　　　　　C. 组织毛细血管增生

D. 糖酵解增强　　　　　　E. 记忆力减退

二、思考题

1. 简述低张性缺氧的原因和发生机制。

2. 简述缺氧时循环系统代偿性反应。

（彭　兰）

第十七章 发 热

◎ 学习目标

1. 通过本章的学习，重点把握发热、过热、发热激活物、内生致热原、体温调节中枢的概念及发热的时相。

2. 学会对发热患者进行初步处理的能力，能够对患者及家属讲解发热相关的知识及危害，并指导配合治疗。

≫ 情境导入

情境描述 患儿，女，2 岁。发热 2 天，精神面貌欠佳，哭闹，无卡他症状，无咳嗽咳痰，无腹痛、腹泻，无恶心、呕吐。查体：呼吸 29 次/分，脉搏 105 次/分，体温 39.5℃。急性病容，畏寒，皮肤颜色苍白，手脚冰凉，血常规：白细胞计数 $5.83 \times 10^9/L$［正常：$(4 \sim 10) \times 10^9/L$］，中性粒细胞绝对值：$5.0 \times 10^9/L$［正常：$(2 \sim 7) \times 10^9/L$］，淋巴细胞绝对值：$0.6 \times 10^9/L$［正常：$(0.8 \sim 4) \times 10^9/L$］，超敏 C - 反应蛋白：1.76mg/L［正常：$0 \sim 5mg/L$］。

讨论 1. 该患儿出现的表现见于发热的哪个时相？

2. 应采取何种治疗措施？

人类和高等动物具有相对恒定的体温，这对机体内环境稳态的维持和正常的生命活动非常重要。在各种条件下引起的发热不是独立的疾病，而是多种疾病的重要病理过程及临床表现。在整个病程中体温变化往往可反映病情的变化。通过了解发热的特点，对判断病情、评价疗效和估计预后，均有重要参考价值。

第一节 概 述

发热（fever）是在致热原的作用下使体温调节中枢的调定点（set point，SP）上移而引起调节性的体温升高，一般超过正常体温 0.5℃ 即为发热。发热时体温调节功能正常，只是由于调节中枢的调定点上移，从而将体温调节到较高水平。

正常成人的体温维持在 37℃ 左右，具有周期性波动，一昼夜波动幅度不超过 1℃。临床上体温测量部位不同，体温有所差距，腋下温度：36.0 ~ 37.4℃；口腔温度：36.7 ~ 37.7℃；直肠温度：36.9 ~ 37.9℃。发热时体温会升高，但并不是所有的体温升高都属于发热。人体体温升高可以分为生理性体温升高和病理性体温升高（图 17 - 1）。①生理性体温升高：见于女性月经前期、妊娠期、剧烈运动及心理应激等，此时体温升高无需治疗。②病理性体温升高：包括调节性体温升高和非调节性体温升高，前者发热占多数。而非调节性体温升高，调定点并未改变，而是由于体温调节障碍（如外伤时体温调节中枢损伤），或散热障碍（环境高温所致的中暑和皮肤鱼鳞病）及产热器官功能异常（甲状腺功能亢进）导致，体温调节中枢无法将体温控制在与调定点相适应的水平，出现被动性体温升高，这类体温升高称为过热（hyperthermia）。

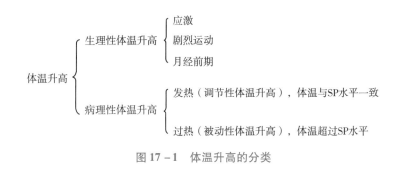

图 17 - 1 体温升高的分类

第二节 发热的原因与发生机制

一、发热激活物

发热激活物是指作用于机体，能直接或间接激活产内生致热原细胞产生和释放内生致热原（endogenous pyrogen，EP）的物质。发热激活物又称为 EP 诱导物，包括外致热原和体内产物。

1. 外致热原 来自于体外的致热物质称为外致热原，主要是各种病原微生物及其代谢产物。

（1）细菌及其毒素 主要有：①革兰阳性细菌：此类细菌感染是最常见的外致热原。主要有葡萄球菌、肺炎球菌、白喉棒状杆菌和枯草杆菌等。②革兰阴性细菌：主要有大肠埃希菌、伤寒沙门菌、淋病奈瑟菌、脑膜炎球菌和志贺菌等。③分枝杆菌：典型菌群为结核杆菌。

（2）病毒 常见的病毒有鼻病毒、流感病毒、麻疹病毒、柯萨奇病毒、SARS 病毒等。

（3）其他 微生物比如真菌、螺旋体、疟原虫等。

2. 体内产物 体内产生的发热激活物主要包括：①抗原 - 抗体复合物；②类固醇；③致炎刺激物；④体内组织的大量破坏。

 素质提升

一株青蒿造福人类——屠呦呦

屠呦呦，女，汉族，中共党员，药学家，现为中国中医科学院首席科学家，共和国勋章获得者。20 世纪 60 年代，在原有抗疟疾药物出现普遍耐药的背景下，屠呦呦临危受命接受抗疟疾药物研究工作，她带领团队克服诸多困难，为了测试青蒿素的毒副作用以身试药，历经 380 多次失败，终于在 1972 年发现青蒿素，该药品可以有效降低疟疾患者的死亡率。2015 年 10 月屠呦呦因此项研究获得诺贝尔生理学或医学奖。屠呦呦成为首获科学类诺贝尔奖的中国人。"青蒿素不是我屠呦呦的，是属于国家和人民的"。她为人类事业甘于奉献、不求回报的精神值得我们敬仰和学习。

二、内生致热原

在发热激活物的作用下，产内生致热原细胞产生和释放的能引起体温升高的物质，称为内生致热原。

1. 内生致热原的种类

（1）白细胞介素 - 1（interleukin，IL - 1） 由单核细胞、巨噬细胞、星状细胞、内皮细胞、角质细胞及肿瘤细胞等多种细胞在发热激活物的作用下产生的。

（2）肿瘤坏死因子（tumor necrosis factor，TNF） 由外致热原如葡萄球菌、链球菌、内毒素等诱导巨噬细胞、淋巴细胞产生和释放的。

（3）干扰素（interferon，IFN） 一种低分子量的具有抗病毒、抗肿瘤作用的蛋白质，主要由单核细胞、淋巴细胞所产生。

此外，白细胞介素 -6（IL-6）、巨噬细胞炎症蛋白 -1（MIP-1）、IL-2 也属于内生致热原。而 IL-8 以及内皮素（endothelin）等也认为与发热有一定的关系，有待进一步的研究和证实。

2. 内生致热原的产生和释放 内生致热原的产生和释放是细胞信息传递和基因表达的调控过程。主要包括产 EP 细胞的激活、EP 的产生和释放。能够产生和释放 EP 的所有细胞称为产 EP 细胞，包括单核细胞、巨噬细胞、淋巴细胞、内皮细胞、星状细胞以及肿瘤细胞等。当这些细胞与发热激活物如脂多糖结合之后，即被激活，从而开启 EP 的合成。

三、发热时的体温调节机制

体温调节主要以"调定点（setpoint，SP）"学说来解释，该学说认为体温调节类似于恒温器的调节，体温调节中枢内有一个调定点，体温调节围绕着调定点来调控体温。当体温偏离调定点时，体温控制系统可通过对效应器（产热和散热）的调控将温度维持在与调定点相适应的水平。

1. 体温调节中枢 体温调节中枢位于视前区下丘脑前部简称 POAH，该区含有温度敏感神经元，主导体温正向调节使体温升高，称为正调节中枢。而中杏仁核（MAN）、腹中隔（VSA）和弓状核则对发热时的体温产生负向影响限制体温过度升高，称为负调节中枢。正、负调节中枢相互作用的结果决定调定点上移的水平及发热的幅度和时程。所以，发热体温调节中枢是由正、负调节中枢构成的复杂功能系统。

2. 致热信号传入中枢的途径 血液循环中的内生致热原进入脑内到达体温调节中枢引起发热的途径可能存在以下几种。

（1）EP 通过血脑屏障转运入脑 这是一种较直接的信号传递方式。

（2）EP 通过终板血管器作用于体温调节中枢 终板血管器（OVLT）位于视上隐窝上方，与 POAH 紧靠，是血脑屏障的薄弱部位。该处有孔毛细血管对大分子物质具有较高的通透性，EP 可能由此入脑。

（3）通过迷走神经 研究发现，细胞因子可刺激肝巨噬细胞周围的迷走神经将信息传入中枢，如果切除迷走神经肝支，在腹腔内注射小剂量 IL-1 或革兰阴性杆菌活性成分脂多糖（LPS）后，不再引起发热。

3. 发热中枢调节介质 进入脑内的 EP 并不是引起调定点上移的最终物质，EP 可能首先作用于体温调节中枢，引起发热中枢释放调节介质，继而使调定点发生改变。发热中枢体温调节介质可分为两类：正调节介质和负调节介质。

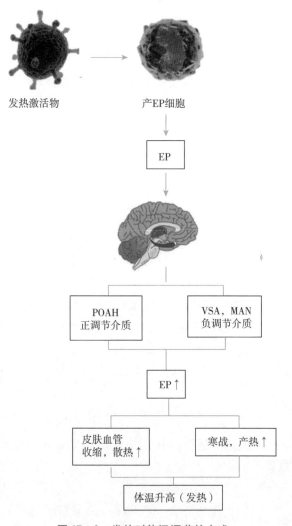

图 17-2 发热时体温调节的方式

（1）正调节介质 是一类引起体温调定点上移的物质。主要有前列腺素 E（prostaglandinE，PGE）、环磷酸腺苷（cAMP）、Na^+/Ca^{2+} 比值、促肾上腺皮质激素释放激素（corticotrophin releasing hormone，CRH）、一氧化氮（NO）等。

（2）负调节介质 是一类对抗体温升高的物质。主要包括黑素细胞刺激素、精氨酸加压素、膜联蛋白 A1 及 IL-10 等。也正是由于这些介质的存在，各种感染性疾病引起的发热很少超过41℃。这种发热时体温上升的幅度被限制在一定范围内的现象称为热限（febrileceiling），意味着体内存在自我限制发热的因素，这是机体的自我保护功能和自稳调节机制，具有极其重要的生物学意义。

4. 发热时体温调节的方式 发热时，体内外的发热激活物作用于内生致热原细胞，产生和释放内生致热原，血液循环中的内生致热原进入脑内，进入脑内的 EP 并不是引起调定点上移的最终物质，EP 可能首先作用于体温调节中枢，引起发热中枢释放调节介质，继而使调定点发生上移。一旦调定点高于体温，体温调节中枢可通过对产热和散热进行调整，将体温升高到与调定点相适应的水平（图17-2）。在体温上升的同时，负调节中枢也被激活，释放负调节介质，限制调定点的上移和体温的过度升高。

第三节 发热时相及其热代谢特点

发热持续一段时间后，发热激活物逐渐被控制或消失，内生致热原及增多的介质被清除或降解，调定点逐渐恢复到正常水平，体温也在相应的调控下降至正常。这就是典型的发热过程，大致分为三个时相（表17-1）。

一、体温上升期

发热的开始阶段，调定点上移，此时原来的正常体温变成了"冷刺激"，体温调节中枢对"冷"信息产生反应，减少散热，表现为皮肤血管收缩及血流减少，引起皮肤温度降低和散热减少；增加产热，表现为出现寒战和物质代谢加强。临床上，由于皮肤温度的下降，骨骼肌出现不随意的节律性收缩为寒战，患者皮肤颜色苍白，皮肤因立毛肌收缩可出现"鸡皮疙瘩"。因此，本期的热代谢特点是减少散热，增加产热，产热大于散热，体温升高。

二、高温持续期

当体温升高到与调定点相适应的水平，不再继续上升而处于较高水平时，称高温持续期，也称高峰期。此时，产热与散热在高水平上保持相对平衡。临床上，患者不再感到寒冷，出现酷热感，皮肤潮红，皮肤温度升高，皮肤和口唇比较干燥，皮肤的"鸡皮疙瘩"也消失。本期热代谢特点是体温升高到与调定点相适应的水平，产热与散热在高水平上保持相对平衡。

三、体温下降期

由于激活物、EP 及发热介质被消除，上升的体温调定点返回到正常水平。由于体温高于调定点，体温调节中枢（POAH）产生反应，引起皮肤血管扩张，大量出汗。出汗是一种快速的散热反应，严重者可致脱水，甚至循环衰竭。本期热代谢特点是散热增加，产热减少，散热大于产热，体温开始下降，逐渐恢复到正常调定点相适应的水平。

表 17 – 1　发热的时相特点

分期	特点	临床表现
体温上升期	调定点上移，产热 > 散热	畏寒、皮肤苍白、寒战、"鸡皮疙瘩"
高温持续期	体温升高到新的调定点水平，产热 = 散热	自觉酷热、皮肤发红、干燥
体温下降期	调定点回到正常水平，散热 > 产热	大量出汗，皮肤潮湿

第四节　发热时机体的代谢与功能变化

除各原发病所引起的各种改变外，发热时的体温升高、EP 及体温调节效应可引起一系列代谢和功能变化。

一、物质代谢的变化

体温升高时物质代谢加快。体温每升高 1℃，基础代谢率增加 13%，故发热患者的物质消耗明显增多。如果发热持续时间久，营养物质补充不足，患者就会消耗自身物质而出现消瘦和体重下降。

1. 蛋白质代谢　发热时在高体温和 EP 的作用下，患者体内蛋白质分解加强，尿素氮明显升高，如果此时未能及时补充足够的蛋白质，将出现负氮平衡，蛋白质分解代谢加强可为肝脏提供大量游离氨基酸，用于急性期反应蛋白的合成及组织修复。

2. 糖与脂肪代谢　发热时由于产热的需要，能量消耗增加，对糖的需求增多，糖的分解代谢加强，糖原贮备减少。尤其在寒战期消耗大量的糖，乳酸的产量也增加，严重者可发生代谢性酸中毒。发热时因能量消耗的需要，脂肪分解也明显加强。由于糖原贮备不足，再加上发热患者食欲较差，营养摄入不足，机体动员脂肪贮备。

3. 电解质代谢　在发热的体温上升期，由于血管收缩，肾血流量的减少，尿量也明显下降，可致 Na^+、Cl^- 潴留。在体温下降期，因尿量的恢复及大量出汗，Na^+、Cl^- 排出增加。在高温持续期，由于皮肤和呼吸道水分蒸发的增加及退热期的大量出汗，可导致水分的大量丢失，严重者可引起脱水，甚至循环衰竭。因此，对高热患者退热期应及时补充水分和适量的电解质。

此外，对于长期发热患者，由于糖、脂肪和蛋白质分解代谢加强，各种维生素的消耗也增加，也应注意及时补充。

二、器官系统的功能改变

1. 循环系统功能改变　发热时，患者心率加快，体温每升高 1℃，心率约增加 18 次/分，儿童可增加得更快。发热时，心率加快主要由热血刺激窦房结及交感肾上腺髓质系统所致。一定程度（150 次/分）心率增加可增加心输出量，从而增加组织细胞的血液供应，满足机体高代谢程度的需要。但是对心肌劳损或有心脏潜在病变的人，会加重心脏负荷甚至诱发心力衰竭。如果心率过快（超过 150 次/分），不仅进一步增加心脏负担，且心输出量反而下降。此外，在体温上升期，由于心率加快和外周血管的收缩，可使血压轻度升高；而在高温持续期和体温下降期因外周血管舒张，血压可轻度下降。

2. 呼吸系统功能改变　发热时，由于血温升高及酸性代谢产物的刺激，呼吸中枢对 CO_2 的敏感性提高，呼吸加深加快，有利于更多的热量从呼吸道散发。

3. 消化系统功能改变　发热时消化液的分泌减少，各种消化酶的活性降低，会产生食欲减退、口腔黏膜干燥、腹胀、便秘等临床表现。这可能与交感神经兴奋、副交感神经抑制及水分蒸发较多有关。

也有实验证明 IL-1 和 TNF 也能引起食欲减退。

4. 中枢神经系统功能改变　发热时，神经系统兴奋性增高，特别是高热（40~41℃）时，患者可出现烦躁、谵妄、幻觉。有些高热患者神经系统可处于抑制状态出现淡漠、嗜睡等，可能与 IL-1 的作用有关。在小儿（3 个月~5 岁），高热比较容易引起全身或局部肌肉抽搐，称为热惊厥，这可能与小儿中枢神经系统发育尚未成熟有关。

5. 防御功能改变　发热对机体防御功能的影响是双面的，既有有利的一面，也有不利的一面。

（1）抗感染能力的改变　有些病原微生物对热比较敏感，一定高温可以将其灭活，如梅毒螺旋体和淋病奈瑟菌，就可被人体发热所灭活。一定高温也可抑制肺炎球菌。发热不但能提高动物的抗感染能力，还能使机体某些免疫细胞功能加强。但是持续高热可造成免疫系统功能下降，巨噬细胞和淋巴细胞的功能降低，杀菌和抗病毒能力减弱。

（2）对肿瘤细胞的影响　发热时产 EP 细胞产生的大量 EP（如 IL-1、TNF、IFN 等）除了引起发热外，还具有一定程度地抑制或杀灭肿瘤细胞的作用。另外，肿瘤细胞长期处于相对缺氧的状态，对高温比正常细胞要敏感，故当体温升高到 41℃ 左右时，正常细胞尚可耐受，而肿瘤细胞则难以耐受，其生长受到限制并可被灭活。

（3）急性期反应　急性期反应是机体在细菌感染和组织损伤时所出现的一系列急性时相的反应。EP 不仅诱导发热，也引起急性期反应。主要表现为急性期蛋白的合成增多、血浆微量元素浓度的改变及白细胞计数的改变，是机体防御反应的一个组成部分。

总之，发热对机体防御功能的影响是利弊并存的，这可能与发热程度有关。中等程度的发热有利于提高宿主的防御功能，但高热有可能产生不利的影响。所以，发热对防御功能的影响不能一概而论，应全面分析，具体对待。

第五节　防治发热的病理生理基础

一、去除病因

大多数发热与自限性感染有关，最常见的是病毒、细菌感染，因此，需要针对原发病进行治疗。

二、一般性发热的处理

对于不过高的发热（体温 <40℃）且不伴有其他严重疾病者，可不急于解热。这是由于发热除增强机体的某些防御功能外，还是疾病的信号，特别是某些具有潜在病灶的病例，如结核病早期，除了发热外，其他临床征象不明显。若体温不太高，过早予以解热，便会掩盖病情，延误原发病的诊断与治疗。因此，对于一般性发热的病例，主要应针对物质代谢的加强和大汗脱水等情况，给予补充足够的营养物质、维生素和水。

三、必须及时解热的情况

对于有些发热，必须及时解热。

1. 高热（>40℃）病例，尤其是达到 41℃ 以上者，心脏和中枢神经系统可能受到较大的影响，容易出现心力衰竭、昏迷、谵妄症状。所以，对于高热病例，无论有无明显的原发病，都应尽早解热。尤其是小儿高热，容易诱发热性惊厥，应特别注意，及早预防。

2. 心脏病患者发热时，心率加快和心肌收缩力加强会增加心脏负担，容易诱发心力衰竭。所以，对心脏病患者及具有潜在的心肌损害者需及早解热。

3. 妊娠期妇女发热应及时解热，妊娠早期高热有致胎儿畸形的危险，而妊娠中、晚期，由于循环血量增多，心脏负担加重，发热会进一步增加心脏负担，容易诱发心力衰竭。

4. 肿瘤患者持续发热会加重机体消耗，也应及时解热。

四、解热措施

解热措施包括药物解热和物理降温。药物解热包括一些化学药物，代表是水杨酸盐类，还有类固醇解热药，以糖皮质激素为代表，另外一些清热解毒中草药也具有很好的解热作用，可适当选用。在高热或病情危急时，可采用物理方法降温，如用冰帽或冰袋冷敷头部，将患者置于较低的环境温度中，加强空气流通，以增加对流散热等。

目标检测

一、选择题

【A1/A2 型题】

1. 下列不属于发热激活物的是（　）
   A. 金黄色葡萄球菌　　　　B. 分歧杆菌　　　　　C. 新冠病毒
   D. 肿瘤坏死因子　　　　　E. 干扰素

2. 内生致热原的作用部位是（　）
   A. 中性粒细胞　　　　　　　　B. 下丘脑体温调节中枢
   C. 骨骼肌　　　　　　　　　　D. 皮肤血管
   E. 肝脏

3. 下列属于发热的体温升高是（　）
   A. 妇女月经前期　　　　　　　B. 妇女妊娠期
   C. 剧烈运动后　　　　　　　　D. 流行性感冒
   E. 中暑

4. 下列属于体温上升期热代谢特点的是（　）
   A. 散热减少，产热增加，体温↑
   B. 产热减少，散热增加，体温↓
   C. 散热减少，产热增加，体温保持高水平
   D. 产热与散热在高水平上相对平衡，体温保持高水平
   E. 散热增加，产热也增加

5. 下列关于热限的说法中，正确的是（　）
   A. 热限指限制体温升高
   B. 由于存在热限现象，各种感染性疾病引起的发热很少超过41℃
   C. 一些正调节介质能够对抗体温升高，引起热限
   D. 增加致热原的剂量，热限现象就不会存在
   E. 热限对我们机体没有保护作用

6. 关于发热时物质代谢的改变，说法不正确的是（　　）

  A. 体温升高1℃，基础代谢率增加13%　　　B. 蛋白质的分解代谢增强

  C. 葡萄糖的无氧酵解减弱　　　D. 在高热后期和体温下降期容易发生脱水

  E. 脂肪的消耗增加

7. 关于发热时器官系统的功能改变，说法错误的是（　　）

  A. 体温升高1℃，心率增加18次/分

  B. 高热有利于提高宿主的防御功能

  C. 发热时，神经系统兴奋性增高

  D. 发热时会产生食欲减退、口腔黏膜干燥、腹胀、便秘等临床表现

  E. 发热时呼吸加深加快

二、思考题

1. 简述发热时相及每一时相的特点。

2. 简述哪些情况出现的发热需要及时解热。

（吕　娇　张　颖）

第十八章 弥散性血管内凝血

◎- 学习目标

　　1. 通过本章学习，重点掌握弥散性血管内凝血的概念、病因、发病机制、分期和分型以及主要的临床表现；影响弥散性血管内凝血发生发展的因素。

　　2. 学会运用相关的病理生理学知识解释和分析临床弥散性血管内凝血患者的临床表现；具备对弥散性血管内凝血发生发展及预后做出初步分析和判断的能力。

>> 情境导入

　　情境描述　患者，女，29岁。妊娠8个多月，因胎盘早期剥离急诊入院。入院查体：血压80/60mmHg，脉搏120次/分、呼吸25次/分，意识模糊，面色苍白，皮肤湿冷，多处有瘀点、瘀斑，尿少。实验室检查（括号内是正常值）：血红蛋白70g/L（110~150 g/L），红细胞2.6×10^{12}/L [（3.5~5.0）$\times 10^{12}$/L]，外周血见裂体细胞；血小板90×10^9/L [（100~300）$\times 10^9$/L]，纤维蛋白原1.75g/L（2~4g/L）；凝血酶原时间20.8秒（12~14秒），鱼精蛋白副凝试验（3P试验）阳性。尿蛋白+++，RBC++。尿素氮16.77mmol/L（正常值2.86~7.14mmol/L），4小时后复查血小板75×10^9/L，纤维素原1.55g/L。

　　讨论　1. 该患者诊断为弥散性血管内凝血的诊断依据？

　　　　　2. 该患者胎盘早期剥离为何引起弥散性血管内凝血？

　　　　　3. 该患者弥散性血管内凝血的分期？

　　弥散性血管内凝血（disseminated intravascular coagulation，DIC）是指在致病因子的作用下，大量促凝物质入血，血小板和凝血因子被激活，凝血酶增多，微血管内形成广泛的微血栓，继而血小板、凝血因子大量消耗，继发性的纤维蛋白溶解功能增强，机体出现凝血功能失常为特征的病理生理过程。患者主要表现为出血、休克、器官功能障碍和微血管病性溶血性贫血等，是临床上一种严重的综合征，常危及患者生命。

第一节　DIC 的原因与发生机制

一、DIC 的原因

　　DIC 不是一种独立的疾病，而是继发于其他疾病的一个病理生理过程或是一种综合征。凡能使促凝物质进入血液引起血液凝固性升高的因素都有可能引起 DIC。

　　DIC 的常见病因如表 18-1。

表 18-1　DIC 的常见病因

类型	比例	主要疾病或病理过程
感染性疾病	31%~43%	败血症、内毒素血症、细菌、病毒、真菌、螺旋体等感染

续表

类型	比例	主要疾病或病理过程
肿瘤性疾病	24% ~ 34%	急性早幼粒细胞白血病，消化、呼吸、泌尿系统的恶性肿瘤等
妇产科疾病	4% ~ 12%	羊水栓塞、胎盘早剥、羊水栓塞、子宫破裂等
创伤及手术	1% ~ 5%	严重软组织损伤、挤压综合征、大面积烧伤、大手术等

1. 感染性疾病　感染是引起 DIC 最常见、最重要的原因。其中以革兰阴性或阳性菌感染最为常见，如金黄色葡萄球菌、溶血性链球菌、大肠埃希菌、铜绿假单胞菌等的感染；此外，病毒、真菌及寄生虫的感染也可引起 DIC。

2. 肿瘤性疾病　肿瘤尤其是恶性肿瘤也是引起 DIC 的常见原因。肿瘤细胞可分泌大量组织因子、黏蛋白等物质，促进凝血引起 DIC；在肿瘤治疗的过程中，随着肿瘤细胞的破坏，也可激活凝血过程引起 DIC。恶性肿瘤引起 DIC 大多发生于晚期，经常反复出现，预后较差。

3. 妇产科疾病　某些产科意外（如羊水栓塞、胎盘早剥、子宫破裂、流产等）可导致促凝物质入血，导致 DIC 的发生。

4. 创伤及手术　肝、肺、胰腺等脏器大手术或是器官移植术，可能会引起 DIC。严重软组织损伤、大面积烧伤、挤压综合征等创伤也可使血液凝固性增加，引起 DIC。

5. 其他　心血管系统疾病如心肌梗死、恶性高血压等也可引起 DIC，尤其以肺源性心脏病并发 DIC 最常见；其他疾病如重型肝炎、重症肝硬化、糖尿病酮症酸中毒、系统性红斑狼疮、急性肾衰竭等，都能引起 DIC 的发生。DIC 发生后又会进一步加重原发疾病，使疾病预后变差。

二、DIC 的发生机制

DIC 的主要特征是凝血功能失常，首先表现为血液凝固性增高。因此，尽管 DIC 的原因各异，但其发病的中心环节都是血管内凝血系统被激活，凝血酶生成增多。

1. 组织损伤，激活外源性凝血系统　严重创伤、外科大手术、产科意外、大面积烧伤、肿瘤组织坏死等情况下，均可释放大量组织因子入血。组织因子入血后，激活外源性凝血系统，启动凝血过程。同时，活化的Ⅶ因子激活Ⅸ因子和Ⅹ因子产生的凝血酶又可以激活Ⅸ、Ⅹ、Ⅺ、Ⅻ等因子，扩大凝血反应，引起 DIC 的发生。

2. 血管内皮细胞损伤，启动内源性凝血系统　酸中毒、缺氧、严重感染、抗原 - 抗体复合物等，均可造成血管内皮细胞损伤，使血管内皮下胶原纤维暴露，激活Ⅻ因子，启动内源性凝血系统，同时使得血小板的黏附、活化和聚集功能增强，并激活激肽和补体系统，促使 DIC 的发生。

3. 血细胞大量破坏，血小板被激活

（1）红细胞大量破坏　异型输血、疟疾、急性溶血时，红细胞大量破坏。一方面，破坏的红细胞可释放大量 ADP 等促凝物质，促进血小板黏附、聚集，引起凝血；另一方面，红细胞膜内的磷脂可发生浓缩，并局限Ⅶ、Ⅸ、Ⅹ因子及凝血酶原，使凝血酶的生产增多，促使 DIC 的发生。

（2）白细胞的破坏和激活　正常的中性粒细胞和单核细胞内也存在促凝物质，内毒素、白细胞介素 - 1 等可使血液中的中性粒细胞和单核细胞合成并释放组织因子入血，启动外源性凝血系统而引起 DIC。急性早幼粒细胞白血病患者的白血病细胞的胞质中含有大量组织因子样物质，当其进行放疗、化疗时，这些物质释放入血也会激活凝血系统启动凝血。

（3）血小板的激活　血小板在 DIC 的发生发展中起着重要作用。细菌、内毒素、病毒、抗原 - 抗体复合物等可使血小板活化，活化的血小板可直接激活Ⅻ因子，启动内源性凝血系统，并释放 TXA_2 等诱导血小板进一步聚集，加速 DIC 的发生。

4. 其他促凝物质入血　某些蛇毒（如斑蝰蛇、锯鳞蝰蛇等的蛇毒）可激活凝血因子，促使凝血酶原变为凝血酶，引起 DIC 的发生。急性坏死性胰腺炎时，大量胰蛋白酶释放入血，也可激活凝血酶原生成凝血酶。羊水中含有组织因子样物质，羊水栓塞时这些物质进入血液可引起 DIC。此外，某些肿瘤细胞也可以分泌促凝物质，内毒素可刺激血管内皮细胞表达组织因子，导致 DIC 的发生。

由于凝血活化，纤维素大量形成，引起广泛微血栓。在此过程中凝血因子和血小板被大量消耗，血液凝固性逐渐降低。同时凝血过程中产生的凝血酶和XIIa等物质可以激活体内的纤维素溶解系统。继发性纤溶功能亢进使微血栓溶解的同时，也加剧了机体内凝血 – 抗凝功能的障碍，患者可发生出血（图 18 – 1）。临床上 DIC 的发生、发展是一个动态过程，一般是多种机制共同作用的结果。

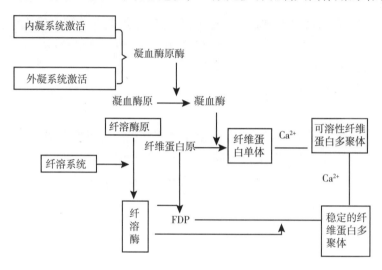

图 18 – 1　凝血与纤溶系统

第二节　影响 DIC 发生发展的因素

一、单核 – 吞噬细胞系统功能受损

单核 – 吞噬细胞系统可清除血液中的凝血酶、纤维蛋白原及其他促凝物质，也可以清除纤溶酶、纤维蛋白降解产物等，对维持体内凝血和抗凝血平衡有着非常重要的作用。若其吞噬功能发生严重障碍，或是吞噬大量坏死组织、细菌等物质后使其功能处于"封闭状态"，都可促进 DIC 的发生。如全身 Shwartzman 反应实验中，在第一次注射小剂量内毒素后，体内单核 – 吞噬细胞系统功能"封闭"，第二次注射内毒素时则易引起 DIC。

二、肝功能严重障碍

肝脏可合成蛋白 C、抗凝血酶 – Ⅲ（AT – Ⅲ）以及纤溶酶原等物质，同时又可以对活化的ⅩⅠ、Ⅹ、Ⅸ因子进行灭活。当肝功能严重障碍时，体内的凝血、抗凝血和纤溶过程易发生失调。肝炎病毒感染或是使用某些药物，可损害肝细胞引起肝功能障碍，同时也可激活凝血因子，大量肝细胞坏死又可释放组织因子等启动凝血系统，加剧或促进 DIC 的发生。

三、血液高凝状态

妊娠后第 3 周开始，孕妇血液中血小板以及多种凝血因子（因子Ⅰ、Ⅱ、Ⅴ、Ⅷ、Ⅸ、Ⅹ及Ⅻ等）

逐渐增多，而具有抗凝作用及纤溶活性的物质（如 AT - Ⅲ、组织型纤溶酶原激活物及尿激酶型纤溶酶激活物等）减少，同时来自胎盘的纤溶抑制物增多。妊娠 4 个月以后，孕妇血液开始逐渐趋向高凝状态，到妊娠末期最为明显。因此，当产科意外（宫内死胎、胎盘早期剥离、羊水栓塞等）发生时，DIC 的发生率较高。

酸中毒是引起血液高凝状态的另一个重要因素，也是促进 DIC 发生发展的重要因素。酸中毒可直接损伤血管内皮细胞，胶原暴露激活因子Ⅻ，启动内源性凝血系统；同时，由于血液 pH 降低，肝素的抗凝活性减弱而凝血因子的活性升高，使得血小板的聚集性加强，促进 DIC 的发生发展。

四、微循环障碍

休克导致微循环发生严重障碍时，常有血流淤滞，甚至出现血液"泥化"。此时，血细胞聚集，血小板黏附聚集。微循环障碍引起缺血、缺氧可导致酸中毒、血管内皮细胞损伤，也可促进 DIC 的发生、发展。巨大血管瘤中，由于毛细血管中血流极度缓慢，出现涡流，同时伴有局部血管内皮细胞损伤与酸中毒等，这些因素均有利于 DIC 的发生、发展。低血容量时，肝、肾等脏器处于低灌流状态，无法及时清除某些凝血及纤溶产物，这也是促进 DIC 发生、发展的因素。

五、其他

纤溶抑制剂（如 6 - 氨基己酸、对羧基苄胺等）使用不当导致纤溶系统的过度抑制、血液黏度增高时也会促进 DIC 的形成。有实验证明，大剂量长时间地使用 α 受体兴奋剂会促使 DIC 形成，但是对其发生机制还未完全阐明。

第三节　DIC 的分期和分型

一、DIC 的分期

根据 DIC 的特点及发展过程，典型的 DIC 可以分为三期。

1. 高凝期　此阶段大量凝血因子激活，血小板聚集，凝血酶产生增多，血液处于高凝状态，微循环中形成大量微血栓。实验室检查可发现凝血时间明显缩短，血液中凝血酶含量增加，血小板黏附性增高。此期在急性型 DIC 患者不明显，多见于慢性型和亚急性型 DIC，部分患者可无明显的临床表现。

2. 消耗性低凝期　此阶段在 DIC 过程中持续时间较长。大量凝血酶的产生和微血栓的广泛形成，使凝血因子和血小板被大量消耗，血液此时处于消耗性低凝状态。实验室检查可发现凝血时间显著延长，血小板和各种凝血因子明显减少。患者可出现轻重程度不一的出血。

3. 继发性纤溶亢进期　前期产生的大量凝血酶及活化的凝血因子激活了纤溶系统，产生大量纤维素溶解酶，导致继发性的纤维素溶解；此时又有 FDP 的形成，它们有很明显的抗凝作用，所以此阶段出血症状更为明显。

DIC 的三期并不是严格分开的，发展过程中可能相互交叉。DIC 的分期及各期特点见表 18 - 2。

表 18 - 2　DIC 的分期及各期特点

分期	基本特点	血液凝固性	实验室检查
高凝期	凝血系统被激活，凝血酶增加，微血栓形成	升高	凝血时间↓，血小板黏附性增加
消耗性低凝期	凝血因子和血小板大量消耗，纤溶系统被激活	降低	血小板↓，凝血时间↑
继发性纤溶亢进期	纤溶功能亢进，形成大量纤维素降解产物	降低	血小板↓↓，凝血酶原时间延长，早期3P试验阳性

二、DIC 的分型

引起 DIC 的原因很多，其发生发展速度也不相同，因此又可将 DIC 分为以下各型。

1. 按 DIC 的发生速度分型　不同致病因素的作用方式、强度与持续时间长短不一。当病因作用迅速而强烈时，DIC 表现为急性型；当病因作用缓慢而持久时，则表现为亚急性型或慢性型（表 18 – 3）。

表 18 – 3　急性、亚急性和慢性 DIC 的比较

DIC 类型	临床特点	发病及病程	常见疾病
急性型 DIC	临床表现明显，以出血和休克为主，实验室检查结果明显异常	起病急，病情迅速恶化	严重感染、严重创伤、异型输血等
亚急性型 DIC	临床表现介于急性型和慢性型之间，一般无休克，可有微血管栓塞症状	数天内逐渐发生	恶性肿瘤转移、白血病等
慢性型 DIC	临床表现不明显，有时仅有实验室检查结果异常	起病缓慢，病程长	恶性肿瘤、胶原病、慢性溶血性贫血等

（1）急性型　在数小时或 1～2 天内发生，突然起病，常见于各种严重感染，尤其是革兰阴性菌感染引起的败血症性休克，以及严重创伤、异型输血、移植后急性排异反应等。此型患者临床表现明显，常以休克和出血为主。病情迅速恶化，分期不明显，实验室检查结果明显异常。

（2）亚急性型　DIC 在数天内逐渐形成，常见于恶性肿瘤转移、宫内死胎等情况。临床表现介于急性型和慢性型之间，一般无休克，常伴有微血管栓塞症状。

（3）慢性型　起病缓慢，病程长，可达数月甚至数年。常见于恶性肿瘤、胶原病、慢性溶血性贫血等疾病。此时，由于机体有一定的代偿能力，单核 – 吞噬细胞系统的功能也比较健全，故该型患者各种临床表现均不明显，有时仅有实验室检查异常，容易被误诊或漏诊。在一定条件下，慢性型 DIC 可转化为急性型 DIC。

2. 按 DIC 代偿情况分型　在 DIC 发生发展过程中，虽然血浆凝血因子与血小板不断被消耗，但是骨髓生成血小板和肝脏合成凝血因子的能力也同时不断增强，产生代偿作用。因此，根据凝血物质的消耗与代偿性生成增多情况，可将 DIC 分为以下三型。

（1）代偿型　凝血因子与血小板的消耗与生成之间基本上保持平衡状态。此型患者可无明显临床表现，或仅有轻度出血和血栓形成的症状。实验室检查无明显异常，易被忽视。如若病情持续加重，则可转化为失代偿型。主要见于轻度 DIC。

（2）失代偿型　凝血因子和血小板的消耗超过生成。此型患者常出现明显的出血、休克等临床表现，实验室检查发现血小板和凝血因子均明显减少。主要见于急性 DIC。

（3）过度代偿型　机体代偿功能较好，凝血因子和血小板的生成多于消耗。此型患者出血或栓塞症状不太明显，实验室检查可发现凝血因子暂时升高。在一定条件下，可转化为失代偿型。主要见于慢性 DIC 或 DIC 恢复期。

局部性 DIC，是指 DIC 主要发生于病变局部，多见于静脉瘤、主动脉瘤、心脏室壁瘤、人造血管、体外循环、器官移植后的排异反应等。此时在病变局部有凝血过程的激活，主要导致局限于某一器官的多发性微血栓症，但全身也有轻度的血管内凝血存在。因此严格地说，局部性 DIC 是全身性 DIC 的一种局部表现。

第四节　DIC 的主要临床表现

DIC 时，各种典型的临床表现主要出现在急性、严重的 DIC。除去原发疾病的临床表现外，DIC 主要表现为出血、休克、器官功能障碍、微血管病性溶血性贫血。

一、出血

出血是 DIC 最常见、最突出的临床表现，是大多数 DIC 患者的首发症状。临床上 DIC 患者可有轻重不等的多部位出血倾向，表现为皮肤出现瘀点、瘀斑、紫癜、呕血、黑便、血尿、牙龈出血、鼻出血等。轻者只有伤口局部或注射部位渗血，重者可发生多部位大量出血，用原发病无法解释，用一般止血药效果不明显。

DIC 引起出血的机制有以下可能。

1. 凝血物质的消耗　在 DIC 发生发展过程中，各种凝血因子和血小板大量消耗。若消耗过多而代偿不足，血液中的纤维蛋白原、凝血酶原、V 因子、VIII 因子、X 因子及血小板明显减少，凝血过程发生障碍而引起出血。

2. 纤溶系统的激活　DIC 过程中，XII 因子被激活的同时，激肽系统也被激活产生激肽释放酶，促使纤溶酶原变成纤溶酶，激活纤溶系统。某些富含纤溶酶原激活物的器官（子宫、前列腺、肺等）内形成大量微血栓而发生缺血、缺氧、变性、坏死时，便可释放大量纤溶酶激活物入血而激活纤溶系统。应激状态下，交感 - 肾上腺髓质系统兴奋，肾上腺素可使血管内皮细胞合成、释放纤溶酶原激活物，缺氧导致血管内皮细胞受损时等也皆可激活纤溶系统，导致纤溶酶增多。纤溶酶除了能降解纤维蛋白（原）外，还可以水解凝血因子 V、VIII 和凝血酶等，从而引起凝血障碍和出血。

3. 纤维蛋白（原）降解产物的形成　凝血过程中，凝血酶使得纤维素原转变为纤维蛋白单体，最终形成纤维蛋白多聚体。当纤溶系统继发性被激活后，血中纤溶酶增多，纤维蛋白原被分解。纤维蛋白原在纤溶酶作用下裂解出纤维肽 A（FPA）和纤维肽 B（FPB），留下的片段即 X 片段再在纤溶酶作用下不断分解产生 D 片段和 Y 片段，Y 片段可继续分解为 D 片段和 E 片段；纤维蛋白在纤溶酶作用下，可分解形成 X、Y、D、E 片段及各种二聚体、多聚体及复合物。这些纤维蛋白（原）水解产生的各种片段，被统称为纤维蛋白（原）降解产物（FgDP 或 FDP）。这些片段具有明显的抗凝作用，如：X、Y 碎片可与纤维蛋白单体聚合，进而抑制纤维蛋白多聚体生成；Y、E 碎片有抗凝血酶作用；D 碎片抑制纤维蛋白单体聚合。同时，大部分 FDP 可以与血小板膜结合，抑制血小板的黏附和聚集。因此，FDP 的形成是导致 DIC 出血的重要机制。

临床上经常采用血浆鱼精蛋白副凝试验（3P 试验）检查 FDP 存在。鱼精蛋白可与 FDP 结合。若血液中存在可溶性纤维蛋白单体复合物（SFMC），则在加入鱼精蛋白后，SFMC 中的 FDP 与纤维蛋白单体分离，纤维蛋白单体聚合形成不溶的纤维素多聚体，表现为肉眼可见的凝胶状物析出，这种现象称副凝现象。DIC 患者血浆中由于有 SFMC 的存在，3P 试验常呈阳性。由于鱼精蛋白主要是与 FDP 中的 X 片段结合，晚期 DIC 患者血浆中 X 片段减少，D、E 明显增多，因此 DIC 纤溶亢进期晚期 3P 试验反而呈阴性。

4. 微血管损伤　DIC 的过程中，各种原发病和继发的缺氧、酸中毒等都可引起微血管损伤，使得微血管壁通透性增加，这也是 DIC 出血的机制之一。

DIC 患者出血严重而剧烈时可引起死亡。因此当患者患有可能引起 DIC 的原发疾病，出现不明原因的多发性出血，且用一般止血药物治疗无效时，要考虑到 DIC 发生的可能性。

二、休克

急性 DIC 患者常出现休克。DIC 和休克二者互为因果，可形成恶性循环。DIC 引起休克的主要机制如下所述。

1. 由于毛细血管和微静脉中有广泛微血栓形成，导致回心血量严重不足。

2. DIC 时心肌发生损伤，心输出量减少。

3. 广泛的出血可引起血容量减少。

4. 凝血因子XII被激活后可激活激肽系统、补体系统和纤溶系统，使激肽和某些补体成分（C3a、C5a 等）生成增多。C3a、C5a 等则可使肥大细胞和嗜碱性粒细胞脱颗粒释放组胺，组胺、激肽可以使微动脉和毛细血管前括约肌舒张，血管壁通透性增强，从而使外周阻力降低，回心血量减少。

5. FDP 的形成，加重了微血管扩张及通透性升高。这是因为 FDP 的某些成分能增强组胺和激肽的作用，促进微血管舒张。这些因素均可导致有效循环血量严重不足，微循环发生障碍，促使休克的发生、发展。

三、器官功能障碍

DIC 发生时，微血管中的大量微血栓可引起微循环障碍，导致器官功能发生障碍。典型的微血栓大多由纤维素构成，也有部分由血小板组成。它们既可以在局部形成，也可来自别处，阻塞微血管。有时患者虽然有典型的 DIC 临床表现，但病理检查却没有发现微血栓，可能是由于体内继发性纤溶系统被激活使微血栓被溶解所致，也可能是纤维素性微血栓尚未完全形成，只有在电镜下才能见到。

微血栓可阻塞局部的微循环血流，严重时可造成器官因缺血而发生局灶性坏死。严重或持续时间过久时可能导致器官衰竭。如肾脏形成的微血栓，病变可累及入球动脉或肾小球毛细血管，严重时可能引起双侧肾皮质坏死和急性肾衰竭，患者出现少尿、蛋白尿、血尿等临床表现。如肺部发生，则可引起呼吸困难、肺出血，进而导致呼吸衰竭。如消化道受累则可导致恶心、呕吐、腹泻、消化道出血等症状。肝脏受累时可出现黄疸及肝衰竭。若肾上腺受累，则可引起肾上腺皮质出血性坏死而造成急性肾上腺皮质功能衰竭，称沃－弗综合征，又称出血性肾上腺综合征。如果垂体受累发生坏死，则可导致希恩综合征。神经系统受累可导致神志模糊、嗜睡、昏迷、惊厥等非特异性症状，这些症状的出现可能与蛛网膜下腔出血以及微血管阻塞、脑皮质和脑干的多处出血有关。

由于 DIC 的累及范围、病程长短和严重程度不同，轻者可影响个别器官，重者可累及多个器官，造成两个或两个以上器官的功能障碍或衰竭，即多器官功能衰竭（MOF）。MOF 是 DIC 引起患者死亡的重要原因。

四、微血管病性溶血性贫血

DIC 患者可出现一种特殊类型的贫血，即微血管病性溶血性贫血。这种贫血除具备溶血性贫血的一般特征外，患者外周血涂片中可发现一些形态特殊的红细胞，其外形可呈盔形、星形、新月形等，统称为裂体细胞或红细胞碎片。由于这些碎片脆性高，故容易发生溶血。

目前认为产生红细胞碎片的主要原因是 DIC。其主要机制是：在微血管中纤维素性微血栓形成的早期，纤维素丝在微血管腔内形成细网，而循环中的红细胞流经这些由纤维素丝构成的网孔时，常常会黏着、滞留或挂在纤维素丝上。这些红细胞再经血流的不断冲击，发生破裂。在微循环受阻时，红细胞还可能通过血管内皮细胞之间的裂隙，被挤压到血管外组织中去。这种机械损伤可使红细胞出现扭曲、变形和碎裂，形成了上述各种红细胞碎片。除了机械损伤外，某些 DIC 的病因也可使红细胞变形能力降低，易破裂发生溶血。由于出血和红细胞的破坏，DIC 患者可出现贫血。血液检查时可发现红细胞计数下降，网织红细胞计数增多，外周血涂片中可见裂体细胞。

第五节　DIC 诊断和防治的病理生理基础

一、DIC 的诊断

DIC 是继发于某些疾病之后的病理生理过程，其病情变化十分复杂。不同类型的 DIC 患者在不同时期的临床表现和实验室检查指标变化也不尽相同。因此若要明确诊断 DIC，必须要密切观察患者的各种表现进行综合判断。

1. 存在易引起 DIC 的基础疾病　是否存在基础疾病尤其重要，若没有明确诱发 DIC 的基础疾病则应慎重诊断。如感染、恶性肿瘤、严重创伤、产科意外等。

2. 密切注意观察临床表现　对于急性型 DIC 和失代偿型 DIC 的诊断非常重要，尤其是出现下列临床表现。

（1）存在不明原因的严重或多发性出血倾向。

（2）出现微循环障碍或休克，如口唇发绀、皮肤苍白、全身湿冷等，用原发病难以解释，同时用一般的抗休克治疗无明显效果。

（3）反复出现的多发性微血栓症状和体征，如广泛性皮肤黏膜栓塞、灶性缺血性坏死、溃疡形成等。

（4）出现原因不明的脑、肾、肺等器官功能障碍。

（5）给予抗凝治疗后有明显效果。

3. 实验室检查指标

（1）血小板计数 $<100\times10^9$/L 或出现进行性降低，或有两项以上血小板活化指标的升高。

（2）凝血酶原时间（PT）延长或缩短 3 秒以上。

（3）血浆纤维蛋白原 <1.5g/L，或出现进行性降低。

（4）3P 试验阳性或血浆 FDP >200mg/L。将鱼精蛋白加入受检者血浆后，若形成絮状或胶冻状白色沉淀，则为阳性。3P 试验阳性多见于 DIC 患者纤溶亢进期的早期阶段，晚期则呈阴性。

（5）血浆 D - 二聚体水平升高，这是目前 DIC 诊断的重要指标。

（6）纤溶酶原含量及活性降低。

（7）AT 含量及活性降低，血浆Ⅷ因子促凝活性 $<50\%$。

以上指标中若有三项指标同时发生异常，则具有诊断意义。疑难或特殊病例则需进行特殊检查。

二、DIC 的防治

引起 DIC 的原发疾病很多，患者病情发展的严重程度也各不相同，因此在治疗决策上应注意个体化差异。DIC 的防治主要有以下几个方面。

1. 防治原发病，消除诱因　加强对基础疾病的治疗是防治 DIC、提高患者存活率的重要措施。如控制感染、纠正体内酸中毒等。

2. 改善微循环　扩充血容量、解除血管痉挛，尽早疏通堵塞的微血管。

3. 抗凝治疗　是 DIC 治疗过程中的重要步骤。在高凝期使用肝素、低分子右旋糖酐等进行抗凝治疗，在慢性 DIC 患者尤为适用。出现明显出血倾向的患者，可应用血液制品进行替代性治疗，如浓缩血小板悬液、新鲜血浆、凝血酶原复合物等；也可使用纤溶抑制剂止血，但应谨慎使用。

 思政导学

生死时速，守护生命

　　产妇王某足月分娩，过程顺利，新生儿正常。术后，产妇突然出现子宫收缩乏力，出血较多且不凝血，产妇继发 DIC。这是严重的产后并发症，随时都有生命危险，病情凶险！时间就是生命，一场与时间赛跑的生命争夺战迅速展开。情况紧急，为挽救产妇生命，经其家属同意，该院决定行子宫次全切术。经过一夜紧张有序、坚持不懈的救治，经历了生死劫难的产妇王某出血逐渐停止。DIC 患者病情非常危重，早期识别和处理不及时会造成很高的死亡率，文献报道严重脓毒症、创伤或烧伤患者的死亡率为 40% ~ 80%。

　　因此，在 DIC 的治疗中更需要医务人员在短时间内作出迅速反应、临危不惧。

目标检测

一、选择题

【A1/A2 型题】

1. 引起 DIC 的原发病中，最常见的是（ ）

　　A. 产科疾病　　　　　　　　B. 外伤　　　　　　　　　C. 组织损伤

　　D. 肿瘤　　　　　　　　　　E. 感染性疾病

2. 下列属于 DIC 引起的贫血类型的是（ ）

　　A. 失血性贫血　　　　　　　B. 缺铁性贫血　　　　　　C. 肾性贫血

　　D. 溶血性贫血　　　　　　　E. 再生障碍性贫血

3. 关于 DIC 的出血机制，说法错误的是（ ）

　　A. 凝血因子大量消耗　　　　B. 血小板大量消耗　　　　C. 网状内皮系统功能降低

　　D. 继发性纤溶亢进　　　　　E. FDP 的形成

4. 关于 DIC 形成的过程，说法正确的是（ ）

　　A. 血液由低凝状态转变成高凝状态

　　B. 血液由高凝状态转变成低凝状态

　　C. 血液由低凝状态而继发纤维素溶解

　　D. 血液由高凝状态转变成低凝状态并继发纤维蛋白溶解

　　E. 血液由高凝状态而继发纤维蛋白溶解

5. DIC 时在消耗性低凝血期中实验室检查的主要特点是（ ）

　　A. FDP 增加　　　　　　　　　　　　　　B. 凝血时间缩短

　　C. 纤维蛋白溶酶原降低　　　　　　　　　D. 纤维蛋白降解产物 FDP 减少

　　E. 血小板减少，凝血酶原时间延长，纤维蛋白原减少

6. 下列属于 DIC 患者最早出现的临床表现的是（ ）

　　A. 少尿　　　　　　　　　　B. 出血　　　　　　　　　C. 贫血

D. 昏迷　　　　　　　　E. 呼吸困难

（7～8 题共用题干）

某患儿，出现发热、呕吐，皮肤有出血点，出血点涂片检查可见脑膜炎球菌。入院时血压 92/74mmHg。治疗过程中出血点逐渐增多呈片状，血压降至 60/40mmHg。

7. 根据上述情况，该患儿可能出现的病理生理过程是（　　）

A. 发热　　　　　　　　B. 呕吐　　　　　　　　C. DIC

D. 消化道出血　　　　　E. 缺水

8. 为了明确诊断，下一步对患儿做的检查项目不包括（　　）

A. 血小板计数　　　　　B. 凝血酶原时间　　　　C. 纤维蛋白原含量

D. 骨髓象　　　　　　　E. 3P 试验

二、思考题

1. 简述 DIC 时出血的机制。

2. 简述妊娠妇女容易发生 DIC 的原因。

（邓之婧）

第十九章 休 克

◎ 学习目标

1. 通过本章学习，重点把握休克的分期与发病机制，休克的病因和分类。

2. 学会应用休克的病理生理学知识解释、分析临床相关问题；具有对疾病科学的预见和认知能力。

》情境导入

情境描述 患者，男性，19岁。不慎从高处坠落。查体：面色苍白，脉搏细速、四肢冰凉，伴有出汗。左耻骨联合下及大腿内侧有大片瘀斑，血压 65/40mmHg，心率 125 次/分，体温/T 36.8℃，入院途中昏迷死亡。

讨论 1. 该患者有何种休克？

2. 该患者送院前属于休克哪一阶段，微循环变化的特点有哪些？

第一节 休克的病因和分类

休克（shock）是各种强烈致病因子作用下，机体有效循环血量锐减，微循环障碍而引起重要器官灌流量不足和细胞与器官功能代谢障碍，是一种危重的全身性病理过程。

一、按休克的病因分类

（一）失血、失液性休克

全血容量急剧降低所引起的休克，通常是指低血容量性休克，可有以下类型。

1. 失血性休克 外伤、胃溃疡出血、食管静脉曲张出血、肝脾出血、宫外孕、DIC 大出血均能导致休克。若快速失血超过总血量的 20% 左右，就可引起休克；超过全血量的 50% 左右，往往迅速导致死亡。

⚙ 素质提升

无偿献血，救死扶伤

外伤性出血、严重烧伤、产科大出血及外科手术伤员等，常常需要输血治疗。由于血液不能人工制造或是用其他物质代替，所以只有靠广大健康的、适龄的公民无偿献血来获得。无偿献血是为拯救他人生命，志愿将自身的血液无私奉献给社会公益事业，是一种无私奉献、救死扶伤的崇高行为。无偿献血是爱心奉献的体现，帮助患者解除病痛、抢救生命，其价值是无法用金钱来衡量的。为了鼓励更多的人无偿献血，把每年的 6 月 14 日定为世界献血者日。

2. 失液性休克 常见于剧烈呕吐、腹泻、肠梗阻、大量出汗等引起的体液丧失，使有效循环血量锐减而引起的休克，过去称为虚脱。

（二）烧伤性休克

大面积烧伤在创面上常有大量血浆渗出，导致血浆大量丢失，有效循环血量减少。

（三）创伤性休克

创伤性休克由创伤所引起，休克的发生与失血、强烈疼痛有关。创伤是战争中最常见的原因，如挤压综合征、战伤、颅脑损伤、还包括意外事故等。

（四）感染性休克

严重感染，特别是革兰阴性菌感染时易发生。感染性休克常伴有败血症，故又称为败血症性休克。

（五）过敏性休克

过敏体质的人经注射某些药物（如青霉素）、血清制剂或疫苗时，因体内组胺和缓激肽大量释放，引起血管扩张、血管床容积增大，毛细血管通透性增加而引起的休克。

（六）神经源性休克

剧烈疼痛，高位脊髓损伤及深度麻醉引起血管运动中枢抑制所致的休克。患者表现为血管扩张，外周阻力降低，回心血量减少，血压下降。

（七）心源性休克

见于急性心包炎、急性心肌梗死、心脏压塞、严重心律失常等疾病，可因心输出量急剧减少，有效循环血量和组织灌流量明显降低时所引起的休克。

二、按休克发生的始动环节分类

休克虽由不同致病因子引起，病因各异，但有效灌流量减少是多数休克发生的共同基础。而实现有效灌流量的基础是：①足够的循环血量；②正常血管的舒缩功能；③正常的心脏功能。其中任何一个因素发生大的变化，超过其他因素的代偿能力，均可导致休克。

1. 低血容量性休克 发生的始动环节为血容量降低。全血容量减少见于失血、失液、创伤及感染性等疾病。因为血容量急剧减少，静脉回流不足，心输出量减少，从而导致微循环灌流量严重不足引起的休克。

2. 血管源性休克 发生的始动环节为血管容量增大。机体的血管床总量很大，正常时毛细血管是交替开放的，约有20%开放而80%呈关闭状态，并不会因血管床容量远大于血液量而出现有效循环血量不足。由于血管活性物质的作用，使小血管扩张，血管容量增大，血液淤积在小血管内，使有效循环血量减少而引起休克。过敏性休克和感染性休克见于此因素。

3. 心源性休克 发生的始动环节为急性心功能障碍。由于心功能障碍，引起心排出量急剧减少，有效循环血量显著下降所引起的休克。

三、按休克时血流动力学特点分类

1. 高排低阻型休克 休克发生时的血流动力学特点是外周阻力降低，心输出量增加，皮肤血管扩张，血流量增加，皮肤温度升高，又称暖休克。

2. 低排高阻型休克 休克发生时的血流动力学特点是心输出量降低，外周阻力升高，皮肤血管收缩，血流量减少，皮肤温度降低，又称为冷休克。

第二节 休克的分期与发生机制

各型休克的发展过程及机制各不相同，但其特征基本相似，即重要器官微循环障碍。下面以失血性休克为例，根据血流动力学和微循环的变化可将休克的过程分为三个时期。

一、缺血性缺氧期

缺血性缺氧期又称休克早期或代偿期。

（一）微循环及组织灌流

休克早期微循环变化以痉挛为主，口径明显缩小，而且微循环流入端收缩严重于流出端，同时大量真毛细血管网关闭，微循环内血流速度显著减慢，开放的毛细血管减少，血流通过直接通路、动静脉吻合支回流，组织灌流量减少，出现少灌少流，灌少于流的情况（图19-1）。

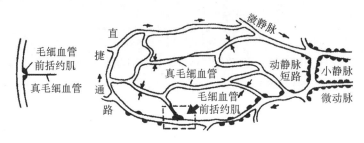

图 19-1 缺血性缺氧期

（二）微循环障碍的机制

微循环血管持续痉挛的始动因素是交感-肾上腺髓质系统强烈兴奋。儿茶酚胺释放入血，既刺激 α 受体，造成皮肤、内脏血管明显痉挛；又刺激 β 受体，引起大量动静脉短路开放，使器官微循环血液灌流量锐减。此外还有多种体液因子参与，包括血管紧张素Ⅱ、血管加压素等。

（三）微循环的代偿意义

微循环变化的代偿意义主要表现为以下三个方面。

1. 自身输液 由于微动脉、后微动脉和毛细血管前括约肌对儿茶酚胺更敏感，导致毛细血管前阻力比后阻力更大，毛细血管中流体静压下降，组织液反流入血增多。

2. 自身输血 肌性微静脉和小静脉收缩，肝脏的储血库收缩，有利于回心血量的增加，可以迅速而短暂地增加回心血量，减少血管床容量，有利于动脉血压的维持。

3. 保证重要器官的血液供应 由于不同器官的血管对儿茶酚胺反应不一，皮肤、内脏、骨骼肌、肾的血管对儿茶酚胺的敏感性较高，收缩更甚；而脑动脉和冠状动脉血管则无明显改变，故在全身血量减少的情况下，心、脑血液供应基本上得到了比较充足的保证。

维持动脉血压的机制：一是增加回心血量和循环血量，自身输血、自身输液、抗利尿激素和醛固酮增多使肾小管重吸收钠、水增多；二是增加心输出量，交感-肾上腺髓质系统兴奋，心率加快，心肌收缩力增加，心输出量增加；三是广泛的外周血管收缩，外周阻力增加。由于上述代偿作用，休克早期患者动脉血压并不一定都降低，可以正常甚至略升。

（四）临床表现

该期患者临床表现为脸色苍白，四肢冰冷、出冷汗，脉搏细速，脉压降低，尿量减少，烦躁不安。

由于血液的重新分配，心、脑灌流量可以正常，血压正常或略升高，但脉压减少。结合上述症状和脉压减少，即使血压不下降甚至轻微升高，也应考虑为休克早期（图 19 - 2）。

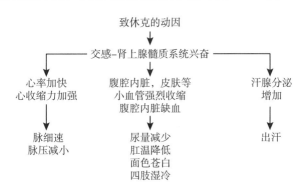

图 19 - 2　休克早期临床表现及产生机制

该期为休克的可逆期，应尽早消除休克动因，控制病变发展，及时补充血容量，恢复循环血量，防止向休克期发展。

二、淤血性缺氧期

淤血性缺氧期又称休克期或微循环淤滞期，当休克的原始病因不能及时清除，病情继续发展，交感 - 肾上腺髓质系统长期过度兴奋，组织将持续缺血缺氧，病情即可发展到休克期。

（一）微循环及组织灌流

此期微动脉、后微动脉痉挛减轻，流入端扩张，毛细血管前括约肌舒张，血液经过开放的毛细血管前括约肌大量涌入真毛血管网；而在毛细血管的静脉端和微静脉血流缓慢，血液浓缩，红细胞聚集；白细胞滚动、黏附、嵌塞；血小板聚集；血黏稠度增加。微循环血流速度缓慢，组织微循环呈少灌少流、灌大于流。该期真毛细血管开放数目虽然增多，但血液大量淤滞于毛细血管和后微静脉中，血流更慢，甚至"泥化"淤滞，组织处于严重低灌流状态，缺氧更为严重（图 19 - 3）。

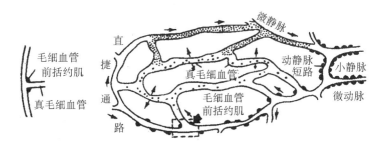

图 19 - 3　淤血性缺氧期

（二）微循环淤滞的机制

主要与下列因素有关。

1. 酸中毒　长期缺血和缺氧引起组织氧分压下降，CO_2 和乳酸堆积，发生酸中毒。酸中毒导致平滑肌对儿茶酚胺的反应性降低。

2. 局部扩血管代谢产物的作用　缺血、缺氧可使扩血管活性物质（组胺、激肽、腺苷、K^+ 等）增多，使血管扩张。

3. 内毒素的作用　内毒素性休克有内毒素血症，可通过激活凝血、纤溶、激肽和补体系统，引起血管扩张和持续性低血压。

4. 血液流变学的改变 休克期白细胞的滚动、贴壁、黏附于内皮细胞上，加大了毛细血管的后阻力；此外还有血液浓缩、血浆黏度增大，红细胞聚集，血小板黏附聚集，都造成微循环血流变慢，血液泥化、淤滞，甚至血流停止。

（三）微循环淤血的后果

该期微循环血管床的大量开放，血液淤滞在内脏器官，造成有效循环血量锐减，回心血量减少，心输出量和血压进行性下降，加重休克。由于心输出量和动脉血压进行性降低，当平均动脉压低于55mmHg（7kPa）时，心、脑血管失去自身调节，冠状动脉和脑血管灌流不足，出现心、脑功能障碍，甚至衰竭。

此期的微循环改变形成了恶性循环，进入失代偿阶段，若无有效的抢救措施，病情将不断加重，甚至死亡。

（四）临床表现

休克期的主要临床表现是血压进行性下降，冠状动脉和脑血管灌流不足，出现心、脑功能障碍，心搏无力、心音低钝、神志淡漠转入昏迷。由于肾血流量的严重不足，出现少尿甚至无尿（图19-4）。

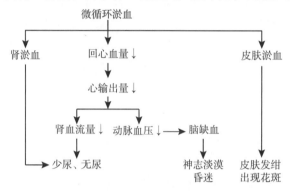

图19-4 淤血期的临床表现和发病机制

三、休克的难治期

休克难治期又称休克晚期或微循环衰竭期。休克晚期，微循环血管对各种血管调节因素的反应性显著降低或消失，发生麻痹性扩张，可发生弥散性血管内凝血、器官功能障碍，甚至发生多器官衰竭，给治疗带来极大困难，因而又称"不可逆性休克或难治性休克"。

（一）微循环及组织灌流

此期微循环内微血管扩张，血液进一步浓缩，有大量微血栓阻塞了微循环，微血管平滑肌麻痹，对任何血管活性药物均失去反应，微循环血流停止，不灌不流，组织得不到足够的氧气和营养物质供应，所以称为微循环衰竭期（图19-5）。此时血液处于高凝状态，易产生弥散性血管内凝血（DIC）。特别是败血症休克、严重的创伤性休克、异型输血更容易诱发DIC。

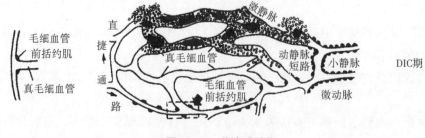

图19-5 休克难治期

休克一旦并发了 DIC，将使病情恶化，并对微循环和各器官功能产生严重影响。

（二）重要器官功能障碍

持续的缺血缺氧、酸中毒和休克时产生的体液因子等损伤作用，使血流动力学障碍、动脉血压进行性下降和组织有效血液灌流进行性减少，组织缺氧越来越严重，各重要器官包括心、脑、肺、肾等脏器的功能和代谢出现严重障碍，甚至导致多系统器官衰竭，发生不可逆损伤，休克越来越难治。

休克的发展过程及其机制见表 19 - 1。

表 19 - 1　休克的发展过程及其机制

	休克早期	休克中期	休克晚
微循环的变化	以缺血为主	以淤血为主	血管麻痹扩张
机制	交感 - 肾上腺髓质兴奋	乳酸性酸中毒，血管扩张	血管反应麻痹
组织灌流	少灌少流，灌少于流	少灌少流，灌大于流	不灌不流，血流停止
血压变化	正常或微高	下降	进一步下降
尿量变化	少尿	无尿	无尿
对机体的影响	对心、脑无影响	心、脑功能障碍	DIC

第三节　休克时细胞代谢改变

休克时，由于微循环灌流量减少，引起组织、器官的持续性缺血缺氧，发生微循环障碍，也可以由休克的原始病因如内毒素对细胞的直接损伤所致。休克发生发展过程中的细胞机制就是探讨细胞在休克发生发展过程中的作用。

一、细胞代谢障碍

1. 供氧不足，糖酵解加强　休克时微循环障碍，组织低灌流和细胞缺氧，糖有氧氧化受阻，使 ATP 生成减少，无氧酵解增强，乳酸生成增多。

2. 能量不足，钠泵失灵——细胞水肿　无氧情况下，ATP 生成不足，细胞膜对 Na^+，K^+ - ATP 酶（钠泵）运转失灵，因而细胞内钠、水增多，细胞水肿。

3. 局部酸中毒　缺氧时由于乳酸的堆积和 CO_2 不能及时清除，引起局部酸中毒。微循环灌流障碍也加重了酸中毒。

二、细胞损伤

细胞损伤是休克时各器官功能障碍的共同机制。细胞膜是休克时最早发生损伤的部位。水、钠和钙离子内流，细胞内水肿，跨膜电位明显下降。线粒体肿胀、致密结构和嵴消失，线粒体破坏，导致能量生成进一步减少。溶酶体肿胀、破裂，释放溶酶体酶，引起组织损伤。上述原因均可引起细胞凋亡、坏死，造成实质器官实质细胞数量减少和功能障碍。

第四节　休克时重要器官功能障碍

一、急性肾衰竭

肾是休克时最容易受损的器官。各型休克常伴发急性肾衰竭，是休克时患者死亡的主要原因之一。

由于肾血液灌流不足，很容易发生少尿和氮质血症。早期是功能性的，持续时间较长可发生急性肾小管坏死，导致器质性急性肾衰竭。此时，除表现为尿量明显减少外，并有明显尿性质的变化，将导致严重的内环境紊乱，使休克进一步恶化。

临床上，在休克监护过程中，常以尿量的变化作为判断内脏微循环灌流状态的重要指标之一，如尿量每小时少于20ml，提示微循环灌流不足。

二、急性呼吸衰竭

肺是休克时易损伤的又一重要器官。在休克早期由于机体应激反应，呼吸中枢的兴奋性增高，通气过度而引起低碳酸积压症。严重休克时，可发生休克肺，表现为严重的间质水肿、肺泡水肿、肺充血、肺出血、局灶性肺不张，肺血管内微血栓和肺泡内透明膜形成，此时病变称为休克肺，是休克死亡的重要原因之一。临床表现为进行性低氧血症和呼吸困难。

三、心功能障碍

除心源性休克外，其他类型休克也发生心功能的变化。早期，由于机体的代偿，冠状动脉的血流量能够维持，因此心泵功能一般不受到显著影响。但随着休克的发展，动脉血压进行性降低，使冠状动脉血流量减少，心肌缺血，再加上缺氧和酸中毒、高钾血症与心肌抑制因子的作用等，心泵功能发生障碍而发生心力衰竭。心衰的出现也是休克难治的原因之一。休克持续越久，心脏受损越严重。

四、脑功能障碍

在休克初期，由于血液的重新分配，保证了脑的血液供应，因而除了因应激引起的烦躁不安外，没有明显的脑功能障碍的表现。但动脉血压低于55mmHg（7kPa）或脑循环出现DIC时，脑的血液循环障碍加重，脑组织缺氧不断加重，患者由兴奋转为抑制，患者神志淡漠，甚至昏迷。

五、胃肠和肝功能障碍

1. 胃肠道改变　因淤血、缺氧、胃肠黏膜发生缺血和坏死，加之DIC的形成而发生出血，血容量进一步减少，微循环功能严重削弱，大量内毒素、细菌入血，进一步加重休克。

2. 肝功能改变　肝脏持续缺血、缺氧，使入血的细菌和毒素不能被充分地清除和解毒，生物转化功能严重障碍，造成体内乳酸大量堆积，从而促使休克恶化，是导致休克难治疗的重要机制之一。

六、多系统器官衰竭

多系统器官衰竭是休克晚期的重要合并症，是致死的重要原因，而且死亡率与衰竭器官成正比。将休克晚期出现两个或两个以上的器官（或系统）同时或相继发生衰竭，称为多系统器官衰竭。

第五节　防治休克的病理生理基础

一、病因学防治

积极防治引起休克的原发病，去除休克原始病因如出血、疼痛、感染等是防止休克的关键。

二、发病学防治

休克有不断恶化的倾向，必须分秒必争地打断休克的恶性循环，采用以下治疗措施。

（一）补充血容量

各型休克都存在有效循环血量绝对或相对不足，最终都导致组织灌流量减少。除心源性休克外，补充血容量是提高心输出量和改善组织灌流的根本措施。宜及时和尽早进行。正确的输液原则是"需多少、补多少"，可以输全血、血浆、生理盐水等晶体溶液和右旋糖酐等胶体溶液，以补充血容量的不足。

（二）纠正酸中毒

休克时缺血、缺氧必然导致代谢性酸中毒，而酸中毒是促使休克恶化的一个重要因素。如酸中毒不纠正，H^+ 和 Ca^{2+} 的竞争作用将直接影响血管活性药物的治疗，影响心肌收缩力，还可引起高钾血症。

（三）合理使用血管活性药

在纠正酸中毒和血容量得到充分补充的情况下，合理应用血管活性物质。

1. 缩血管药物的选择 缩血管药物因进一步减少微循环灌流量，而且在临床上的效果也不理想，故目前不主张各型休克患者长期和大量应用。但缩血管药物仍有其适应证：①血压过低而又不能立即补液时，可用缩血管药物来暂时提高血压；②对于过敏性休克和神经源性休克，是首选药物，应当尽早使用；③对于高动力型感染性休克和低阻力型心源性休克，缩血管药可作为综合治疗措施之一。

2. 扩血管药物选择 低排高阻型休克，血管高度痉挛和体内儿茶酚胺浓度过高的患者，用扩血管药物解除小血管痉挛，使微循环的动脉血液灌流和回心血量增加，有较好的疗效。

（四）细胞损伤的防治

除通过改善微循环来防止细胞损伤外，保护细胞和改善细胞代谢是防止细胞损伤的重要措施。还要采用稳膜、补充能量及抗氧自由基等治疗以改善细胞的功能障碍。

（五）防止器官衰竭

休克时，如出现器官衰竭，除采取一般的治疗外，还应针对不同器官采取不同的治疗措施。如出现急性心衰竭，应强心、利尿，适当降低心脏前、后负荷；出现休克肺时，应正压给氧，改善呼吸功能；如发生急性肾衰竭，应采用利尿、透析等措施，以防止发生多器官衰竭。

目标检测

一、选择题

【A1/A2 型题】

1. 休克发生的本质是（ ）
   A. 脉压减小　　　　　　B. 急性心脏功能障碍　　　　C. 微循环障碍
   D. 细胞损伤　　　　　　E. 动脉血压下降

2. 淤血性缺氧期微循环变化的特点是（ ）
   A. 少灌少流，灌大于流　　B. 少灌少流，灌少于流　　C. 多灌少流，灌大于流
   D. 多灌多流，灌少于流　　E. 不灌不流

3. 患者，女性，25 岁。因被车撞伤，烦躁不安，脉搏快，收缩压正常，脉压小，面色苍白，出冷汗，考虑为（ ）
   A. 疼痛引起　　　　　　B. 休克早期　　　　　　　C. 休克晚期
   D. 休克期　　　　　　　E. 精神紧张引起

4. 下列属于休克早期患者微循环变化特征的是（ ）

    A. 缺血   B. 淤血   C. 微血栓形成

    D. 出血   E. 充血

5. 下列属于失血性休克发生始动环节的是（ ）

    A. 低血容量   B. 心脏功能障碍   C. 外周血管阻力增加

    D. 外周血管扩张   E. 血管床容量增加

【A3/A4 型题】

(6 ~ 7 题共用题干)

患者，男性，35 岁。从三楼坠下后 12 小时，神志不清，无脉搏、无血压、无尿，体温不升，全身广泛出血倾向，伴有大片皮下瘀斑，并有呕血、便血，心跳和呼吸微弱。

6. 该患者处于休克的（ ）

    A. 休克早期   B. 休克期   C. 休克晚期

    D. 濒死期   E. 系统功能衰竭期

7. 该患者易发生（ ）

    A. 呼吸衰竭   B. 急性肾衰竭   C. 肝衰竭

    D. 血液系统衰竭   E. 多系统衰竭

二、思考题

1. 简述休克发生的始动环节。

2. 简述休克早期微循环变化的特点及代偿意义。

（刘彩虹 张 颖）

第二十章　心力衰竭

◎ 学习目标

1. 通过本章学习，重点把握心力衰竭的概念、病因、发生机制、临床表现的病理生理基础；心力衰竭的心外代偿反应；心力衰竭发生的诱因。
2. 学会对心力衰竭的判断以及具有心力衰竭防治能力。

》 情境导入

情境描述　患者因心慌、气短 15 年，加重 7 天入院。现病史：患者 20 年前患有风湿性心脏病。5 年前出现一般体力劳动即感呼吸困难，并伴有双下肢出现轻度水肿。入院前 10 天，心悸、呼吸困难逐渐加重，恶心伴有呕吐，右上腹饱胀，不能平卧，双下肢明显水肿，故来院就诊。查体：颈静脉怒张，两肺散在大小不等水泡音。心界向左扩大，心率 120 次/分，律不齐，心尖部可闻及收缩期吹风样杂音及舒张期隆隆样杂音。

讨论　1. 该患者为什么会出现心界扩大？
　　　2. 患者为什么会有水肿、不能平卧等临床表现？

心脏是泵血器官，通过节律性的收缩和舒张，推动血液在血管中循环流动，以满足全身组织细胞的代谢需要。在各种致病因素作用下，心脏的收缩和（或）舒张功能障碍，使心输出量下降，不能满足机体代谢需要的病理生理过程称为心功能不全。心功能不全包括心脏泵血功能受损后由完全代偿到失代偿的全过程。心力衰竭是指心功能不全的失代偿阶段，患者出现明显的心输出量减少和呼吸困难、水肿等静脉淤血的临床表现。

第一节　心力衰竭的原因、诱因及分类

一、原因

（一）心肌收缩功能障碍

1. 心肌结构破坏　各种原因（风湿性、细菌性、病毒性）引起的心肌炎、心肌梗死、心肌病、心肌中毒等可造成心肌细胞变性、坏死及组织结构破坏，导致心肌舒缩功能障碍。

2. 心肌能量代谢障碍　冠状动脉粥样硬化，严重贫血、呼吸功能障碍等因素可引起心肌缺血缺氧，严重维生素 B_1 缺乏可引起心肌能量代谢障碍，这些都可引起继发性心肌损伤进而导致心肌舒缩功能障碍。

（二）心室负荷过重

1. 前负荷过重　心室前负荷是指心脏收缩前所承受的负荷，相当于心室舒张末期容量或压力，又称容量负荷。左心室前负荷过重常见于主动脉瓣或二尖瓣关闭不全；右心室前负荷重常见于肺动脉瓣或

三尖瓣关闭不全、室间隔缺损出现左向右分流等。严重贫血、甲状腺功能亢进、动 – 静脉瘘等高动力循环状态可引起回心血量增加，使左、右心室容量负荷都增加。

2. 后负荷过重　心室后负荷是指心脏收缩时所承受的负荷，即心室射血所要克服的阻力，又称压力负荷。左心室后负荷过重常见于高血压病、主动脉瓣狭窄等；右心室后负荷过重常见于肺动脉高压、肺动脉瓣狭窄和肺源性心脏病。血液黏滞度明显增加时，则左、右心室压力负荷都增加。

（三）心室舒张及充盈受限

心室舒张及充盈受限是指在静脉回心血量无明显减少的情况下，因心脏自身病变引起的心脏舒张和充盈障碍，如限制型心肌病、房室瓣狭窄、缩窄性心包炎等病变均可造成心脏舒张期充盈受限。

二、诱因

凡能增加心脏负荷，使心肌耗氧量增加和/或使心肌供血供氧减少的因素皆可成为心力衰竭的诱因。

感染是心力衰竭最常见的诱因，尤其是呼吸道感染；另外还有心律失常、妊娠与分娩、水电解质代谢及酸碱平衡紊乱、过量过快输液、酸中毒、高钾血症、过度劳累、情绪激动、气候突变、甲状腺功能亢进、外伤及手术等因素也可诱发心力衰竭。

 素质提升

加强全民健康教育，避免诱发心衰

心力衰竭是指各种心脏病的终末阶段，包括冠心病、高血压性心脏病、瓣膜性心脏病等。对于心力衰竭的预防，有以下几点建议。

1. 治疗基础疾病：对基础疾病一定要早发现、早诊断、早治疗。

2. 避免诱因：上呼吸道感染是最主要的一个原因，再有就是劳累以及情绪波动。

3. 在饮食上要注意低盐饮食，因为摄入盐量过多，会使体内的水钠潴留，从而增加心脏的负荷；不要一次大量地饮水。

4. 对于已经有心衰的患者，要监测体重，每天量体重，如果一两天之内体重上升 1 千克左右，说明体内有水钠潴留，可能会诱发心力衰竭，要根据情况而加减利尿剂的用量。

三、分类

1. 按发生部位分类　可分为左心衰竭、右心衰竭和全心衰竭。左心衰竭常见于冠心病、高血压病主动脉瓣狭窄或关闭不全等；右心衰竭常见于肺动脉高压、三尖瓣或主动脉病变。全心衰竭常见于心肌炎、心肌病等。

2. 按发生速度分类　可分为急性和慢性心力衰竭。急性心力衰竭常见于急性心肌梗死、严重心律失常、急性心包填塞等；慢性心力衰竭常见于高血压病、肺动脉高压等。

3. 按心肌收缩与舒张功能障碍分类　分为收缩性心力衰竭和舒张性心力衰竭。收缩性心力衰竭常见于冠心病、心肌炎等；舒张性心力衰竭常见于高血压伴左心室肥厚、缩窄性心包炎、肥厚性心肌病等。

4. 按心排出量的高低分类　分为低输出量性心力衰竭和高输出量性心力衰竭。低输出量性心力衰竭常见于冠心病、高血压病、心肌病、心瓣膜病等引起的心力衰竭；高输出量性心力衰竭见于严重贫血、甲状腺功能亢进、妊娠等。

5. 按心功能不全的严重程度分类　美国心脏病学院/美国心脏病学会（ACC/AHA）对慢性心力衰

竭发布了诊疗指南，将患者分为四期（表 20 - 1）。

表 20 - 1　按心功能不全严重程度分类

心功能不全分期（ACC/AHA）	心功能不全分级（NYHA）
A 期：将来可能发生心力衰竭的高危人群，如冠心病和高血压患者，但目前尚无心脏结构性损伤或心力衰竭症状	Ⅰ级：无心力衰竭症状，体力活动不受限
B 期：有结构性心脏损伤，如既往有心肌梗死、瓣膜病，但无心力衰竭症状，相当于 NYHA 心功能Ⅰ级	Ⅱ级：休息时无症状，体力活动轻度受限，日常活动可引起呼吸困难、疲乏和心悸等症状
C 期：已有器质性心脏病，以往或目前有心力衰竭的临床表现，包括 NYHA 心功能Ⅱ、Ⅲ级和部分Ⅳ级	Ⅲ级：静息时无症状，轻度活动即感不适，体力活动明显受限
D 期：难治性终末期心力衰竭，有进行性器质性心脏病，虽经积极的内科治疗，患者仍表现出心力衰竭的症状	Ⅳ级：静息时也有症状，任何活动均严重受限

第二节　心力衰竭时机体的代偿

生理条件下，机体通过对心率、心室前后负荷和心肌收缩性的调控使心输出量能够适应机体代谢需要。机体的代偿功能在很大程度上决定了心力衰竭发生、发展的速度及严重程度。

一、神经－体液调节机制的激活

1. 交感－肾上腺髓质系统激活　早期心排出量减少激活颈动脉窦和主动脉弓压力感受器，进而激活交感－肾上腺髓质系统，表现为交感神经兴奋，血浆儿茶酚胺浓度升高。

2. 肾素－血管紧张素－醛固酮系统激活　肾血流量减少和交感神经兴奋可激活肾素－血管紧张素－醛固酮系统。血管紧张素Ⅱ有强大的缩血管作用，通过与去甲肾上腺素的协同作用对血流动力学稳态产生重要影响。醛固酮促进水、钠的重吸收，有助于维持循环血量。

3. 其他体液因素　刺激心房分泌心房钠尿肽，具有利钠、利尿、舒张血管和降低血压的作用，是目前衡量心脏功能的重要标志物。

在神经－体液机制的调控下，机体对心功能降低的代偿反应可分为心脏本身的代偿和心脏以外的代偿。

二、心脏本身的代偿

1. 心率加快　心率加快是一种发动快、见效迅速的代偿反应，主要与交感神经兴奋和儿茶酚胺释放增多有关。心率加快在一定范围内具有代偿意义，可以增加心输出量，对维持动脉血压，保证心、脑等重要器官的血流供应具有重要意义。

2. 心脏扩张　在一定范围内，心肌的收缩力和心输出量与心肌纤维初长度成正比。伴有心肌收缩力增强的心腔扩大称为心脏紧张源性扩张，有积极的代偿意义。心肌纤维过度拉长并伴有心肌收缩力减弱的心腔扩大称为肌源性扩张，此时已丧失代偿意义，还会增加心肌耗氧量，加重心肌损伤。

3. 心肌收缩力增强　在心泵功能受损的急性期，心肌收缩力增强对维持心排出量和血流动力学稳定具有十分重要的作用。

4. 心室重塑　包括心肌肥大、心肌细胞表型改变和非心肌细胞及细胞外基质的变化。

（1）心肌肥大　可分为向心性肥大和离心性肥大。向心性肥大是指心脏在长期过度压力负荷作用下，心室壁增厚而心腔容积正常甚至缩小，室壁厚度与心腔半径之比增大。常见于高血压性心脏病、主动脉瓣狭窄等疾病。离心性肥大是指心脏在长期过度容量负荷作用下，心腔明显扩大与心室壁轻度增厚并存，室壁厚度与心腔半径之比基本正常。常见于二尖瓣或主动脉瓣关闭不全等疾病。

（2）心肌细胞表型的改变　心肌合成蛋白质的种类变化亦可引起心肌细胞"质"的改变，即心肌细胞表型的改变。表型转变的心肌细胞与正常心肌有差异，而且其分泌活动增强，通过分泌细胞因子和局部激素，进一步促进细胞生长、增殖及凋亡，从而影响心肌的舒缩能力。

（3）非心肌细胞和细胞外基质的变化　细胞外基质是指存在于细胞间隙、肌束之间及血管周围的结构糖蛋白、蛋白多糖和糖胺聚糖的总称。不适当的非心肌细胞的增殖和基质重塑可降低心室壁的顺应性，影响心脏舒张功能和冠状动脉血供；还可影响心肌细胞之间的信息传递和舒缩的协调性，促进心肌细胞凋亡和纤维化。

三、心脏以外的代偿

1. 血容量增加　这是慢性心力衰竭的主要代偿方式。一定范围内的血容量增加可提高心输出量和组织灌流量，具有代偿意义。但长期过度的血容量增加可加重心脏负荷，增加心肌耗氧量，使心输出量减少。

2. 血流重新分布　交感 – 肾上腺髓质系统兴奋，外周血管选择性收缩，引起全身血流重新分布，主要表现为皮肤、骨骼肌和内脏器官的血流量减少，而心脑的血流量不变或略有增加。这样既能防止血压下降，又能保证重要器官的血液供应。

3. 红细胞增多　缺氧可刺激促红细胞生成素增加，使红细胞和血红蛋白生成增多，提高血液携氧能力，有助于改善外周组织缺氧。

4. 组织细胞利用氧的能力增强　心力衰竭时，由于供血、供氧减少，组织细胞可发生一系列功能、代谢和结构的改变来进行代偿，使组织细胞利用氧的能力增强。

第三节　心力衰竭的发生机制

心力衰竭发生机制复杂，迄今尚未完全阐明。

一、心肌收缩功能降低

心肌收缩性减弱是导致心脏泵血功能降低的主要原因。

1. 心肌收缩相关蛋白的改变

（1）心肌细胞数量减少　多种损伤性因素可导致心肌细胞变性、萎缩甚至死亡而使有效收缩的心肌细胞数量减少，导致原发性心肌收缩力减弱。

（2）心肌结构改变　心肌肥大时，细胞表型发生改变；肌原纤维占比减少，肌原纤维排列紊乱，心肌收缩力下降；心腔扩大伴有室壁变薄，可引起功能性瓣膜反流，心室泵血功能进一步降低。

2. 心肌能量代谢障碍　心肌细胞必须不断合成 ATP 才能维持正常的泵血功能和细胞活力。心肌缺血、缺氧、维生素 B_1 缺乏、贫血、低血压、心律失常及心肌肥大等，可导致心肌的能量生成、储存和利用障碍，引起或诱发心力衰竭。

3. 心肌兴奋 – 收缩耦联障碍　各种原因造成 Ca^{2+} 的运转和分布失常均可导致心肌兴奋 – 收缩耦联障碍，使心肌收缩力下降。心肌改建过程中，肌膜及肌浆网上与钙运转及其调控相关的蛋白质改变，不仅是心肌收缩性能降低的分子基础，也是心肌对儿茶酚胺的反应性降低的内在因素。高血钾、酸中毒、肿瘤坏死等均影响细胞 Ca^{2+} 的转运，使心肌收缩能力下降。

二、心肌舒张功能障碍

心室舒张功能障碍的机制目前尚不完全清楚，可能与 Ca^{2+} 复位延缓、肌球 - 肌动蛋白复合体解离障碍、心室舒张势能减少和心室顺应性降低相关。

三、心脏各部舒缩活动不协调

心脏舒缩活动协调性被破坏，会引起心脏泵血功能紊乱而导致心输出量下降。最常见的原因是各种类型的心律失常。其次心肌炎、甲状腺功能亢进、严重贫血、高血压性心脏病、肺源性心脏病、心肌梗死均可使整个心脏舒缩活动不协调，导致心排出量减少，从而引起心力衰竭。

第四节　心力衰竭时机体的功能与代谢变化

心力衰竭临床主要表现在两个方面：一方面是心排血量降低引起的器官组织灌流减少；另一方面是血液回流障碍导致的肺循环淤血和（或）体循环淤血为特征的静脉淤血（图 20 - 1）。

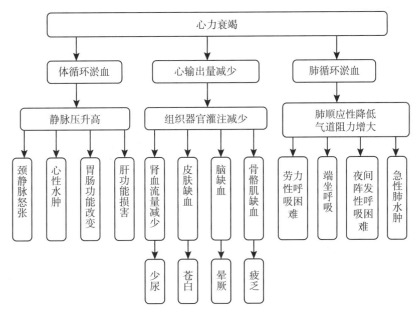

图 20 - 1　心力衰竭的临床表现及机制

一、心排血量减少

1. 心脏泵血功能降低　心力衰竭时心排出量减少，同时射血后心室残余血量增多，反映心脏收缩功能和舒张功能的指标均有明显的降低。

（1）心率增快　由于交感神经系统兴奋，心力衰竭患者在早期即有明显的心率增快，因此心悸通常是心力衰竭患者最早和最明显的症状。但心率过快反而可使心输出量降低，且可造成心肌缺血缺氧而加重心肌损伤。

（2）心输出量减少及心脏指数降低　心输出量是评价心脏泵血功能的重要指标。心脏指数是心输出量经单位体表面积标准化后的心脏泵血功能指标，具有较好的横向可比性。多数患者心输出量 < 3.5L/min，心脏指数 <2.2L/（min·m²）。

（3）心室射血分数降低　射血分数是指每搏输出量与心室舒张末期容积的百分比，是评价心室射血效率的指标。心力衰竭时，每搏输出量降低而左心室舒张末期容积增大，射血分数降低。

（4）心室充盈受损　由于射血分数降低，心室射血后残余血量增多，使心室收缩末期容积增多，心室容量负荷增大，心室充盈受限。

2. 动脉血压的变化　急性心力衰竭时（如急性心肌梗死），机体来不及充分发挥代偿调节，心输出量锐减，导致动脉血压下降，甚至引起心源性休克。慢性心力衰竭时，机体通过外周小动脉收缩、心率加快以及血容量增多等代偿活动，可使动脉血压维持正常水平。

3. 器官血流重新分配　心力衰竭时，各组织器官灌注压降低和阻力血管不均一性收缩，导致器官血流量重新分配。轻度心力衰竭时，心、脑血流量可维持在正常水平，而腹腔内脏、肾脏和皮肤等绝大多数组织器官血流量显著减少，引起相应的功能障碍。重度心力衰竭时会引起：①皮肤缺血：表现为皮肤苍白、皮肤温度降低。如果合并缺氧，可出现发绀；②骨骼肌缺血：表现为易疲乏，对体力活动的耐受力降低；③肾缺血：患者尿量减少，亦可出现氮质血症。尿量在一定程度上可以反映心功能状况，随着心功能的改善，尿量可增多；④脑缺血：患者出现头痛、头晕、失眠、记忆力减退、烦躁不安、嗜睡等症状，严重时可出现短暂性意识丧失，称为心源性晕厥。

二、静脉淤血

（一）肺循环淤血

左心衰竭时，由于肺静脉回流受阻，肺毛细血管压增高，导致不同程度的肺循环淤血、肺水肿，表现为呼吸困难。

1. 呼吸困难发生的基本机制　主要与以下因素相关：①肺淤血、肺水肿导致肺顺应性降低，肺泡扩张阻力增大。②肺毛细血管淤血和间质性肺水肿使肺毛细血管旁感受器受到刺激，经迷走神经传入中枢，引起反射性浅快呼吸。③支气管黏膜充血、肿胀及气道内分泌物增多，导致气道阻力明显增加。

2. 呼吸困难的表现形式　由于肺淤血、肺水肿的严重程度不同，呼吸困难可有不同的表现形式。

（1）劳力性呼吸困难　轻度左心衰竭患者仅在体力活动时出现呼吸困难。其机制是：血流速度加快，回心血量增加，心率加快，舒张期缩短，左心室充盈减少，加重肺淤血；活动时需氧量增加，机体缺氧加重及代谢产物增多，刺激呼吸中枢使呼吸加深加快，出现呼吸困难。

（2）端坐呼吸　患者在静息时也出现呼吸困难，平卧时加重，故被迫采取端坐或半卧位以减轻呼吸困难的程度，称为端坐呼吸。其机制是：①端坐位时，由于重力作用下肢血液回流减少，肺淤血减轻。②膈肌相对下移，胸腔容积增大，肺通气增加。③端坐位可减少下肢水肿液的吸收，使回心血量减少，减轻肺淤血。

（3）夜间阵发性呼吸困难　患者夜间入睡后因突感胸闷、气促而惊醒，被迫坐起，咳喘后有所缓解，称为夜间阵发性呼吸困难。是左心衰竭的典型表现，其机制是：①入睡后由端坐位改为平卧位，静脉回流增多，加重肺淤血。②入睡后迷走神经兴奋性增高，支气管平滑肌收缩，气道阻力增大。③熟睡后中枢神经系统处于抑制状态，对传入刺激的敏感性降低，只有在肺淤血程度较严重，PaO_2下降到一定水平时，才会刺激呼吸中枢，患者突感呼吸困难而被惊醒。若患者在气促咳嗽的同时伴有哮鸣音，称为心源性哮喘。

（4）急性肺水肿　由于突发左心室排血量减少，引起肺毛细血管压急剧升高，毛细血管壁通透性增加，血浆渗出到肺间质和肺泡内，引起急性肺水肿。患者可出现发绀、气促、端坐呼吸、频繁咳嗽、咳粉红色（或无色）泡沫样痰、双肺布满湿啰音等表现。

（二）体循环淤血

体循环淤血见于右心衰竭和全心衰竭，主要表现为体循环静脉系统过度充盈、静脉压升高、内脏器官淤血和水肿等。

1. 静脉淤血和静脉压升高　右心衰竭时，上、下腔静脉回流受阻，体循环静脉系统内大量血液淤积，压力升高，表现为下肢和内脏的淤血。可出现颈静脉怒张；按压肝脏后颈静脉异常充盈，称为肝颈静脉反流征阳性。

2. 肝肿大及肝功能异常　下腔静脉回流受阻引起肝淤血，导致肝脏肿大；长期淤血引起淤血性肝硬化。因肝细胞变性、坏死，可出现转氨酶水平增高和黄疸等临床症状。

3. 水肿　水肿是全心衰竭特别是右心衰竭的主要临床表现之一，称为心源性水肿。心性水肿多发生于身体下垂部位，严重时可伴发胸腔积液、腹腔积液等。

4. 胃肠功能改变　慢性心力衰竭时，由于胃肠道淤血及动脉血液灌流不足，可出现消化不良、食欲不振、恶心、呕吐及腹泻等症状。

三、水、电解质和酸碱平衡紊乱

心力衰竭时水、电解质代谢紊乱的主要表现是水、钠潴留，其机制主要是当心排血量减少时会引起肾血流量减少，从而导致肾小球滤过率降低及肾小管重吸收功能增强。左心衰竭时的主要表现是肺水肿，右心衰竭时的主要表现是全身性水肿。水、钠潴留会使尿量减少，钾排泄减少，引起血钾升高。心力衰竭时还可引起缺氧，无氧代谢增强，乳酸堆积，导致代谢性酸中毒。左心衰竭时出现呼吸困难，使呼吸加深加快导致呼吸性碱中毒，严重时呼吸减慢减弱导致呼吸性酸中毒。

第五节　防治心力衰竭的病理生理基础

一、防治原发病，消除诱因

积极防治引起心力衰竭的各种原发病，如解除冠状动脉狭窄和痉挛、控制血压、戒烟限酒、控制肥胖等。及时消除各种诱因，如控制感染、合理补液、避免过度紧张和劳累、纠正水、电解质和酸碱平衡紊乱。

二、调整神经-体液失衡和干预心室重塑

神经-体液系统功能紊乱在心室重塑和心力衰竭的发生和发展中发挥着重要作用。血管紧张素转换酶抑制剂（ACEI）已成为治疗慢性心力衰竭的常规药物。对于不能耐受 ACEI 者，可采用血管紧张素 II 受体拮抗剂替代。β 肾上腺素受体阻滞剂和醛固酮受体拮抗剂也有减轻心室重构的心脏保护作用，可以联合用药。

三、改善心脏的舒缩功能

1. 增强心肌收缩功能　对因收缩性减弱而发生的心力衰竭，可选用适当的正性肌力药物如洋地黄类药物，拟交感胺类药物和磷酸二酯酶抑制剂等，增强心肌收缩力，提高心输出量。

2. 改善心肌舒张性能　对因心室顺应性降低或心室舒张不全所致的心力衰竭，可合理选用钙拮抗剂、β 受体阻滞剂、硝酸酯类等药物改善心肌舒张性能。

四、减轻心脏的前、后负荷

1. 调整心脏前负荷　对于伴有钠水潴留和静脉淤血症状的患者，使用利尿剂可通过减少肾小管钠水重吸收，降低血容量以减轻心脏前负荷，输液时适当使用静脉扩张剂（如硝酸甘油）也可减少回心血量，减轻肺淤血，增加冠状动脉血流量，同时应注意限制钠水的摄入。

2. 降低心脏后负荷 选用合适的动脉血管扩张剂如 ACEI、血管紧张素 Ⅱ 受体拮抗剂和钙拮抗剂等降低外周阻力，不仅可以减少心肌耗氧量，还可以提高心搏出量和改善外周组织灌流。

目标检测

一、选择题

【A1/A2 型题】

1. 关于心力衰竭的概念，说法正确的是 （　）
　　A. 心输出量低于正常　　　　　　　　　　B. 每搏心输出量低于正常
　　C. 心脏指数低于正常　　　　　　　　　　D. 由原发性心肌舒缩功能障碍引起泵衰竭
　　E. 心输出量绝对或相对减少，不足以满足全身组织代谢需要

2. 下列不属于右心衰竭可能出现的变化是 （　）
　　A. 下肢水肿　　　　　　　B. 肝肿大　　　　　　　　C. 少尿
　　D. 食欲不振、恶心呕吐　　　E. 心源性哮喘

3. 下列属于引起心脏容量负荷过重的因素的是 （　）
　　A. 动脉瓣膜狭窄　　　　　B. 肺动脉高压　　　　　　C. 肺栓塞
　　D. 肺源性心脏病　　　　　E. 动脉瓣膜关闭不全

4. 下列属于引起心肌向心性肥大原因的是 （　）
　　A. 高血压　　　　　　　　B. 动 – 静脉瘘　　　　　C. 动脉瓣膜关闭不全
　　D. 室间隔缺损　　　　　　E. 甲状腺功能亢进

5. 心力衰竭时出现血流重新分布，以保证 （　）
　　A. 心、肺的供血　　　　　B. 心、肾的供血　　　　　C. 心、脑的供血
　　D. 肝、脑的供血　　　　　E. 肾、脑的供血

6. 下列属于慢性右心衰竭主要表现的是 （　）
　　A. 心输出量绝对减少　　　B. 心输出量相对减少　　　C. 肺循环充血
　　D. 体循环静脉淤血　　　　E. 肺循环充血伴有心输出量减少

二、思考题

简述心力衰竭时心脏的代偿形式。

（刘碧英）

第二十一章　呼吸衰竭

◎· 学习目标

1. 通过本章学习，重点把握呼吸衰竭、Ⅰ型和Ⅱ型呼吸衰竭、急性呼吸窘迫综合征的概念；呼吸衰竭发生的原因、发病机制；肺性脑病的概念。

2. 学会初步诊断相关呼吸衰竭性质的疾病，帮助学生树立临床诊断治疗的基本思想。

>> 情境导入

情境描述　患者，男，33 岁。肺间质纤维化患者，因气促入院，查体：体温/T 36.7℃，脉搏 110 次/分，呼吸 60 次/分，呼吸急促，皮肤发绀，两肺底部有湿啰音，血气分析：PaO_2 50mmHg，$PaCO_2$ 33mmHg。

讨论　1. 该患者为何会出现呼吸困难？

2. 属于哪种类型的呼吸衰竭？

3. 试分析其发病机制？

第一节　概　述

机体通过呼吸不断地从外界环境中摄取氧并排出代谢所产生的二氧化碳。呼吸包括三个基本过程：外呼吸、血液运输氧以及内呼吸。

一、呼吸衰竭的概念

呼吸功能不全是指静息状态下，外呼吸功能严重障碍，导致动脉血氧分压（PaO_2）降低，伴或不伴有动脉血二氧化碳分压（$PaCO_2$）增高的病理过程。当外呼吸功能严重障碍，以致患者在海平面、静息状态吸入空气的条件下，PaO_2 低于 60mmHg（8kPa），伴有或不伴有 $PaCO_2$ 高于 50mmHg（6.67kPa），并有一系列临床症状的病理生理过程，称为呼吸衰竭。呼吸功能不全涵盖了外呼吸功能障碍的全过程，而呼吸衰竭是呼吸功能不全的严重阶段。本章主要介绍由外呼吸功能严重障碍引起的呼吸衰竭。

二、呼吸衰竭的分类

1. 根据发生的速度　分为急性呼吸衰竭和慢性呼吸衰竭。急性呼吸衰竭发病急速，体内往往来不及进行代偿，如急性呼吸窘迫综合征（acute respiratory distress syndrome，ARDS）。慢性呼吸衰竭发生缓慢，持续时间较长，早期或轻症时机体一般可以代偿，只有当失代偿才发生严重的病理生理变化。

2. 根据原发病变部位　分为中枢性呼吸衰竭和外周性呼吸衰竭。

3. 根据发病机制　分为通气性呼吸衰竭和换气性呼吸衰竭。

4. 根据血气变化特点　分为Ⅰ型呼吸衰竭和Ⅱ型呼吸衰竭。Ⅰ型呼吸衰竭患者仅有 PaO_2 下降，无 $PaCO_2$ 升高。Ⅱ型呼吸衰竭患者既有 PaO_2 下降，同时伴有 $PaCO_2$ 上升。

第二节　呼吸衰竭的原因与发生机制

一、原因

很多疾病都能直接或间接影响肺功能而导致呼吸衰竭，常见病因见表 21-1。

表 21-1　常见病因

常见病	
Ⅰ 神经肌肉系统疾病	脑部疾病（脑外伤、脑肿瘤、脑炎、脑水肿等） 镇静剂或麻醉剂的过量使用；脊髓及外周神经损害（脊髓颈段或高位胸段损伤、脊髓灰质炎、脊神经根炎、多发性外周神经炎等） 肌肉疾病（肌营养不良症、重症肌无力、低钾血症、呼吸肌疲劳等）
Ⅱ 胸部和胸膜病变	外伤（多发性肋骨骨折、胸部严重创伤等），胸腔积液与气胸，胸膜粘连与纤维化等
Ⅲ 呼吸道阻塞性疾病	狭窄或阻塞（喉头水肿、支气管异物、纵隔肿瘤压迫等）；下呼吸道病变（慢性支气管炎、慢性阻塞性肺气肿、支气管哮喘等）
Ⅳ 肺部疾病	肺水肿、肺不张、肺部炎症、广泛性肺纤维化等
Ⅴ 肺血管性疾病	肺栓塞、肺淤血等

此外，不同年龄组常见的易致呼吸衰竭的病因有所不同，如：① 新生儿常见病因以新生儿窒息、ARDS、颅脑损伤、新生儿肺炎等多见。②婴幼儿常由异物吸入、溺水、重症肺炎、哮喘持续状态、脑炎、败血症等引起。③成人则多为 COPD、ARDS、肺水肿、肺栓塞及胸腹手术后并发肺感染等所致。

二、发生机制

外呼吸过程包括肺通气和肺换气两个环节。肺通气是指肺泡与外界环境进行气体交换的过程，肺换气是指肺泡与血液之间的气体交换过程。任何原因，只要使肺通气或/和换气环节发生严重障碍，就会导致血气异常，引起呼吸衰竭。肺换气功能障碍又包括弥散障碍和肺泡通气与血流比例失调。以下就肺通气功能障碍、弥散障碍以及肺通气与血流比例失调三方面来讨论呼吸衰竭的常见病因及主要发病机制。

（一）肺通气功能障碍

正常成人静息时，肺通气量约为 6L/min，其中死腔通气约占 30%，肺泡通气量约为 4L/min。肺泡通气量是有效通气量，因此通气功能严重障碍使肺泡通气不足，是呼吸衰竭的发生机制之一。

1. 肺通气障碍的类型与病因　正常的肺通气有赖于肺的正常扩张、回缩与气道的通畅。所以，肺通气功能障碍可由肺扩张、回缩受限以及气道阻塞引起。由前者引起的通气不足称限制性通气不足；由后者引起的称阻塞性通气不足。

（1）限制性通气不足　呼吸运动是呼吸肌收缩引起肺扩张的主动过程，而平静呼气则是肺泡弹性回缩和胸廓借助重力作用复位的被动过程。主动过程更容易发生障碍，导致肺泡扩张受限，其发生机制如下。①呼吸肌活动障碍：常见于中枢或周围神经的器质性病变，如脑外伤等。②呼吸中枢抑制：如呼吸中枢肿瘤等。③呼吸肌收缩功能障碍：如重症肌无力、低钾血症等，均可累及呼吸肌收缩功能，引起限制性通气不足。④胸廓顺应性降低：常见于严重的胸廓畸形、气胸等可限制胸廓扩张的疾病，使扩张时弹性阻力增加而引起限制性通气不足。⑤肺顺应性降低：常见于成人呼吸窘迫综合征、肺水肿等，因肺泡表面活性物质减少，使肺泡表面张力增加。

（2）阻塞性通气不足 是由于呼吸道狭窄或阻塞，使气道阻力增加引起通气不足。影响气道阻力的因素有气道内直径长度与形态、气流速度与形式、气体密度与黏度等。在这些因素中，最重要的是气道的内径。管壁痉挛、管腔阻塞、气道塌陷等均可使气道内径变小或不规则，从而增加气道阻力，引起阻塞性通气不足，如支气管哮喘发作时，小气道痉挛缩窄，可使气道阻力高达正常的 $10 \sim 20$ 倍，严重者可引起呼吸衰竭。气道阻塞可分两类：①中央气道阻塞：指气管分叉以上的气道阻塞。若阻塞位于胸外（如喉头水肿、声带麻痹等），吸气时气体流经病灶引起的压力降低，可使气道内压明显低于大气压，导致气道狭窄加重；呼气时气道内压大于大气压而使阻塞减轻，患者表现为吸气性呼吸困难。若阻塞位于中央气道的胸内部位（如肿瘤、炎症等），吸气时胸内压降低使气道内压大于胸内压，阻塞减轻；用力呼气时胸内压升高压迫气道，使气道狭窄加重，患者表现为呼气性呼吸困难。②外周气道阻塞：外周气道是指内径小于 $2mm$ 的小支气管和细支气管阻塞。由于小支气管为不规则的块状，细支气管无软骨支撑、管壁薄，又与周围肺泡结构紧密相连，因此其内径可随呼吸运动而发生变化。吸气时肺泡扩张，细支气管受周围弹性组织牵拉口径变大、气道伸长；呼气时则相反，气道缩短变窄，患者表现为呼气性呼吸困难。

2. 肺通气不足时的血气变化 限制性与阻塞性同时不足可以使肺泡通气减少，氧的吸入和二氧化碳的排出均受阻，使肺泡的氧分压（PaO_2）降低而肺泡二氧化碳分压（$PaCO_2$）升高，血液流经毛细血管时，不能得到足够的氧与排出应排出的二氧化碳，使 PaO_2 下降与 $PaCO_2$ 升高，此时 $PaCO_2$ 的增值与 PaO_2 降值成一定的比例关系，约为 0.8，相当于呼吸商，一般认为 $PaCO_2$ 是反映总肺泡通气量的最佳指标。

由肺泡疾病引起的通气障碍，病变往往是局部、散在而不均匀的，故不仅存在肺通气不足，通常还存在肺泡通气与血液比例失调与弥散障碍。

（二）弥散障碍

弥散障碍是指氧与二氧化碳通过肺泡膜进行交换的过程发生障碍。影响肺气体弥散的因素有：肺泡膜两侧的气体分压差、气体的弥散能力、具有气体交换功能的肺泡膜面积、肺泡膜的厚度或者弥散距离以及血液与肺泡膜接触时间。

1. 弥散障碍的原因

（1）肺泡膜面积减少 正常人约有 3 亿个肺泡，总面积 $80m^2$，静息时参与换气的面积为 $40m^2$ 左右，运动时可增加至 $60m^2$ 左右。由于它的贮备代偿极大，只有当弥散面积减少 1/2 以上时，才会引起换气功能障碍。肺叶切除、肺实变、肺不张或肺泡大量破坏的疾病（如肺结核，肺肿瘤）均会使弥散面积减少。

（2）肺泡膜厚度增加 气体交换所通过的肺泡膜是由肺上皮、毛细血管内皮及两者共有的基底膜所构成，其厚度小于 $1\mu m$。若从肺泡腔气体到达红细胞来计算还需经过肺泡表面液体层、血浆层和红细胞膜，总厚度也不足 $5\mu m$，氧和二氧化碳均易透过（图 21 - 1）。当肺纤维化、肺泡透明膜形成、肺水肿、肺泡毛细血管扩张等，均可使弥散距离增加而影响气体弥散。

（3）血液与肺泡接触时间缩短 在静息状态下，血液流经肺毛细血管的时间约为 0.75 秒，但正常时只需 0.25 秒就可使血气与肺泡气达到平衡。上述弥散障碍发生时，肺泡气与血气达到平衡所需时间比正常人要长，一般在静息时的气体交换仍可在 0.75 秒内达到平衡，但运动时，因血流加快，血液与肺泡接触时间缩短，就可能因无足够时间进行气体交换而发生明显的弥散障碍。

2. 弥散障碍时的血气变化 单纯弥散障碍主要影响氧的弥散使 PaO_2 降低。而二氧化碳的弥散能力比氧大 20 倍，则对 $PaCO_2$ 影响小。若肺泡通气量正常，则 $PaCO_2$ 正常。如果存在代偿性通气过度则 $PaCO_2$ 会降低。

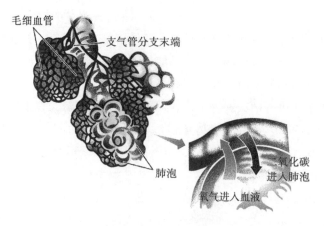

图 21 - 1　肺泡和血液之间的气体交换

（三）肺泡通气与血液比例失调

有效的换气不仅要求足够的通气量与充分的血液流量，而且要求两者必须保持一定的比例。正常成人在静息状态下，平均肺泡通气量（V）约为 4L/min，平均血流量（Q）约为 5L/min，两者比值（V/Q）约为 0.8。在直立位时，肺泡通气量与血液量都是自上而下递增的，但血流递增程度更大。其结果是各部分肺泡的 V/Q 比值自上而下递减：肺上段约为 1.7，中段约为 0.9，下段约为 0.6，且随年龄增长比值变动范围更大；但能保持 PaO_2 与 $PaCO_2$ 在正常范围。在肺疾病时，虽然肺的总通气量正常，但肺通气或/和血流不均匀，造成部分肺泡通气与血流比例失调（图 21 - 2），可引起气体交换障碍。这是肺部疾患引起呼吸衰竭最常见和最重要的机制。

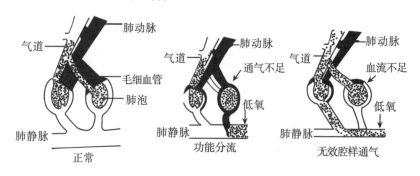

图 21 - 2　肺泡通气与血流比例失调模式图

1. 肺泡通气与血流比例失调的类型和原因

（1）静脉血掺杂增加　部分肺泡通气不足，而血流未相应减少，会引起静脉血未经氧合或氧合不全就流入体循环动脉血中，这种情况类似动 - 静脉短路，被称为静脉血掺杂或功能性分流。正常成人由于肺内通气不均匀，有功能性分流存在，但仅占心排血量的 3% 左右。肺疾患时，若病变部分肺出现通气障碍就可能发生静脉血掺杂增加。慢性阻塞性肺疾患时功能性分流可增加到相当于肺血流量的30% ~ 50%，严重影响换气功能。

（2）死腔样通气增加　部分肺泡血流不足时，V/Q 比值可显著大于正常，肺泡通气不能被充分利用，类似死腔通气的效果，称之为死腔样通气。正常人生理死腔约占潮气量的 30%，在肺动脉栓塞、弥散性血管内凝血、肺血管收缩或受压等情况下，均可引起相应部位肺组织血流减少，死腔样通气量增加，甚至可占总死腔气量的 60% ~70%，因肺总的有效通气量减少而引起血气异常。

2. 肺泡通气与血流比例失调时的血气变化　在实际比例中，V/Q 比值减少与增大一般常在不同部位同时存在。当病变部分肺泡通气不足，造成功能性分流增加（V/Q 比值小于正常，可低于 0.1），流经该处的静脉血不能充分动脉化，氧分压与氧含量降低而二氧化碳分压与二氧化碳含量升高。此时，其余的肺泡则可能发生代偿性过度通气（V/Q 比值显著大于正常），流经该处的血液氧分压有所升高，但氧含量不见明显增加，因为血氧合解离曲线呈 S 形，当 PaO_2 为 100mmHg（13.3kPa），血氧饱和度已达 95% ~98%。氧分压的再度升高也不能明显提高血中氧饱和度与氧含量，而反映二氧化碳分压与二氧化碳含量改变关系的血液二氧化碳解离曲线在分压为 40 ~60mmHg（5.33 ~8.0kPa）时几乎呈直线，血中二氧化碳含量随分压增减而增减。上述两部分血混合后，出现 PaO_2 降低，而 $PaCO_2$ 的变化则取决于代偿性通气增强的程度。若代偿性通气增强过度，可使 $PaCO_2$ 低于正常；如通气障碍范围较大，加上代偿性通气增强不足，使总的肺泡通气量低于正常，则 $PaCO_2$ 高于正常；如两部分程度相当，$PaCO_2$ 可在正常范围。

在呼吸衰竭的发病过程中，单纯的通气功能障碍、单纯的弥散障碍或单纯的肺泡通气与血流比例失调是很少见的，常常是多种因素同时存在或相继发生作用。通常在通气不足时，由于病变不是均匀的，故不仅有肺泡通气不足，而且常伴有通气与血流比例失调。

第三节 呼吸衰竭时机体的功能与代谢变化

呼吸衰竭时，引起机体各系统代谢与功能变化的最根本原因是低氧血症、高碳酸血症以及由此引起的酸碱平衡紊乱，它们对机体影响的程度取决于其发生的速度、程度、持续时间以及机体原有的功能代谢状况。缺氧、二氧化碳潴留与酸碱平衡紊乱三者之间关系密切，使机体出现复杂情况。在发病过程中，尤其是慢性呼吸衰竭的患者，常首先出现一系列代偿适应性反应，来增加组织供氧、调节酸碱平衡和改善组织器官的功能代谢以适应新的内环境。严重时，如代偿不全，则可出现严重的功能紊乱。

一、酸碱平衡及电解质代谢紊乱

呼吸衰竭时可发生呼吸性酸中毒、代谢性酸中毒、呼吸性碱中毒等。若给呼吸衰竭者应用人工呼吸机不恰当、过量应用利尿剂或 $NaHCO_3$ 等则可引起医源性代谢性碱中毒。一般而言，呼吸衰竭时常发生混合型酸碱平衡紊乱。

1. 呼吸性酸中毒 Ⅱ型呼吸衰竭时，大量二氧化碳潴留，可造成原发性血浆碳酸过多。发病急骤者，往往代偿不全而出现失代偿性呼吸性酸中毒，如发病较缓慢，则可出现代偿性呼吸性酸中毒。此时血钾浓度增高，血清氯浓度降低。

2. 代谢性酸中毒 呼吸衰竭时，由于严重缺氧、无氧代谢增强，乳酸等酸性产物增多，可引起代谢性酸中毒。若患者合并肾功能不全，则可因肾小管排酸保碱功能降低而加重代谢性酸中毒。

3. 呼吸性碱中毒 Ⅰ型呼吸衰竭时，因缺氧可出现代偿性通气过度，CO_2 排出过多，使血浆 H_2CO_3 浓度原发性减少而导致呼吸性碱中毒。此时血钾浓度可降低，血氯浓度可正常。

4. 代谢性碱中毒 Ⅱ型呼吸衰竭时，如果使用人工呼吸机不当，通气过度使 CO_2 排出过多，而原来代偿性增多的 HCO_3^- 又不能及时排出，导致血浆 HCO_3^- 浓度增高，形成代谢性碱中毒。另外，在纠正酸中毒时，使用 $NaHCO_3$ 过量，也可造成代谢性碱中毒。

二、对机体各系统的变化

1. 呼吸系统变化 引起呼吸衰竭的原发病会引起呼吸幅度、频率及节律的变化。例如在肺顺应性降低所致的限制性通气障碍性疾病中，因牵张感受器或肺毛细血管旁感受器受刺激而反射性地引起浅快呼吸。阻塞性通气不足时，常表现为深慢呼吸，且随阻塞部位不同，可表现为吸气性呼吸困难或呼气性呼吸困难。中枢性呼吸衰竭往往出现呼吸浅慢或节律不整，表现为周期性呼吸（如潮式呼吸、间歇呼吸等），其发生机制可能是由于呼吸中枢兴奋性过低而引起的呼吸暂停，从而使血中二氧化碳增多，增多到一定程度使呼吸中枢兴奋，出现呼吸运动，呼出二氧化碳使血中二氧化碳减少到一定程度又可导致呼吸暂停，如此形成周期性呼吸运动。

2. 循环系统变化　一定程度的缺氧可反射性兴奋心血管运动中枢和交感神经，使心率加快、心肌收缩力增强、心输出量增加，外周血管收缩、脑血管扩张，从而使心率加快，心输出量增加，皮肤及腹腔内脏血管收缩，因而发生血液重新分布和血压轻度升高。此外，缺氧时也可间接地因通气加强，胸腔负压增大，回心血量增加而影响循环功能。这种变化在急性呼吸衰竭时较为明显，且有代偿意义。严重低氧血症时，因循环中枢与心血管受损，可发生低血压，心收缩力降低，心律失常等后果。缺氧尤其是肺泡气氧分压降低可使肺小动脉收缩，这是呼吸衰竭时引起肺动脉高压与右心衰竭的主要原因。

3. 中枢神经系统变化　呼吸衰竭时，常出现中枢神经系统功能障碍。开始表现为淡漠、恍惚、记忆力下降、失眠、头痛、性格改变等，继而出现精神错乱、动作离奇、定向障碍，最后发生昏迷、抽搐和反射消失。通常把由呼吸衰竭引起的脑功能障碍称为肺性脑病。

肺性脑病常见于慢性Ⅱ型呼吸衰竭患者。其发病机制尚未完全阐明，一般认为是由缺氧、二氧化碳潴留及酸碱平衡紊乱等共同作用的结果。

4. 肾功能变化　呼吸衰竭时，肾功能常遭损害，轻者仅尿中出现蛋白、红细胞、白细胞及管型等，严重时可发生急性肾衰竭，出现少尿、氮质血症与代谢性酸中毒等相应变化。此时常为功能性肾衰竭，肾脏结构无明显改变。只要呼吸功能改善，肾功能可较快恢复。肾衰竭的发病机制是：由缺氧与高碳酸血症反射性地通过交感神经兴奋使肾血管收缩、肾血流量严重减少所致。

5. 胃肠变化　呼吸衰竭时，常出现消化道功能障碍，表现为食欲不振、消化不良等。这主要是消化道缺氧所致。严重时可引起上消化道出血，这是因为严重缺氧可使胃壁血管收缩，降低胃黏膜的屏障作用。二氧化碳潴留可增强胃壁细胞碳酸酐酶活性，使胃酸分泌增多，以致出现胃黏膜糜烂、坏死、出血与溃疡形成等改变。

💡 素质提升

呼吸衰竭的健康教育

慢性呼吸衰竭，是指肺各种原因引起的肺通气和（或）换气功能严重障碍，以致在静息状态下亦不能维持足够的气体交换，导致缺氧伴（或不伴）二氧化碳潴留，从而引起一系列生理功能和代谢紊乱的临床综合征。表现为呼吸困难、发绀等。动脉 PaO_2 低于 60mmHg，或伴 $PaCO_2$ 高于 50mmHg，即为呼吸衰竭。

温馨提示：①增强体质，避免各种诱因，避免疲劳、情绪激动等不良因素刺激，告诫患者戒烟，少去人群拥挤的地方，减少感染的机会。②合理安排膳食，加强营养，少食多餐，保持大便通畅。③指导患者进行呼吸功能锻炼，有效咳嗽，排痰。④指导家庭氧疗，可改善低氧血症，提高生活质量，延长存活期，改善睡眠状态，避免夜间低氧血症的发生。⑤告知患者家属病情变化的征象，若有咳嗽剧烈，痰液增多和变黄，排痰困难，气急加重等变化，应尽早就医。

第四节　防治呼吸衰竭的病理生理基础

一、防治和消除原发性疾病

早期加强锻炼，增强机体抵抗力，预防感冒，防止疾病复发。针对不同病因采取防治措施，尤其要及时控制感染、清除气管异物或分泌物、解除支气管痉挛等，改善肺泡弥散功能，并保证氧的供给；合理补液，纠正水、电解质和酸碱平衡紊乱。积极防治休克和成人呼吸窘迫综合征。

二、促进排痰，保持呼吸道通畅

如慢性支气管炎患者要指导采取有效的咳嗽方式，协助患者翻身、叩击胸部及体位引流，促进分泌物的排出。对于痰多黏稠的患者应多饮水，遵医嘱给以雾化吸入。改善肺通气，注意呼吸道湿化祛痰，避免气管内干燥、痰痂形成或气道阻塞及肺不张发生，解除支气管痉挛，保持气道通畅；给予呼吸中枢兴奋剂；必要时考虑行气管插管或气管切开术，进行人工呼吸等，及时纠正缺氧。

目标检测

一、选择题

【A1/A2 型题】

1. 下列属于 II 型呼吸衰竭血气特点的是（　　）
   A. $PaO_2 < 60mmHg$（8kPa）
   B. $PaO_2 \geqslant 50mmHg$（6.67kPa）
   C. $PaO_2 < 60mmHg$（8kPa）和 $PaCO_2 \geqslant 50mmHg$（6.67kPa）
   D. $PaO_2 < 37.5mmHg$（5kPa）
   E. $PaO_2 \geqslant 75mmHg$（10kPa）

2. 慢性阻塞性肺部疾病引起呼吸衰竭发生的重要机制是（　　）
   A. 部分肺不张引起呼吸面积减少　　　　B. 气道阻力增加引起阻塞性呼气障碍
   C. 肺泡膜增厚引起弥散障碍　　　　　　D. 通气障碍引起肺泡 V/Q 比例失调
   E. 气道管径减小引起的吸气障碍

3. 下列属于换气障碍血气变化的是（　　）
   A. PaO_2 下降　　　　　　B. $PaCO_2$ 升高　　　　　　C. PaO_2 下降，$PaCO_2$ 升高
   D. PaO_2 正常，$PaCO_2$ 升高　　E. PaO_2 下降，$PaCO_2$ 正常

4. 下列属于通气障碍血气变化的是（　　）
   A. PaO_2 下降　　　　　　B. $PaCO_2$ 升高　　　　　　C. PaO_2 下降，$PaCO_2$ 升高
   D. PaO_2 正常，$PaCO_2$ 升高　　E. PaO_2 下降，$PaCO_2$ 正常

5. 呼吸衰竭时出现肺动脉高压的主要机制是（　　）
   A. 肺血管收缩　　　　　　　　　　　　B. 红细胞增多，血黏滞性增高
   C. 呼吸深快，静脉回流↓，肺血流量↑　　D. 呼吸加深加快，心输出量↑，肺血流量↑

E. 肺血管扩张

6. 呼吸衰竭的发生主要是由于（　　）

    A. 外呼吸功能严重障碍引起
    B. 内呼吸功能严重障碍引起

    C. 肺弥散功能障碍引起
    D. V/Q 比例失调引起

    E. 血液对氧的运输障碍引起

7. 呼吸衰竭时血气指标的变化标准是′（　　）

    A. $PaO_2 \geq 60mmHg$（8kPa）

    B. $PaCO_2 < 50mmHg$（6.67kPa）

    C. $PaO_2 < 60mmHg$（8kPa），$PaCO_2 > 50mmHg$（6.67kPa）

    D. $PaO_2 < 60mmHg$（8kPa），$PaCO_2 < 50mmHg$（6.67kPa）

    E. $PaCO_2 = 50mmHg$（6.67kPa）

8. 完整的呼吸过程是指（　　）

    A. 肺通气功能
    B. 肺换气功能
    C. 细胞呼吸功能

    D. 内、外呼吸功能
    E. 内、外呼吸功能及气体在血液中的运输

二、思考题

简述真性分流和功能分流有何不同，如何鉴别它们。

（李　　正）

第二十二章　肝功能不全

◎ 学习目标

1. 通过本章学习，重点把握肝功能不全、肝性脑病的概念；肝性脑病的发病机制；肝性脑病的分期、诱因、防治病理生理基础；肝功能不全的分型。

2. 学会判断患者是否发生肝性脑病能力，并提出防治原则。

>> 情境导入

情境描述　患者，男，55 岁。3 个月来自觉全身乏力，恶心，呕吐，食欲不振，腹胀，常有鼻出血。因近半月来腹胀加剧而入院。既往有慢性肝炎史。查体：营养差，面色萎黄，巩膜轻度黄染，面部及上胸部可见蜘蛛痣，腹部胀满，有明显移动性浊音，下肢轻度凹陷性水肿。入院后给予腹腔放液及大量呋塞米等治疗，次日陷入昏迷状态。经用谷氨酸钾治疗，神志一度清醒。以后突然大量呕血，输库存血 1000ml，抢救无效死亡。

讨论　1. 该患者的原发病是什么？

　　　2. 该患者出现昏迷的诱发因素是什么？

第一节　概　述

肝脏是人体内最大的消化腺，具有合成、分泌、代谢、解毒、免疫等多种功能。各种病因作用于肝脏，引起肝脏功能障碍，机体出现黄疸、出血、继发感染和多种器官功能紊乱的病理生理过程称为肝功能不全。肝衰竭是指肝功能不全的晚期阶段，临床上主要表现为肝 – 肾综合征和肝性脑病。

根据病情经过可将肝功能不全分为急性肝功能不全和慢性肝功能不全两种类型。急性肝功能不全起病急、进展快、死亡率高，发病数小时之后出现黄疸，很快进入昏迷状态，有明显的出血倾向且常常伴有肾衰竭。慢性肝功能不全病程较长、进展缓慢，临床上常因各种诱因使得病情突然恶化，进而发展为肝性脑病。

第二节　肝性脑病

一、概念与分期

肝性脑病（hepatic encephalopathy，HE）是指在排除其他已知脑病的前提下，继发于严重肝功能障碍的一系列神经精神综合征。临床表现为行为异常、意识障碍等一系列神经精神症状，早期有性格改变（欣快或沉默少言，烦躁或淡漠），进一步发展，可发生精神错乱、行为异常、定向障碍、扑翼样震颤等，晚期出现肝昏迷甚至死亡。

临床根据患者神经精神症状的轻重程度，可将肝性脑病分为四期。

一期（前驱期）：出现轻微的神经精神症状，表现为轻度知觉障碍、欣快或焦虑、注意力集中时间缩短等，轻微的扑翼样震颤。

二期（昏迷前期）：出现言语不清、嗜睡、神志淡漠、时间及空间轻度感知障碍、明显人格障碍及行为异常，明显的扑翼样震颤。

三期（昏睡期）：有明显的精神错乱、语无伦次、时间感知和空间定向障碍，表现为昏睡但能唤醒。

四期（昏迷期）：患者昏迷，不能唤醒，对疼痛刺激无反应，无扑翼样震颤。

二、发生机制

肝性脑病的发生是多种发病因素综合作用的结果，其发病机制至今尚不完全清楚。目前提出了氨中毒学说、假性神经递质学说、血浆氨基酸失衡学说和 γ - 氨基丁酸学说等。每个学说都能从一定角度解释肝性脑病的发生发展，为肝性脑病的治疗提供理论依据。

（一）氨中毒学说

临床上约 80% 的肝性脑病患者可检测到血及脑脊液氨水平升高，有时还可看到血氨增高与神经精神症状严重程度相平行。肝性脑病患者摄入过多蛋白质或口服较多含氮药物时，血氨浓度升高，可诱发肝性脑病。经过降血氨治疗后，其肝性脑病的症状得到明显缓解，说明血氨升高与肝性脑病的发生发展密切相关。正常人体内氨的生成和清除之间呈动态平衡，血氨浓度不超过 59μmol/L。严重肝功能障碍时，由于氨的生成增多而清除不足，导致血氨水平升高引起氨中毒。过多的血氨可通过血脑屏障进入脑内，干扰脑细胞的代谢和功能，引起肝性脑病。

1. 血氨升高的原因

（1）氨清除不足　这是血氨升高的主要原因。机体清除氨的主要途径是通过肝脏鸟氨酸循环生成尿素清除，每生成 1 分子尿素能清除 2 分子氨，消耗 4 分子 ATP。当肝功能严重障碍时，由于肝细胞能量代谢障碍，ATP 合成不足，同时催化鸟氨酸循环的相关酶类活性降低，以及经肠道吸收的氨经门 - 体分流直接进入体循环，导致氨清除不足，血氨水平升高。

（2）氨生成增多　肠道产氨是血氨的主要来源。肠道内蛋白质消化形成的氨基酸，在肠道细菌分泌的氨基酸氧化酶作用下产生氨；经肠 - 肝循环弥散入肠道的尿素，在细菌释放的尿素酶的作用下产生氨。当肝功能严重障碍时，门静脉高压导致肠黏膜淤血水肿，食物的消化、吸收、排空功能发生障碍；同时胆汁分泌减少使胆汁酸盐的抑菌作用降低，造成细菌繁殖旺盛，释放大量的氨基酸氧化酶和尿素酶作用于肠道中的蛋白质和尿素，产氨增多。尤其是高蛋白饮食或上消化道出血后，氨的生成增多更加明显。

临床上肝性脑病患者昏迷前可出现躁动不安、震颤等表现，此时肌肉活动增强，肌肉中的腺苷酸分解代谢增强，肌肉产氨增多。

肠道和尿液中 pH 的变化也是影响血氨水平的重要因素。肠道内 pH 较低时，从肠腔吸收氨减少，NH_3 与 H^+ 结合形成 NH_4^+ 被排出；尿液中 pH 偏低时，进入肾小管腔内的 NH_3 与 H^+ 结合形成 NH_4^+ 随尿液排出。当肠道内和尿液中的 pH 增高时，NH_4^+ 生成减少，NH_3 弥散入血增加，使血氨升高。

2. 氨对脑的毒性作用　正常时血氨水平很低，主要以 NH_4^+ 的形式存在。NH_4^+ 不易通过血脑屏障，但是 NH_3 可以自由通过屏障进入脑。因此当血液 pH 值升高时，氨进入脑内增多。此外，肝功能障碍时体内产生的大量细胞因子和自由基使血脑屏障通透性增高，也使氨进入脑内增多。

目前已经发现氨可以通过多种途径干扰脑细胞的功能、代谢，并产生神经毒性作用。

（1）干扰脑的能量代谢　脑组织的能量供应主要靠脑细胞葡萄糖的有氧代谢过程。血氨升高时，通过血脑屏障进入脑组织的氨增多，可以干扰脑细胞的能量代谢，导致脑组织功能障碍，其干扰机制可能与以下环节有关。①氨可以抑制丙酮酸脱羧酶的活性，使 NADH 和乙酰辅酶 A 的生成减少，从而影响三羧酸循环的正常进行，使 ATP 生成减少。②氨可以抑制 α-酮戊二酸脱羧酶的活性，使三羧酸循环反应过程不能正常进行，ATP 产生减少。③氨可以与三羧酸循环的中间产物 α-酮戊二酸结合，在谷氨酸脱氢酶的作用下生成谷氨酸，同时又使得还原型辅酶 I（NADH）转变为 NAD^+，由于消耗了大量的 α-酮戊二酸和还原型辅酶 I（NADH），造成 ATP 产生减少。④氨与谷氨酸结合生成谷氨酰胺的过程消耗大量 ATP（图 21-1）。

（2）使脑内神经递质发生改变 正常状态下，脑内兴奋性神经递质与抑制性神经递质保持平衡。大量实验证实，脑内氨量增加可直接影响脑内神经递质的含量与神经传递，使兴奋性神经递质减少，而抑制性神经递质增多，破坏神经递质间平衡，造成中枢神经系统功能紊乱。

谷氨酸是脑内主要的兴奋性神经递质。在肝性脑病的早期，进入脑内的氨可抑制 α-酮戊二酸脱氢酶的活性，造成 α-酮戊二酸蓄积，在其他氨基酸提供氨基的前提下转氨基作用生成谷氨酸。随着肝病进展，脑内氨进一步增高，脑内谷氨酸在谷氨酰胺合成酶的作用下与氨结合生成谷氨酰胺，使兴奋性神经递质谷氨酸减少而抑制性神经递质谷氨酰胺增多，导致神经传递障碍。此外，氨对 γ-氨基丁酸转氨酶有抑制作用，使 γ-氨基丁酸不能转化为琥珀酸而进入三羧酸循环，脑内抑制性神经递质 γ-氨基丁酸蓄积。肝性脑病晚期，脑内极高水平的氨使得丙酮酸脱氢酶的活性受到抑制，乙酰辅酶 A 生成减少，导致兴奋性神经递质乙酰胆碱生成减少。

（3）对神经细胞膜的抑制作用 肝性脑病晚期，氨增高可抑制神经细胞膜上 Na^+,K^+-ATP 酶的活性，影响细胞内外 Na^+、K^+ 的分布。另外，细胞膜对 NH_4^+ 的选择通透性比 K^+ 强，NH_4^+ 与 K^+ 可竞争进入细胞内，造成细胞外 K^+ 浓度升高。细胞内外 Na^+、K^+ 的分布异常影响细胞膜电位，干扰神经传导活动。

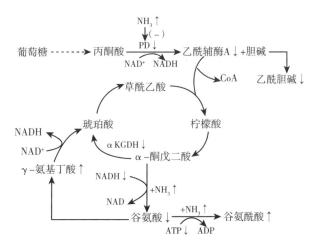

图 22-1 血氨升高对脑内神经递质及能量代谢的影响

PD：丙酮酸脱羧酶；αKGDH：α-酮戊二酸脱氢酶；

（-）抑制作用；↑生成增多；↓生成减少

（二）假性神经递质学说

1. 假性神经递质的形成 食物中的蛋白质包含一些芳香族氨基酸（如苯丙氨酸、酪氨酸），经肠内细菌脱羧酶的作用，分解形成苯乙胺及酪胺。正常情况下，苯乙胺和酪胺从肠道吸收后经门静脉到达肝脏，在肝脏单胺氧化酶的作用下氧化分解而被清除。

肝功能不全时，由于肝脏单胺氧化酶活性降低，这些胺类不能被有效分解；或是经门-体分流绕过肝脏直接进入体循环，使血液中的苯乙胺及酪胺水平升高，并随体循环进入脑组织，在脑细胞内经非特

异性的 β - 羟化酶的作用，经羟化分别形成苯乙醇胺和羟苯乙醇胺。苯乙醇胺和羟苯乙醇胺的化学结构与脑干网状结构中的正常神经递质去甲肾上腺素和多巴胺很相似，但生理作用却远不如正常递质强，不能产生正常的效应。因此将苯乙醇胺和羟苯乙醇胺称为假性神经递质（图 22 - 2）。

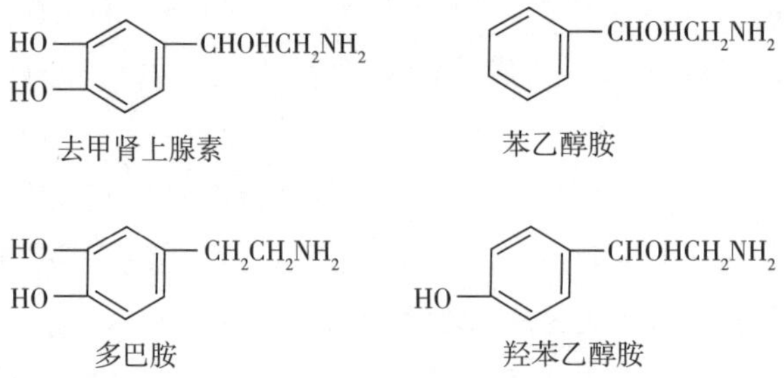

![去甲肾上腺素、苯乙醇胺、多巴胺、羟苯乙醇胺的化学结构式]

图 22 - 2　正常及假性神经递质

2. 假性神经递质的致病作用　去甲肾上腺素和多巴胺是脑干网状结构中上行激动系统的重要神经递质，对维持大脑皮质的兴奋性有十分重要的作用。当脑干网状结构中的假性神经递质增多时，会竞争性地取代正常神经递质，被儿茶酚胺能神经元摄取、贮存，并作为神经递质释放出来，但却不能产生正常神经递质的生理作用导致网状结构上行激动系统的功能障碍，使得机体处于昏睡甚至昏迷状态（图 22 - 3）。

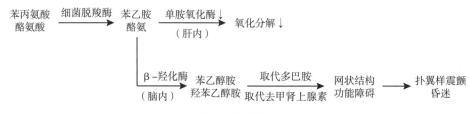

图 22 - 3　假性神经递质的形成和致病作用

（三）氨基酸失衡学说

正常情况下，血浆中的支链氨基酸（branched - chain amino acids，BCAA）和芳香族氨基酸（aromatic amino acids，AAA）的比值接近 3 ~ 3.5。肝性脑病患者，芳香族氨基酸（苯丙氨酸、酪氨酸、色氨酸）增多，而支链氨基酸（缬氨酸、亮氨酸、异亮氨酸）减少，BCAA/AAA 比值可下降至 0.6 ~ 1.2。肝性脑病患者补充支链氨基酸可缓解患者的神经精神症状，因此提出氨基酸失衡学说。

1. 血浆氨基酸失衡的原因　肝功能障碍时，肝脏灭活胰岛素和胰高血糖素的能力降低，导致体内两种激素水平升高，但胰高血糖素水平升高更加明显。胰高血糖素使肌肉和肝脏分解代谢增强，蛋白质分解后大量芳香族氨基酸释放入血，肝功能严重障碍时，肝不能将其降解或异生成糖，导致血中芳香族氨基酸水平升高。胰岛素能促进肌肉和脂肪组织对支链氨基酸的摄取和利用，使血中支链氨基酸水平降低。

2. 芳香族氨基酸增多使假性神经递质生成增多　正常神经递质的生成过程为：苯丙氨酸在苯丙氨酸羟化酶的作用下生成酪氨酸，酪氨酸在酪氨酸羟化酶的作用下生成多巴，多巴在多巴脱羧酶作用下生成多巴胺，多巴胺在多巴胺 β - 羟化酶的作用下生成去甲肾上腺素。

当进入脑组织的苯丙氨酸和酪氨酸增多，使酪氨酸羟化酶的活性受到抑制，正常神经递质的生成减少。苯丙氨酸、酪氨酸在脑组织内经脱羧酶和 β - 羟化酶的作用分别生成苯乙醇胺和羟苯乙醇胺，造成脑内假性神经递质明显增多。脑内增多的色氨酸在羟化酶和脱羧酶的作用下，生成 5 - 羟色胺（5 - HT）和 5 - 羟吲哚乙酸。5 - 羟色胺是抑制性神经递质，是去甲肾上腺素的拮抗物，同时也可作为假性神经递质被肾上腺素能神经元摄取、贮存、释放。氨基酸失衡学说是假性神经递质学说的补充和发展。

（四）γ-氨基丁酸学说

γ-氨基丁酸（γ-aminobutyric，GABA）是一种中枢抑制性神经递质。血中 GABA 主要来源于肠道，由谷氨酸经肠道细菌谷氨酸脱羧酶作用脱羧催化形成，被肠壁吸收后经门静脉入肝，被肝脏摄取并清除。肝功能障碍时，肝脏清除 GABA 的能力降低，导致血中 GABA 水平升高；同时机体内环境的紊乱使得血脑屏障对 GABA 的通透性明显增高，导致进入脑内的 GABA 增多。

肝性脑病时，不仅有 GABA 水平的升高，中枢神经系统中 GABA 受体数量也明显增加。GABA 进入中枢后，可与突触后神经元的特异性受体结合。当脑内 GABA 增多时，与突触后神经元的特异性受体结合，引起氯离子通道开放，氯离子进入神经细胞内增多，使得神经细胞细胞膜处于超极化状态，从而发挥突触后抑制作用，引起肝性脑病。GABA 也具有突触前抑制作用，当 GABA 作用于突触前轴突末梢时，也可使轴突膜对氯离子的通透性增高，由于轴浆内离子浓度较高，氯离子流向轴突外，产生去极化，使轴突末梢释放神经递质量减少。

肝性脑病的发生并非单一因素所致，目前还没有一种机制能够完全解释临床上所有肝性脑病的发生机制。一般认为氨中毒学说是解释肝性脑病发病机制的中心环节，与其他学说紧密联系。

三、影响肝性脑病发生发展的因素

1. 氮负荷增加　氮负荷增加是诱发肝性脑病最常见的原因。肝硬化患者常见的上消化道出血、过量蛋白饮食、输血等外源性氮负荷增加，可使血氨升高，诱发肝性脑病。另外，肝肾综合征所致氮质血症、低钾性碱中毒、感染、便秘等内源性氮负荷增加，也可诱发肝性脑病。

2. 血脑屏障通透性增加　正常情况下某些神经毒性物质一般不能透过血脑屏障，在缺血、缺氧、感染、大量饮酒时，血脑屏障的通透性增加，神经毒性物质入脑增多，促使肝性脑病的发生。

3. 脑敏感性增高　严重肝病患者，体内各种毒性物质增多，由于毒性物质的作用，脑对药物或氨等毒性物质的敏感性增高。当使用氯化铵、止痛药、麻醉剂、镇静剂等药物时，易诱发肝性脑病。

 素质提升

饮酒对肝脏的危害

长期酗酒会引发酒精性肝脏疾病，使肝细胞反复发生脂肪变性、坏死、再生、纤维化，严重时会引起肝硬化、肝性脑病。酒精性肝病在病理上表现为三步曲：酒精性脂肪肝→酒精性肝炎→酒精性肝硬化。饮酒者的脂肪肝检出率约为 15.2%。在重度饮酒中 8%～20% 将发展为酒精性肝硬化。一次大量饮酒较分次少量饮酒的危害性大。每日饮酒比间断饮酒的危害性大。营养不良、蛋白质缺乏、合并慢性乙肝或丙肝病毒感染等因素都会增加肝硬化的危险。对于酗酒者应该早期发现，早期戒酒，早期治疗。作为医学生不能酗酒，应该注重个人生命健康，日常饮食注意保肝、护肝和养成良好的生活习惯。

四、防治肝性脑病的病理生理基础

1. 积极治疗原发病　肝性脑病患者肝功能严重障碍，首先应对原发病如病毒性肝炎、肝硬化等进行积极有效的治疗。

2. 去除诱因

（1）减少氮负荷　控制和调整饮食中的蛋白质摄入量，减少组织蛋白质的分解，昏迷时需进无蛋白流质饮食。

（2）预防上消化道出血　避免进食粗糙质硬或刺激性的食物，预防上消化道出血。

（3）保持排便通畅　防止便秘，减少肠道有毒物质吸收入血。

（4）预防水、电解质和酸碱平衡紊乱　预防因抽放腹水、利尿、低血钾、碱中毒等情况诱发的肝性脑病。

（5）谨慎用药　由于患者血脑屏障通透性增加，脑组织敏感性增高，肝性脑病患者应当谨慎使用止痛药、镇静剂和麻醉剂等药物。

3. 降低血氨

（1）口服乳果糖等酸性物质，使肠道 pH 值降低，减少肠道产氨并促进氨的排出。

（2）应用谷氨酸、精氨酸等制剂降低血氨浓度。

（3）口服新霉素、卡那霉素等抑制肠道菌群的繁殖，减少氨的产生。

（4）纠正水、电解质和酸碱平衡紊乱，特别是碱中毒。

4. 其他　口服或注射支链氨基酸为主的氨基酸混合液，纠正氨基酸失衡。给予左旋多巴，促进患者清醒。同时采取措施保护脑细胞功能，防止脑水肿等。

5. 肝移植　对于严重肝脏疾病后期的患者，尤其是对亚急性、爆发性肝衰竭患者，肝移植是有效的治疗手段。

目标检测

一、选择题

【A1/A2 型题】

1. 肝性脑病是指（　）

    A. 肝功能衰竭并发精神病

    B. 肝功能衰竭并发昏迷

    C. 肝功能衰竭并发脑水肿

    D. 肝功能严重障碍伴有黄疸、出血等的临床综合征

    E. 在排除其他已知脑病的前提下，继发于严重肝疾患的神经精神综合征

2. 关于肝性脑病患者血氨升高的最主要原因，说法正确的是（　）

    A. 肠道产氨增多　　　　　　　　　　B. 肌肉产氨增多

    C. 氨的清除不足　　　　　　　　　　D. 血中 NH_4^+ 向 NH_3 转化增多

    E. 肾小管内向血液弥散的氨增多

3. 下列关于血氨升高引起肝性脑病主要机制正确的是（　）

    A. 影响大脑皮层的兴奋性递质　　　　B. 干扰脑细胞能量代谢

    C. 使脑干网状结构不能正常活动　　　D. 使去甲肾上腺素作用减弱

    E. 使脑内抑制性神经递质增多

4. 关于上消化道出血诱发肝性脑病的主要机制，说法正确的是（　）

    A. 引起失血性休克　　　　　　　　　B. 在肠道细菌作用下产生氨

    C. 脑组织缺血缺氧　　　　　　　　　D. 使血中苯乙胺和酪氨增加

    E. 使肝脏缺血缺氧

5. 关于假性神经递质引起肝性脑病的机制，说法正确的是 （　　）

  A. 使脑细胞产生抑制性突触后电位

  B. 干扰脑的能量代谢

  C. 干扰脑细胞膜的功能

  D. 引起血浆氨基酸失衡

  E. 与正常递质竞争受体，但其效应远较正常递质为弱

6. 肝功能衰竭时，脑内 γ – 氨基丁酸增多主要是由于 （　　）

  A. 大脑胶质细胞产生 γ – 氨基丁酸增多

  B. 突触前神经元合成 γ – 氨基丁酸增多

  C. 肠细菌产生 γ – 氨基丁酸增多

  D. 肝清除 γ – 氨基丁酸减少

  E. 中枢神经系统分解 γ – 氨基丁酸减少

7. 下列属于肝性脑病时血浆氨基酸失衡表现的是 （　　）

  A. 芳香族氨基酸↑，支链氨基酸↓　　　　B. 芳香族氨基酸↓，支链氨基酸↓

  C. 芳香族氨基酸↑，支链氨基酸↑　　　　D. 芳香族氨基酸↓，支链氨基酸↑

  E. 芳香族氨基酸↑，支链氨基酸正常

8. 患者，男，因肝硬化伴腹腔积液入院。下列措施中，不妥的是 （　　）

  A. 保持大便通畅　　　　B. 维持水、电解质平衡　　　　C. 给予高蛋白饮食增强营养

  D. 注意观察患者神志改变　　　　E. 慎用镇静、麻醉剂

二、思考题

1. 试述肝性脑病患者血氨升高的原因。

2. 试述假性神经递质的形成及导致昏迷的机制。

（张　艺）

第二十三章　肾功能衰竭

🎯 学习目标

1. 通过本章学习，重点掌握急性肾功能衰竭、慢性肾功能衰竭、尿毒症的概念；少尿型急性肾功能衰竭的发病机制、分期及少尿期临床表现；慢性肾功能衰竭的发展过程和临床表现；急性肾功能衰竭的病因；慢性肾功能衰竭的病因和发病机制；尿毒症的主要临床表现。

2. 学会运用肾功能衰竭相关知识进行肾功能衰竭的防治。

》情境导入

情境描述　患者，男，9岁。因眼睑、全身皮肤浮肿12天，尿少、昏迷9天。12天前出现眼睑、全身皮肤浮肿，在医院儿科住院7天，病情加重，渐出现昏迷及少尿。既往慢性肾炎病史。入院检查：急性病容，眼睑、面部浮肿，双下肢水肿。尿常规：24小时尿量450ml，比重1.012，尿蛋白（＋＋）。血常规：RBC $2.54×10^{12}$/L，尿钠590mmol/L，血肌酐645μmol/L，尿素氮15.9mmol/L。

讨论　1. 患者发生少尿、无尿和水肿的原因是什么？

2. 肾脏疾病进行性发展的规律是什么？

肾脏在保持机体内环境稳定和新陈代谢中起着十分重要的作用。当各种原因严重损害了肾功能，导致肾小球滤过率下降，各种代谢废物在体内潴留，并引起一系列临床表现和病理生理过程，称为肾功能衰竭（renal failure），进一步发展形成尿毒症（uremia）。根据病程经过可分为急性和慢性肾功能衰竭。

肾功能衰竭和肾功能不全两个概念在临床工作中通用，两者只有程度上的差异。通常肾功能不全是指肾功能障碍由轻到重的全过程，而肾功能衰竭侧重肾功能障碍的晚期阶段。

第一节　急性肾功能衰竭

急性肾功能衰竭（acute renal failure，ARF）是指各种原因引起肾脏功能急剧下降，以致机体内环境出现紊乱的病理生理过程，临床表现有水钠潴留、氮质血症和代谢性酸中毒。急性肾功能衰竭是一种临床常见的危急重症，如能及时诊治，大多数患者肾脏功能可以恢复，预后较好。部分急性肾功能衰竭并发于其他的急危重症，如全身多器官功能衰竭、休克等，此种情况由于疾病本身复杂性预后较差。

一、病因与分类

正常肾功能有赖于充足的有效循环血量、肾脏结构与功能的完整性和尿路的通畅。以上三个环节在发病过程中可受到病因的作用，导致不同类型急性肾功能衰竭，即肾前性、肾性和肾后性三大类。

（一）肾前性急性肾功能衰竭

常见于失血、脱水、创伤、感染、心力衰竭等原因导致有效循环血容量下降、心排出量减少和肾血管强烈收缩，进而导致肾血液灌流量和肾小球滤过率显著下降，出现尿量减少和氮质血症，但肾小管功能正常，早期肾脏并未发生器质性病变，故又称功能性急性肾功能衰竭。

（二）肾性急性肾功能衰竭

指由于各种原因引起肾实质损伤而发生的急性肾功能衰竭，又称器质性急性肾功能衰竭。由肾脏器质性病变引起的急性肾功能衰竭称为肾性急性肾功能衰竭，临床上以肾缺血和肾毒物引起的急性肾小管坏死最常见。常见的原因有以下几个方面。

1. 肾前性因素 如未能及时消除导致的肾持续缺血，可引起急性肾小管坏死。

2. 肾毒性物质 如重金属、细菌内毒素、抗生素、某些有机化合物、生物毒素等引起的急性肾中毒导致肾小管坏死。

3. 肾脏本身的病变 如急性肾炎、急进性肾炎、急性肾盂肾炎、恶性高血压、肾动脉栓塞等。

 素质提升

守护健康　合理用药

临床工作中有些药物存在肾毒性，主要有两类。①对肾脏有直接损害的药物；②过敏反应：药物过敏反应是机体产生抗原－抗体反应形成的免疫复合物沉着到肾脏表面，使肾脏产生炎症。

常见对肾脏损害的药物有以下几类。①抗生素类，如庆大霉素、阿米卡星、卡那霉素、氯霉素、磺胺嘧啶、诺氟沙星等；②抗病毒类药物，阿昔洛韦等；③非甾体类抗炎药及解热镇痛药，如布洛芬等；④造影剂；⑤抗肿瘤药，如阿糖胞苷等；⑥中药及相关的中成药，如含马兜铃酸的中药广防己、关木通等；矿物类的中药，如含汞和含铅化合物的中药朱砂、雄黄等。

作为医务工作者要养成一丝不苟的作风，对各种药物的副作用了然于胸，这样才能有效避免各种药物在使用中造成的肾功能损伤和其他损害。

（三）肾后性急性肾功能衰竭

指从肾盂到尿道口的堵塞引起的急性肾功能衰竭。常见于双侧尿路结石、盆腔囊肿和前列腺肥大等引起的尿路梗阻。早期并无肾实质性损害，如及时解除梗阻性因素，肾功能可很快恢复。

二、发生机制

不同原因引起的急性肾功能衰竭中心环节是肾小球滤过率（glomerular filtration rate）下降。下面主要阐述因肾缺血和肾毒物引起急性肾功能衰竭的发生机制。

（一）肾缺血

1. 肾灌注压下降 当动脉血压低于 50～70mmHg 时，肾血管失去自身的调节，肾小球滤过率下降。

2. 肾血管收缩 常见发病机制包括：①交感—肾上腺髓质系统兴奋，血中儿茶酚胺增多；②血管紧张素Ⅱ生成增多；③激肽和前列腺素合成减少。以上几点共同导致入球小动脉收缩，使有效滤过压和肾小球滤过率下降。

3. 肾小球内皮细胞肿胀 肾缺血使肾血管内皮细胞钠钾泵功能障碍，能造成肾血管内皮细胞水肿和管腔狭窄。

（二）肾小球损伤

急性肾小球肾炎、狼疮性肾炎等，使肾小球膜受累，滤过面积减少，导致肾小球滤过率下降。

（三）肾小管损伤

1. 肾小管阻塞 肾缺血、肾毒物引起急性肾小管坏死后脱落的细胞及其碎片可阻塞肾小管。溶血性疾患或挤压综合征使大量血红蛋白、肌红蛋白在肾小管内形成管型，磺胺等药物形成结晶，均可沉积在肾小管管腔内，造成广泛的肾小管阻塞，由于管腔内压升高，使有效滤过压下降，导致肾小球滤过率下降。

2. 肾小管原尿反流致间质 持续肾缺血、肾毒物使肾小管上皮细胞广泛坏死，基底膜断裂，原尿经断裂的基底膜扩散到肾间质，直接造成尿量减少，而且回漏的原尿能引起肾间质水肿。间质水肿压迫肾小管和管周毛细血管，从而加重肾小管阻塞和肾缺血，使肾小球滤过率进一步下降，进一步加重肾损伤。

三、机体的功能与代谢变化

（一）少尿型急性肾功能衰竭

少尿型急性肾功能衰竭的发生过程可分为少尿期、多尿期和恢复期 3 个阶段。

1. 少尿期 是病理过程中最危险的阶段，内环境紊乱严重，表现为少尿甚至无尿，继而出现水、电解质和酸碱平衡紊乱，代谢产物和毒物的蓄积。

（1）尿变化 ①少尿或无尿：出现少尿（<400ml/24h）或无尿（<100ml/24h）。②低相对密度尿：由于原尿浓缩稀释功能障碍所致。③尿钠高：肾小管对钠的重吸收障碍，导致尿钠含量高。④血尿、蛋白尿、管型尿：由于肾小球滤过障碍和肾小管受损，尿中可出现红细胞、白细胞、蛋白质等；尿沉渣检查可见透明、颗粒和细胞管型。

（2）水中毒 急性肾功能衰竭时，因尿少、分解代谢增强导致内生水增多、摄入水过多等原因，导致体内水潴留、稀释性低钠血症和细胞水肿，细胞能量代谢障碍。严重时可出现心、肺、脑功能障碍。

（3）高钾血症 是急性肾功能衰竭患者最危险的变化，其导致的室性心律失常也是最常见的致死原因。其主要发生机制为：①尿量减少使钾随尿排出减少；②组织损伤和分解代谢增强，使钾大量释放到细胞外液；③酸中毒时，细胞内钾离子外流；④低钠血症时远曲小管的钠钾交换减少。

（4）代谢性酸中毒 十分常见，并且具有进行性、不易纠正的特点。其发生机制为：①肾小球滤过率下降导致酸性代谢产物在体内蓄积；②肾小管分泌 H^+ 和 NH_3 能力下降，使碳酸氢钠重吸收减少；③分解代谢增强，体内固定酸产生增多。

（5）氮质血症 血中尿素、肌酐、尿酸等非蛋白氮含量显著升高，称氮质血症。其发生主要是由于肾脏排泄功能障碍和体内蛋白质负氮平衡所致。在该期氮质血症进行性加重，严重者需进行透析治疗。

2. 多尿期 尿量增加到400ml/24h 以上时，表示已进入多尿期，说明肾小管上皮细胞已有再生，病情趋向好转。此期尿量可达每日 3000ml 以上。

多尿的机制：①肾血流量和肾小球滤过功能渐恢复正常；②新生肾小管上皮细胞功能尚不成熟，钠水重吸收功能仍低下；③肾间质水肿消退，肾小管水肿消退，肾小管内管型被冲走，阻塞解除；④少尿期中潴留在血中的尿素等代谢产物经肾小球大量滤出，增加原尿渗透压，产生渗透性利尿。

多尿期由于水、电解质大量排出，易发生脱水、低钾血症和低钠血症。多尿期持续 1～2 周，可进入恢复期。

3. 恢复期 尿量开始减少并逐渐恢复正常，血中非蛋白氮含量下降，水、电解质和酸碱平衡紊乱得到纠正。但肾小管功能需要数月甚至更长时间才能完全恢复。少数患者由于肾小管上皮细胞和基底膜破坏严重，出现肾组织纤维化而转变为慢性肾功能衰竭。

（二）非少尿型急性肾功能衰竭

临床上还有一些患者的尿量无明显减少，称为非少尿型急性肾功能衰竭。病变机制未明，可能是机体的特异性反应所致。肾内病变和临床表现较轻，病程较短，预后较好，其主要特点是：①尿量不减少，可在400～1000ml/24h；②尿相对密度低而固定，尿钠含量低；③存在氮质血症。

四、防治急性肾功能衰竭的病理生理基础

1. 防治原发病　积极治疗原发病是防治急性肾功能衰竭的重要措施。如大出血、严重脱水、感染等应及早采取措施，补充血容量、纠正水、电解质、酸碱平衡紊乱及抗感染等。

2. 综合治疗

（1）对症处理　①补充血容量；②严格控制液体的进入量，防止水中毒；③限制蛋白质的摄入以控制氮质血症；④纠正酸中毒；⑤防止感染。

（2）透析治疗　是急性肾功能衰竭患者最重要的治疗措施，能有效地排出毒素，纠正内环境紊乱。

第二节　慢性肾功能衰竭

各种慢性肾脏疾病，随着病情恶化，肾单位进行性破坏，以致残存的肾单位不足以充分排出代谢产物和维持内环境稳定，进而发生泌尿功能障碍和内环境紊乱，称为慢性肾功能衰竭（chronic renal failure，CRF）。CRF病程迁延并呈渐进性发展，最后可发展为尿毒症。

一、病因

凡是能够引起肾实质渐进性破坏的疾病，均可引起CRF。如慢性肾炎、肾小球硬化症、慢性肾盂肾炎、尿路结石、前列腺肥大、糖尿病肾病、淀粉样变性、肾结核、肾肿瘤、多囊肾、系统性红斑狼疮、高血压肾病等。

二、发生机制

慢性肾功能衰竭的病程是进行性加重的，其发生机制十分复杂，目前主要有以下几种学说，发病过程中通常是多种原因和多种机制交织在一起。

1. 健存肾单位学说　慢性肾脏疾病导致肾单位进行性破坏，残余健存的肾单位发生代偿性肥大，肾小球滤过功能和肾小管重吸收分泌功能增强，残余的肾单位实现了功能代偿。但随着病情的加重，破坏肾单位越来越多，健存肾单位日趋减少，最终发生肾功能衰竭。

2. 矫枉失衡学说　肾功能障碍时，某一溶质（如钙、磷）滤过减少而使血中含量增高。机体产生适应性反应时血液中有一种相应体液因子（如甲状旁腺素）便会增高，它可抑制健存肾单位对该溶质的重吸收，起代偿作用。随着病程的进展和肾小球滤过率严重减少，使血磷再次升高、血钙进一步降低，导致继发性甲状旁腺功能亢进，甲状旁腺素持续分泌增加，长期超量的甲状旁腺素可动员骨钙入血，以纠正低钙血症，结果却造成骨质疏松、骨软化，引起肾性骨营养不良，即机体出现新的失衡。

3. 肾小球过度滤过学说　在CRF时，肾单位不断遭受损害，它残存的肾单位出现过度滤过，长期负荷过重而出现肥厚、纤维化和硬化，致使健存肾单位比例和数量进一步下降，即可出现CRF。

三、发展过程

由于肾脏具有强大的代偿储备能力，使得慢性肾功能下降呈现一个缓慢而渐进的过程。慢性肾功能

衰竭的发生同慢性肾脏疾病的病程发展交织在一起，两者的分期均以 CFR 作为主要依据，慢性肾脏疾病分为 5 个阶段，慢性肾功能衰竭主要出现在慢性肾脏疾病发病的后三个阶段。

1. 肾脏损伤、GFR 正常或上升 肾脏由于具有强大的代偿能力，轻度损伤情况下能够长期维持内环境相对稳定。肾小球过滤为 $90 \sim 120ml/(min \cdot 1.73m^2)$。

2. 肾脏损伤、GFR 轻度下降 此期肾脏保持良好的排泄和调节功能，但不能耐受额外的负担，肾小球滤过率处于 $60 \sim 89ml/(min \cdot 1.73m^2)$。

3. 肾功能衰竭、肾小球滤过率中度下降 肾小球滤过率处于 $30 \sim 59ml/(min \cdot 1.73m^2)$，表现为正常饮食条件下出现轻度氮质血症和代谢性酸中毒。

4. 肾衰竭、肾小球滤过率严重下降 肾小球滤过率处于 $15 \sim 29ml/(min \cdot 1.73m^2)$，表现为明显的氮质血症、代谢性酸中毒、高磷血症和低钙血症等。

5. 肾衰竭、终末期肾衰竭（ESRD） 肾小球滤过率小于 $15ml/(min \cdot 1.73m^2)$，表现为全身性中毒症状，需进行肾脏替代治疗。

四、机体的功能与代谢改变

（一）尿的变化

CRF 早期，患者常出现多尿、夜尿（夜间排尿增多）、等渗尿，尿中出现蛋白质、红细胞、白细胞、管型等。但在晚期，由于肾单位大量破坏，肾小球滤过率极度减少，则出现少尿。成人 24h 尿量超过 2000ml 称为多尿。

（二）代谢紊乱

1. 水钠代谢紊乱 CRF 时，肾脏对钠水负荷的调节能力下降。水摄入增加时，可发生水潴留；严格限制水摄入时发生继发性脱水；过多限制钠的摄入，易引起低钠血症，导致细胞外液和血浆容量减少；当钠摄入过多时，易造成钠水潴留，使血压升高，加重心脏负荷。

2. 钾代谢障碍 CRF 早期，由于多尿，血钾浓度多正常。晚期也可发生高钾血症，机制为：①晚期因尿量减少而排钾减少；②长期应用保钾类利尿剂；③酸中毒；④感染等使分解代谢增强。

3. 代谢性酸中毒 CRF 晚期因受损单位增多，可出现代谢性酸中毒：①肾小球滤过率下降使硫酸、磷酸等酸性产物滤过排出减少；②继发性甲状旁腺素分泌增多，抑制近曲小管上皮细胞碳酸酐酶活性，使近曲小管排氢和重吸收碳酸氢盐减少；③肾小管上皮细胞产 NH_3 减少，可致 H^+ 排出障碍。

4. 氮质血症 晚期肾单位大量破坏和肾小管滤过率下降，可出现氮质血症。当患者出现感染、高蛋白饮食时可加重氮质血症的程度。

5. 肾性骨营养不良 指在慢性肾功能衰竭时，由于钙磷代谢障碍、继发性甲状腺旁腺功能亢进、维生素 D 代谢障碍、酸中毒等所引起的骨病，包括儿童的肾性佝偻病和成人的纤维性骨炎、骨质疏松和骨软化等。

6. 肾性高血压 肾脏疾病引起的血压升高称为肾性高血压，是继发性高血压最常见的类型。其发生机制与下列因素有关。①肾素 – 血管紧张素系统的活动增强：部分肾疾病（如肾动脉硬化等）患者由于肾相对缺血，激活肾素 – 血管紧张素系统，使 AngⅡ增多，收缩小动脉引起高血压，称为肾素依赖性高血压。②钠、水潴留：CRF 时，肾泌尿功能下降导致钠、水在体内潴留，血容量和心输出量增加，产生高血压，称为钠依赖性高血压。③肾分泌的降压物质减少 CRF 时，由于肾单位大量破坏，致使肾脏合成前列腺素、激肽和血管紧张素酶抑制剂等降压物质减少，导致血压升高。

7. 肾性贫血 CRF 患者经常伴有贫血，其发生机制是：①红细胞生成减少：由于肾实质破坏，促红细胞生成素产生减少，或血液中毒性物质蓄积（如甲基胍）抑制骨髓造血功能。②红细胞破坏增多：

大量毒性物质潴留，红细胞膜上钠钾 ATP 泵活性受到抑制，导致钠不能排出，红细胞处于高渗状态，细胞膜脆性增加，易于溶血。③铁的缺乏：肠道对铁吸收减少以及胃肠道出血造成铁的丢失，进而引起小细胞低色素性贫血。④出血：CRF 患者常有出血倾向，经常出血可加重贫血。

8. 出血倾向　CRF 患者常伴有出血倾向，表现为皮下瘀斑和黏膜出血，如鼻出血、胃肠道出血等。由于体内蓄积的毒性物质抑制血小板的功能所致。

第三节　尿毒症

尿毒症是急慢性肾功能衰竭的终末阶段，除水、电解质、酸碱平衡紊乱和肾脏内分泌功能失调外，还出现内源性毒性物质蓄积而引起的一系列自体中毒症状，称为尿毒症。尿毒症患者需靠透析或肾移植维持生命，其发生率逐年增多。

一、尿毒症的发生机制

尿毒症患者血浆中有 200 多种正常产物、代谢产物或毒性物质高于正常人，多数可引起中毒症状，这类物质称为尿毒症毒素。常见毒素如下。

1. 甲状旁腺激素　尿毒症时出现的许多症状和体征均与甲状旁腺素含量增加密切相关。甲状旁腺素能引起尿毒症的大部分症状和体征：①甲状旁腺素可引起肾性骨营养不良；②甲状旁腺素增多可引起皮肤瘙痒；③甲状旁腺素增多可刺激胃酸分泌，促使溃疡发生；④血浆甲状旁腺素持久异常增高，可引起周围神经和中枢神经系统的损害；⑤甲状旁腺素可增加蛋白质的分解，使含氮物质在血内大量蓄积。甲状旁腺切除或部分切除可解除或缓解上述症状。

2. 胍类化合物　胍类化合物是体内精氨酸的代谢产物，主要有甲基胍和胍基琥珀酸。甲基胍是毒性最强的小分子物质，可导致呕吐、腹泻、肌肉痉挛、嗜睡、溶血、心室传导阻滞等症状。胍基琥珀酸能抑制脑组织的转酮醇酶的活性，影响脑功能等。

3. 尿素　尿素的分解产物氰酸盐可使蛋白质发生氨基甲酰化，从而破坏细胞并降低酶的活性，产生疲乏、头痛、嗜睡、厌食、恶心、呕吐等症状。

4. 胺类　包括脂肪族胺、芳香族胺和多胺。是氨基酸代谢产物，可引起厌食、恶心、呕吐和蛋白尿，增加微血管壁通透性，促进肺水肿和脑水肿的发生。

5. 中分子物质　是指分子量在 500 ~ 5000kD 的一类物质，其化学结构不明。这些物质可引起中枢神经及周围神经病变，抑制细胞免疫功能，使红细胞生成减少等。

综上所述，尿毒症的临床症状和体征繁多，难以用单一毒性物质去解释，尿毒症是各种毒性物质和代谢障碍等综合作用的结果。

二、尿毒症的主要临床表现

尿毒症患者除水、电解质、酸碱平衡紊乱、贫血、出血倾向、高血压等进一步加重外，可出现各器官系统功能障碍及代谢障碍所引起的临床表现。

1. 神经系统　中枢神经系统功能紊乱是尿毒症的主要表现，有头痛、头昏、烦躁不安、理解力和记忆力减退等，严重时出现神经性抑郁、嗜睡甚至昏迷等，称为尿毒症脑病。周围神经病变的表现有乏力、足部发麻、足反射减弱或消失，最后可发生麻痹。

2. 消化系统　主要临床表现有食欲不振、厌食、恶心、呕吐或腹泻。这些症状与肠道细菌的尿素酶分解尿素，产氨增多和促胃液素灭活减少，导致胃肠道黏膜发生溃疡有关。恶心、呕吐同时也与中枢神经系统的功能障碍有关。

3. 心血管系统 主要表现为充血性心力衰竭和心律紊乱，晚期可出现尿毒症心包炎。心血管功能障碍是由于肾性高血压、酸中毒、高钾血症、钠水潴留、贫血以及毒性物质等作用的结果。尿毒症心包炎多为纤维素性心包炎。

4. 呼吸系统 可出现酸中毒固有的深大呼吸。由于尿素经唾液酶分解生成氨，故呼出气可有氨味。患者严重时可发生尿毒症肺炎、肺水肿、纤维素性胸膜炎或肺钙化等病变。肺水肿与心力衰竭、低蛋白血症、钠水潴留等有关。

5. 免疫系统 常并发免疫功能障碍，以细胞免疫异常为主，与毒性物质对淋巴细胞的分化和成熟有抑制作用有关。

6. 皮肤变化 患者常出现皮肤瘙痒、干燥、脱屑和颜色改变等，其中瘙痒可能与毒性物质刺激皮肤感觉神经末梢及继发性甲状旁腺功能亢进所致皮肤钙沉积有关。

7. 代谢障碍

（1）糖代谢 伴有葡萄糖耐量下降，原因可能是尿素、肌酐和中分子量毒物等的毒性作用。

（2）蛋白质代谢 患者常出现消瘦、恶病质、低蛋白血症等负氮平衡的体征，即分解代谢大于合成代谢。

（3）脂肪代谢 血甘油三酯含量增高，出现高脂血症。这是由于胰岛素拮抗物使肝脏合成甘油三酯增加，周围组织清除甘油三酯减少所致。

三、防治慢性肾功能衰竭和尿毒症的病理生理基础

1. 治疗原发病 积极治疗原发病，防治肾实质进一步破坏。

2. 消除加重肾损伤的因素 控制感染、心功能衰竭，及时纠正水、电解质及酸碱平衡紊乱，以延缓病情发展。

3. 饮食控制 采取优质低蛋白高热量饮食，保证足够的能量供给，减少蛋白质分解。限制磷、嘌呤及脂质的摄入。

4. 透析治疗 常用的透析方法有血液透析和腹膜透析，根据患者肾功能状态可以依次采用腹膜透析和血液透析。

5. 肾移植 肾移植是治疗尿毒症最根本的方法，目前存在供肾来源、移植排斥等待进一步解决的难题。

目标检测

一、选择题

【A1／A2 型题】

1. 肾功能衰竭少尿期一周内导致患者死亡最重要的原因是 （ ）

    A. 高磷血症   B. 低钾血症   C. 高钠血症

    D. 低钠血症   E. 高钾血症

2. 下列属于慢性肾功能衰竭患者较早出现症状的是 （ ）

    A. 少尿   B. 高钾血症   C. 肾性骨营养不良

    D. 夜尿   E. 尿毒症

3. 急性肾功能衰竭少尿期，水、电解质平衡紊乱中最危险的是（　）

　　A. 高渗性缺水　　　　　　B. 等渗性缺水　　　　　　C. 水中毒

　　D. 高钾血症　　　　　　　E. 低钾血症

4. 肾小球滤过膜面积减少常见于（　）

　　A. 肾小球肾炎　　　　　　B. 肾盂积水　　　　　　　C. 肾病综合征

　　D. 肾中毒　　　　　　　　E. 肾缺血

5. 关于引起肾后性急性肾功能衰竭的病因，说法正确的是（　）

　　A. 急性肾炎　　　　　　　B. 休克　　　　　　　　　C. 尿路梗阻

　　D. 肾动脉栓塞　　　　　　E. 膀胱炎

6. 车祸伤患者，腹腔内脏破裂，患者尿量进行性减少。该患者肾功能衰竭最常见的类型是（　）

　　A. 肾前性肾功能不全　　　B. 肾性肾功能不全　　　　C. 肾后性肾功能不全

　　D. 慢性肾功能不全　　　　E. 尿毒症

二、思考题

简述慢性肾功能衰竭容易发生骨折的原因。

（唐　君　张　颖）

参考文献

［1］张忠，王化修．病理学与病理生理学［M］．8 版．北京：人民卫生出版社，2018.

［2］步宏．病理学与病理生理学［M］．4 版．北京：人民卫生出版社，2019.

［3］刘圆月，商战平．病理学与病理生理学［M］．北京：中国医药科技出版社，2018.

［4］金惠铭．病理生理学［M］．9 版．北京：人民卫生出版社，2018.

［5］谭丽．疾病学基础［M］．北京：中国医药科技出版社，2022.

［6］李玉林．病理学［M］．9 版．北京：人民卫生出版社，2018.

［7］宋晓环，李宪孟．病理学与病理生理学［M］．北京：中国医药科技出版社，2021.

［8］魏昕，唐忠辉，宋印利．病理学与病理生理学［M］．2 版．北京：北京大学医学出版社，2019.

［9］郭静芹．病理学［M］．北京：科学出版社，2020.

［10］王谦，高维娟．病理学［M］．5 版．北京：科学出版社，2022.

［11］赵时梅．病理学与病理生理学［M］．西安：西安交通大学出版社，2021.

［12］王恩华，李庆昌．病理学［M］．4 版．北京：高等教育出版社，2021.